This is How You Conduct Clinical Teaching

臨床指導はこうやる

米国財団法人野口医学研究所 監修
津田 武 編著

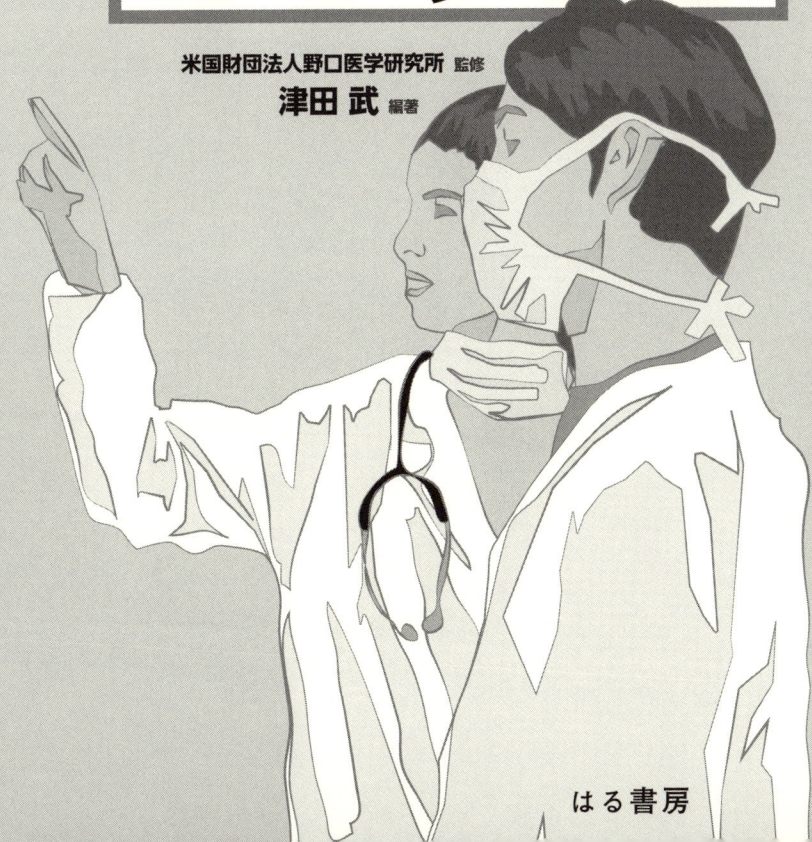

はる書房

刊行に寄せて
──臨床現場のリーダーになるためには何が必要か？

米国財団法人野口医学研究所創立者・名誉理事
一般社団法人野口医学研究所社員総代
トーマス・ジェファーソン大学教授会メンバー／客員教授
浅野嘉久

　テーマと時間帯から見ても、視聴率は期待できないのではないかと考えられていた、NHK の医療関連番組『総合診療医ドクター G』だが、そこで見た若き研修医たちが、カンファレンス形式の鑑別診断に取り組む真摯な姿に、思わず身を乗り出した人も多かったのではなかろうか。そしてその視聴者の中には自身が医療に身を捧げている若き医師もいたであろう。

　あの番組に出演するために全国から集まったより選りの研修医たちに、自身を重ね、時には患者に身を置き替え、もしも自分が病気になったら、こういう医師に身を委ね、診察してもらいたいと思ったにちがいない。

　この『総合診療医ドクター G』が放送されるよりも遥か以前に遡り、野口医学研究所では Generalist, Doctor G の育成が急務であると考えられていた。決して偶然ではなく、あの番組の多くの Mentor（指導医）たちこそ、30 年に亘り、野口医学研究所の医学教育と医学交流に深く携わってきた人たち（Noguchi Fellow Doctor）であり、Generalist, Doctor G の育成が野口医学研究所の理念と方針に合致し、日本の医療を根本的に革新する成果こそが、「野口」の Identity そのものである。

"仏作って魂入れず" の医学教育

　日本にも米国とほとんどその規格が合致する医師研修プログラムはある。また、それに係る法律、条令、機関なども存在している。

　しかし、日本の歴史と慣習、すなわち土壌では、制度や法律はあってもそれが機能するとはかぎらない。"仏作って魂入れず" の伝である。ここはこう、これはこうすれば良い、という理屈は分っていても、トータルシステムが伴っていないので、その実体は有名無実となってしまう。詰まるところ、米国にそ

っくり倣う制度を作り、物真似をしようとしても、なかなか実は伴わないのである。

かつてバブルがどんどん膨らみ始め、日本人がニューヨーク・マンハッタン一等地の不動産を買い漁り始めた頃、日本の有識者のほとんどは、日本のすべてが世界一だと考え、医学・医術・医療も世界最高水準にあるものとうぬぼれていた。

しかしバブルが弾け、我に返ると、医学・医術分野の一部を除き、総合医療、特に臨床医学教育と実践において、はるかに後れをとっていることに気が付いた。特に患者と医師の関係が見直され、"医師は患者のためにある"ということが改めて重視されるようになった。そして、医における"Science & Art"のArtの部分が無視され続けてきたことの反省が始まったのである。

生き物は千差万別、人間もその一種であるが、すべからくメタボリズム、まして"病"は一定のマニュアルでは表せない。特に人間と他の動物とを大きく隔てるもの、本能とは別の"Mentality（理性と感情）"の大切さを知る。必然、画一的な医学教育やマニュアルへの過剰依存による医術・医療教育では、生きた患者を診（看）る臨床のダイナミズムに限界が生じてしまうことにも気が付いた。

現在でも、データと記録ばかりを重視し、患者を観察せず、また触れもしない医師が多く存在する。医の中のArt不在である。

これらの反省から、"Mentoring"、良い意味での徒弟制度（マイスター）的マン・ツー・マン教育の必要性が問われることになる。

いま、臨床教育は一世紀も昔のウイリアム・オスラー博士にようやく辿り着いた。

「医療はArtであり、取引ではない、使命であって商売ではない。その使命を全うする中で、あなたはその心を頭と同じくらい使うことになる」と彼は言っている。オスラー博士の臨床医学教育は徹底したマン・ツー・マンによる患者優先の医療を教え込むものである。

リーダーに求められる資質

医師教育とは、臨床の知識と技術（手技のノウハウを含む）は無論のこと、最近のアメリカの医学教育者たちに見られるように、医師へArt（人をどう扱うか、博愛精神）の教育を施すことこそが、人間的完成度の高い全人格的医師の育成ができる、という信念である。

「医師たるものは"医術バカ"になってはいけない。患者の苦しみと喜びを分かち合えることのできる感性と人間性を磨き、培う」ことが肝要ということであろうか…。
さて、患者の望む医師の条件とは、そしてそのリーダーとは、
① 医師である前に社会人としての常識を備え、道理・条理をわきまえ、医師であることの倫理観や道徳観を身に着けている者（日本の医学部教育でも始まっているが、ハーバード大学ではとうの昔から医学生たちへ、世間に出ても恥ずかしくない会話術や立ち居振る舞いなどの礼儀と心構えを教えていた）。
② 患者とのコミュニケーション（患者の痛みや苦しみに対する理解と配慮）を図ることを第一義と考え、心ない不用意な言葉が、患者の不安を掻き立て、医師への信頼を失わせるかもしれない、と常に考えることのできる者、の2点に尽きる。これを徹底的に教え育てるのが医師教育のすべてであると言っても過言ではない。

　すなわち、高度な医学知識を得、最高の医術・医療術を磨き、そして、最善の治療を行なうことは言うまでもなく、"真心"持たず、人間的"魅力"を醸し出せない医師は、真の医師とは言えない、という基本理念である。
この基本理念で裏打ちされていない者は"医師"とは言えず、まして若き医師たちのリーダーに成ることなど到底できないのである。
それにつけても、医師たる者、ストイックな生き物であることよ。
"Bon Voyage."

2014年6月24日

本書の内容について
—— interactive な Small group teaching session の実践と臨床指導

デュポン小児病院循環器医／トーマス・ジェファーソン大学医学部小児科准教授
米国財団法人野口医学研究所筆頭評議員
津田　武 MD, FAAP, FACC

教育不在の日本

　25年前に私がアメリカでの臨床研修を目指した理由の一つに、後進を責任もって育てることのできる「優れた」臨床指導医になりたいという強い思いがあった。私が医学部を卒業した頃はまだ全国的に大学の医局とその関連病院での卒後臨床研修が主体であったが、医学教育の重要性は医学研究に比べて著しく蔑ろにされていたように思われた。医学部での卒前教育は、ほとんど見学の域を越えず、卒業して医師免許をもってはじめて本当の医師としてのトレーニングが始まったのだが、体系だった教育システムは存在しなかった。
　私が所属した医局は、「上の人から教えてもらえるなんて甘えた考えをもつな。他人から盗んで学べ。勉強は自分でしろ」と言わんばかりの旧態依然の徒弟制度で、当時は「こんなものかな」と半ば諦めながら初期研修を過ごしたものだった。経験の集積こそが臨床医としての成長であるかのように言われたが、受動的な経験に依存するやり方には限りがあるとは研修医の頃から疑問に感じていた。同時に、知らず知らずのうちに身についてしまった「自己流」のやり方の危険性を常に心配せずにはいられなかった。
　果たして卒後5年たっても「何か本質的なものが足りない」という不安は消えず、その思いは自分が研修医を指導する立場になってより明白になった。このままでは自分は自分が納得できる指導医には永遠になれないと半ば絶望的な気持ちにすらなった。そんなときに米国財団法人野口医学研究所と出逢い、自分のアメリカでの臨床留学の道が開けた。
　アメリカでレジデント研修は言葉の問題や価値観の違いもあり非常に苦労したが、その苦労に勝るだけの貴重な収穫があった。そして従来の日本の臨床教育に欠けている本質的な問題の存在に気付いた。アメリカの医療の世界では、「教育」が臨床現場に常に「当たり前」に存在していた。他人に「教えること」

ということが、ごく自然に日常臨床のプロフェッショナルとしてのコミュニケーションの重要な要素を占めていた。また、「もの」の考え方（特に理由付け Reasoning）、問題解決の方法、そして結果に対する評価・批判など、すべてがよく筋の通った論理的な考え方の上に成り立っていた。これがアメリカと日本の医学の最大の違いであった。

　このアメリカにおける臨床医学教育の「思想」・「哲学」（表面的な「方法論」「ノウハウ」ではなく）をどのようにすれば日本に無理なく導入できるのかずっと考え続けていたが、具体的なアイデアは長い間思いつかなかった。

日本の医学教育に欠けていたものとは…

　ところが数年前、Pittsburgh 大学医学部の R. H. Rao 教授による "Review: Perspective in Medical Education. 1. Reflections on the state of medical education in Japan"[1] という秀逸な論文に偶然遭遇し、まさに目から鱗が落ちるような感動を覚えた。日本の大学病院での臨床教育現場に対しての鋭い洞察が忌憚なく述べられている。まず、日本の臨床教育現場にはアメリカでのそれには当たり前のように存在している「教育」という概念がないと痛烈に指摘していた。日本では、臨床現場における通常のコミュニケーションの中に「教育」が存在していなかったのだ。

　Rao 教授が指摘したいくつかの問題点の中に、病歴と身体所見（History and physical examination: H&P）から病態生理の理解を介して鑑別診断（Differential diagnosis）と治療に導いていくという科学的問題解決のプロセスの重要性が認識されていないという事実とともに、「教育者」としての資質またそれらの養成という概念がまったく欠如しているとあった。だから日本には若い人たちが憧れるような「臨床指導医」という人たちが少なかったのだろうと思われる。一方、日本の医学部の教官や学生の個人的資質は非常に高く評価している。優れた素材があるのにまともな料理人がいないために（体系だった料理法の教育がないために）、おいしい食事がつくられることなく素材をだめにしている、と喩えることができよう。

　信頼される優れた臨床指導医になるためには、習得すべき幾つかの具体的な到達目標があるはずである。アメリカの臨床医学教育の到達目標として、(1)「理由付け」Reasoning による科学的（論理的な）問題解決手法の習熟、(2)「教育者」Educator としての資質の向上、(3) 標準的指針 Standard of care の理解と習得、そして (4) 批判・評価とその適切なフィードバックの四つが挙げら

れる。「教育」が日常臨床の中で「当たり前」のように深く根付いていることがアメリカの臨床現場の特長だと言えよう。

好評だった interactive なワークショップ

　野口医学研究所では平成21（2009）年よりNoguchi Summer Medical Schoolを立ち上げ、3日間のセミナーを通して（1）H&Pの重視、（2）Interactive learning、（3）Scientific problem solving and clinical reasoning、（4）Evaluation and feedbackによる魅力ある医学教育の実践を体現した。H&Pから患者の病態を推論し、そこから問題解決のために必要な検査をして正しい診断に導くことほど楽しいものはない。

　1グループ8名から10名の学習者に対して1人の教官が90分で臨床ケースのシミュレーションを行ない、H&Pから学習者が積極的に患者のもつ問題点を見つけ出し、その病態生理を理解することにより、適切な診断に導いてゆくinteractiveなワークショップを行なった。このシリーズは、主催者の予想以上に参加者からの圧倒的な支持を得て、以後全国で同様の医学教育セミナー・ワークショップが開催されるようになった。要は、同様なSmall group learning sessionはやり方さえ理解していれば、どこでも実践可能なのである。

　では、どうすればこのような教育ができるのか、そのエッセンスを是非とも医学教育に興味のある先生方に伝えたく、この本の企画を決意した。今回は、このNoguchi Summer Medical Schoolに講師として参加していただいた諸先生方にそれぞれのテーマのもとでの執筆をお願いした。執筆者はすべてアメリカでの臨床研修を修了しているが、ただアメリカの情報を伝えるだけでなく、具体的に日本の教育現場でどのように応用して活用しているかという観点で執筆をしてもらった。そうしたこともあって、特に第一部の実践編、応用編では、各執筆者によるユニークな教育メソッドが紹介されている。第二部は、医学教育に長年携わり指導的立場にある先生方、まさにメンターとも言える方々に、日米の教育現場の背景の違いを述べていただいた。

　読者の皆さんが、この本を読むことによりなんらかのヒントを得て自分なりのユニークな教育方法を構成、さらに発展させていただければ幸いである。また、Noguchi Summer Medical Schoolへも機会をみてぜひ参加いただければと思う。

　「楽しい」教育とは、教えるほう（教官）も学ぶほう（学習者）も同時に学び、上達する喜びを共有できることにあろう。知識の有る無しは時に問題では

ない。教官と学習者がひとつの症例をめぐって謎解きのような知的興奮を共有するのが interactive な Small group learning session の醍醐味である。この際、年功序列はほとんど問題にならない。

　学習者が楽しい魅力的な学習プロセスを共有できる、学習の中で自分の成長を実感できる、問題解決に至る知的興奮を経験できる、学習者同志でも教え合える素晴らしい教育環境。これはなかなか紙面でもって伝えることはできない。体験してもらうより仕方がない。

　この本の完成には、数多くの人たちの協力が不可欠であった。米国財団法人／一般社団法人野口医学研究所の医学教育関連の担当者の掛橋典子さん、杉田恭子さん、樫本（明石）享子さんらからは Noguchi Summer Medical School の開催にあたって当初から多くの事務的な協力を得た。米国財団法人野口医学研究所の創設者である浅野嘉久氏からは、刊行にあたり数々の助言をいただいた。初版ということで、行き届かない点も多々あろうが、読者の皆様からのフィードバック・ご批判を頂戴できれば幸いである。

　最後に、私事になるが、妻や家族の協力と理解なしには、この仕事はとても遂行できなかった。この気持ちは、執筆者全員に共通する思いであろう。関係者皆様には、執筆者を代表して厚く感謝する次第である。

　この本が日本における臨床医学教育の改善に役立てれば、編著者としてこれほど嬉しいことはないであろう。

平成 26 年　　中秋

1) Keio Med J, 55: 41-51, 2006: http://www.kjm.keio.ac.jp/past/55/2/41.pdf

臨床指導はこうやる

目　次

刊行に寄せて──臨床現場のリーダーになるためには何が必要か？

浅野嘉久　iii

本書について──interactive な Small group teaching session の実践と臨床指導

津田　武　vii

1部　優れた臨床指導医になるために

● 基礎篇 ●

1章　効果的な Small group teaching の実践 …………… 3

津田　武

Small group teaching session の基本　／　指導教官に求められる技能・経験　／　いくつもの役割・準備　／　学習者の学習効果を高める全体の工夫　／　指導教官（Teacher）としての心得　／　自己啓発・自己研鑽・自己成長──"What is faculty development?"

2章　Small group teaching session における ケース・シナリオの作り方 ………………………… 19

津田　武

具体的なシナリオ作り　／　繰り返すことで上達
◉ミニコラム「最初からうまくいくものではない！」「専門医でもできる」

3章　信頼をおかれる評価&思いやりあるフィードバック ……… 39

岸田明博

何を評価するのか　／　いかに評価するか（評価法）　／　いつ評価する

xii

のか ／ 誰が評価するのか ／ フィードバックの方法 ／ 伝え方・言い回し ／ 指導医の心構え
＊付録：一般外科における研修項目

● 実践篇 ●

4章 基本となる症例プレゼンテーション力とその評価について……55

香坂　俊／永井利幸

聞き手の側に立つとは ／ 上達のコツ（まとめ）／ 「技術」としての症例プレゼンテーション ／ 効果的なフィードバックの仕方 ／ 教育ツールとしての重要性

5章 モーニングレポートの教育的活用……75

北薗英隆

MRとはなにか ／ 主な形式 ／ 参加者それぞれの役割 ／ ワークランド型式の実例 ／ M&Mについて

6章 明日からできるベッドサイド5分間ティーチング……91

北野夕佳

基本（型）の確認、繰り返し ／ 応用編「付加ティーチング」／ 良いティーチングとは ／ 臨床の疑問をティーチングの持ち札に
＊付録：他の5分間ティーチング持ち札

7章 "失敗から学ぶ"シミュレーション教育……117

藤谷茂樹

"See one, *Simu* one, Do one, Teach one" ／ チーム医療とNon-technical skills ／ 医学生対象のトレーニング実例 ／ 必要なシミュレーションセンター

● 応用篇 ●

8章 救急現場での臨床指導 …………………………… 133
井上信明

救急医療の現場と臨床指導 ／ 蘇生時に指導すべきこと ／ コーチングという方法 ／ 指導医養成のための提言

9章 外来診療現場での臨床指導——家庭医の視点から …… 157
吉岡哲也

自ら学習するように仕向ける ／ 事前準備のポイント〜指導側と実習側の調整〜 ／ 外来実習の進め方〈Ⅰ〉〜診療効率を下げずに行なうには〜 ／ 外来実習の進め方〈Ⅱ〉〜学習効果をあげるには〜 ／ うまくいかないときには……

10章 倫理・終末医療カンファレンスでの指導 ………………… 175
平岡栄治

意思決定に必要な要素 ／ 倫理4原則 ／ 症例提示と議論 ／ カンファレンスを成功させるには

◉コラム「Disease Trajectory curve（弾丸ライン）を描こう」「意思決定能力判定法」「リビングウィル、意思決定代行人」「価値観が大切」

2部　日米の指導医に聞く
——優れた臨床指導医育成の条件とは

1章 臨床研修のグローバルスタンダード化：
日本開国を目指して ……………………………………… 209
町　淳二

30年前のアメリカが今の日本 ／ 求められる医師像：医学教育のゴー

ルとしてのサイエンスとアート ／ 日本の強みと弱み ／ ACGMEの強み（優位性） ／ 改革案：日本研修開国 ／ 「医のアート」から見たGeneralistの育成 ／ グローバルに視る、受け入れる、そして発信する
＊付録：一般外科のSix competencies（ACGME Outcome）

2章　これからの日本の家庭医療・総合診療とその教育 …… 235

佐野　潔

家庭医療学、総合診療学の正しい理解 ／ 家庭医療専門医養成上の問題 ／ ロールモデルを求めて ／ 21世紀の赤ひげ医者を作る ／ 家庭医のキャリアと医療の標準化

3章　大学、教員の生き残りをかけたFaculty development …… 253

佐藤隆美

給与の仕組みとFD ／ 定義された昇進の基準 ／ Thomas Jefferson UniversityにおけるFDの実際 ／ Evaluation and feedbackの重要性 ／ 広義のFDの必要性

4章　日本の臨床医学教育はいかにして発展してきたのか …… 265

加我君孝

黎明期：江戸時代のオランダ式西洋医学教育 ／ 明治時代のドイツ式医学教育の導入 ／ 昭和の時代（1）――第二次大戦と軍医養成を目的とした教育 ／ 昭和の時代（2）――戦後70年間にわたる米国医学教育の影響 ／ 平成の時代――新医師臨床研修制度の学部教育への影響 ／ 人づくり、環境づくり

執筆者紹介　279

1部

優れた臨床指導医になるために

基礎編

1章

津田 武

効果的な Small group teaching の実践

　現在の日本の卒前・卒後臨床医学教育において、多くの医学部・研修病院で効果的な Small group teaching session が行なわれていない印象を受けている。日本でも昨今の卒前医学教育改革に伴い、従来の臨床講堂で行なわれるような大人数の系統講義は顕著に減少し、その代わり Problem-based learning（PBL）に代表される小グループによる教育の機会が増えた。では、なぜこのような方式の導入が推奨されたのであろうか。

　生命科学と科学技術の目覚しい進歩により、医学生や研修医が卒前・卒後研修の間に理解・習得しなければならない医学知識・情報の量も膨大になった。医学知識や情報を受動的に覚えるだけの従来の暗記型の学習では、様々な要素が複雑な現代の臨床医療には不十分である。むしろ、なぜその知識が重要なのか、なぜその情報がこの患者に役立つのか、なぜこの治療薬がこの患者により適切なのかなどを、論理的な理由や証拠（Evidence）をもって説明できることが、これからの医師には求められている。

　これが臨床における理由付け（Clinical reasoning）である。これらを学生・研修医に学ばせるためには、小さなグループ（Small group）による相互交流型のディスカッションが非常に有効であると考えられている。

　米国財団法人野口医学研究所では、2009年の夏より小グループで行なう臨床医学教育ワークショップ Noguchi Summer Medical School を毎年実施してきた。

　従来の日本の医学部における卒前医学教育への批判として、①病歴聴取・身体所見（H&P: History taking and physical examination）の軽視、②ベッドサイド教育の欠如（患者の不在）、③論理的・科学的問題解決よりも個人の経験を重視する傾向（Clinical reasoning の欠如）、そして④臨床教育に携わる指導教官への Faculty development program の欠如、などがあった。患者の訴える症

状や臨床徴候から病態生理を推論して診断（科学的問題解決）にいたる過程は、William Osler の時代からの臨床医学の醍醐味のはずである。

　医学生にとっての主幹教育施設であるべき大学病院においてすら、診断に至る問題解決のプロセスの中で患者の H&P が軽視され、いきなり臨床検査所見や画像診断の議論に入る例など枚挙に暇がない。この傾向は筆者が学生時代の頃からほとんど変わっていない。

　この章では、学生・研修医相手にした Small group teaching session にて、臨床指導教官としてどのような心構えで、どのようにグループ・ディスカッションを導き、どのようにして参加（学習）者への評価およびフィードバックを行ない、どのようにまた自らも学び成長していくかという構造を提示していきたい。なお、次の章で取り上げることになるケース・シナリオの準備（作成）と合わせて読んでもらえればと思う。

1　Small group teaching session の基本

　学習効果の高い Small group teaching session を実践するためには、ではどのようにすればよいのだろうか（図表1）。
　第一に臨床指導教官（指導医など）・学習者（学生・研修医を含む）とも interactive であること。ここでは会話が一方向ではなく自由な意見の発表を重視してお互いの理解のレベルを随時確かめる必要がある。司会者である教官は、学習者の自由で活発な発言を推奨する環境を作らなければならない。学習者が初歩的で素朴な質問をすることをむしろ歓迎すべきである。素朴な質問にこそ、しばしば重要で本質的な問題が内在している。そのためには教官は、発言をした学習者が喜びを感じるような対応（Positive reinforcement）に配慮する必要がある。良い発言をした学生を適宜褒める一方、できない学生がつらい思いをしないように優しく接することが肝要である。
　第二に、informal であるということ。これは、学習者が教官に対して抱く不必要な緊張・ストレスをとりのぞき、グループで「楽しく気軽に」学習する環境を作ることである。参加者に「参加することが楽しい」と感じさせなければならない。そのためには適宜「笑い」があってもよい。
　第三には、学習者に自主的に意見を言わせ積極的に議論に参加させることで

ある（Active participation）。学習者は、このような機会に慣れていないため、最初は自分の意見を上手に表現できないことが多い。その際教官は、できるかぎり必要な手助けをして学習者が論理的な意見を構築することを手助けする必要がある。

多くの場合学生が必要とするのは、医学・生理学的に重要な Keywords とそれらを構築する論理性（科学性）である。問題解決のための「ものの考え方（Thought process）」の形成にはそれなりの指導が必要である。まず根拠となる Evidence（事象）を集めること、そしてその意義づけ、そして交互関係（因果関係、相互関係）を議論して、患者の病態に関する仮説を提示する。この「臨床仮説」の形成のための共同作業により、学習者に各自の達成感や成長を実感させることができるのである。またチームワークを重視するため、学習を介しての良い人間関係の形成が期待される。その結果、学生者は謎解きの知的興奮、診断到達の達成感、問題解決の充実感を感じることができ、結果的に学習効果を高めることになる。

以上のように Small group teaching session の臨床指導教官には特殊な技能・経験・能力が求められるが、日本の教育現場ではその能力獲得は、ほとんど自学自習に任されてきた。日本では、医学生・研修医を有効・適切に指導できる

1. Interactive
- 自由な相互交流を重視 (一方向ではない)

2. Informal and enjoyable
- 非公式、自由に発言できる環境　- 参加者からの質問を歓迎
- 苦痛ではない「楽しい」学習　- 褒める Positive reinforcement

3. Active participation
- 自主的なディスカッションへの参加　- 意見構築のための手助け

4. Teamwork
- グループの仲間同志での協力

5. Effective
- 学習効果が高い、達成感・成長の自覚

図表 1　Small group teaching session の特徴

教官を育成するための本格的な研修プログラム（Faculty development program）はほとんど存在しないと思われる。本書作成の最大の目的は、普段から学生教育に携わっている医学部の教官諸氏への自己啓発と自己研鑽のための Faculty development ガイドラインを提起することにある。

　医学教育の有効性を論じる場合、米国の臨床医学教育に学ぶべき点は依然多い。米国での臨床医学教育の最大の特徴は、あらゆる医療行為にその理由が述べられなければならない点である。この Clinical reasoning こそ臨床現場における科学的問題解決手法の基本であり、この重要性の理解と反復演習は、学生・研修医・研修指導医（臨床指導教官）・一般開業医を問わず医師としてあらゆる到達レベルで必須とされる。そしてこの基本の確認は、日常のベッドサイドや小グループの際にも毎日繰り返し行なわれる。もちろん学生を含めた医師のキャリアには Novice（初心者：学生・初期研修医）、Intermediate（卒後研修修了レベル）、Advanced（上級者：中堅指導教官レベル）、Expert（熟達者・権威者）などの到達レベルの違いがあるが、初心者であればあるほど、この基本の繰り返しが重要視される。

　米国の教育現場では、ある問いに対して正しい答えを知っていても、その理由付けが正しくないと正当に評価されない。日本では逆に最終的な結果や知識の習得が重要視され、問題解決の基本とも言えるこの Clinical reasoning の過程は、十分に議論されない傾向にある。そればかりか米国では普段から当然至極と思われている事柄にさえ、理由付けを求められることが多い。これは、当たり前として受け入れられているものほど、本質的で重要であるという理解から来るものであり、その本質とも言える基礎医学・生命医学への理解が求められるからである。臨床医学教育にかぎらず、米国の科学教育の最大の特長は、この Clinical reasoning の追究にある。

2　指導教官に求められる技能・経験

　Noguchi Summer Medical School のワークショップで Key concept として特に強調したのは、① Common symptoms and diseases（誰もがよく知っている頻繁に遭遇する症状や疾病を対象にすること）、② H&P（患者から得られる病歴と身体所見から病態を推論し、必要に応じて臨床検査や画像診断からその推論の妥当性を吟味する）、③ Scientific problem solving（患者の病態生理の理解

から論理的に問題を解決して診断に至る）、④ Interactive learning（講師と参加者とが積極的に交流して教育を楽しむ）、⑤ Evaluation and feedback（指導医が学習の効果・成長を客観的に参加者にフィードバックする）、である。

対象臨床科目としては、内科、小児科、外科、家庭医療科を扱い、それぞれのインストラクターの指導の下に小グループでの演習を2泊3日にわたり実践した。幸い参加者からは毎年高い評価が得られている。参加者が楽しい魅力的な学習プロセスを共有できる、学習の中で自分の成長を実感できる、問題解決に至る知的興奮を経験できる、学生同志でも教え合う素晴らしい教育環境であった、などの反響を得てきた。

問題点としては、ここでのインストラクターに特別な技能・経験が要求されること（このプログラムのインストラクターはすべて米国での臨床研修を経験し、研修後専門医の資格を得ている）、小グループのため1人の教官が相手にできる数が比較的限られている、そのため Cost-benefit performance が良くない、モチベーションの高い学生たちには非常に有効な方法であるがそれ以外の学生たちへの有効性は不明、などが考えられた。

それでは、このような小グループによる魅力的な教育手法の展開が自分たちの大学でも実施可能であるのか。これが本章の課題である。より良い教育ができるためには、教官としての教育研修・実地修練が必要となる。ここに、優れた臨床指導教官となるための Faculty development program が必要となってくる。

3　いくつもの役割・準備

本章でこれから紹介するのは、病棟の当番の指導医（Attending）が中心となって 同じ病棟を担当するチームの構成員である研修医（Resident）や医学生（Student）に対して行なうものである（Attending round）。この Attending round の特徴を整理する。

#1　教官と学習者の距離が短縮され、相互の活発な質疑応答がされる。それにより疑問点が早く解消され、理解の深まりが期待できる

#2　ディスカッションの進行が、学習者の積極的参加に深く依存するので、学習者の注意力が継続される

#3　グループ全体としての出来に対して教官からの即時の評価とフィードバックがもたらされる（タイムリーな Evaluation and feedback）

取り扱うのは架空の患者を用いた Simulation study であることが多いが、手法は担当する指導医に任されている。

通常1時間以内に結論（診断または治療）まで議論することが条件である。それではどのようにして Small group teaching session を準備するのか具体的に紹介したい。

1）テーマの設定

まずどんなテーマでこのセッションを議論するのか決めておく必要がある。このセッションでは、学習者に問題解決に至る Thought process を発言してもらい、教官はその妥当性を評価しその場でのフィードバックをすることにより学習者の学習効果を高めるものである。

ケースの設定に関しては、まず教官自身の得意分野・専門領域で自分が実際経験したケースから始めるのがよいであろう。筆者の専門は小児科・小児循環器領域なのでよく扱うテーマとしては、一般小児科では、呼吸困難、脱水症、発熱、意識障害など、小児循環器領域では、チアノーゼ（先天性心疾患）、心不全、ショック、動悸（不整脈）、失神発作、胸痛などを取り扱う。もちろん、対象とするグループの到達レベルにあわせて議論する内容の難易度を調節する必要はある。

医学生の場合は、H&P からの病態を推論していく診断までの過程を重視し、研修医の場合は、病態推論からさらに鑑別診断・検査計画・治療方針の議論までもっていくことを目標とする（後述）。

時間は、集中力が持続する60分くらいが適切であり、時間厳守が必須条件である（Noguchi Summer Medical School の場合は、90分から100分かけて行なう）。講師の重要な責任は、グループの議論が時間内にゴール（診断もしく

	第一段階 （病歴）	第二段階 （身体所見）	第三段階 （推論・鑑別診断）	第四段階 （総括）
医学生（4・5年）	+++	++	+	−
医学生（6年）	++	++	+	+
初期研修医	++	+	++	+
後期研修医	+	+	+++	+
指導医	+	+	++	++

図表2　対象とする学習者のレベルによる時間配分の工夫（60分の場合）

は治療）にたどり着くことである。時間の振り分けは図表2に示すごとく学習者の到達度によって調節する必要がある。

2）ケース・シナリオの作成

　テーマが定まったあとは、実際議論するケース・シナリオを作成する必要がある。最初は、まず実際に教官自身が体験した臨床例からシナリオを作ることを勧める。

　シナリオ作成のためには準備すべきいくつかの必須の要素がある。セッションの中では、教官はケースを提示するプレゼンター（Presenter）であるとともに患者（もしくは患者の母親）の役割も演じる必要がある。

　最初に教官が提示する患者の病歴は、極めて簡潔なものでよい。ただし、学習者からの質問には答えられるように事実関係のまとめをしておく必要がある。問題解決に必要な情報は、学習者自身が積極的に自分から求めていく姿勢が必要である。

　具体的な数字（Vital signsや検査結果）に関しては、あらかじめ紙に書いて用意しておく。その他の画像診断・内視鏡所見・生検病理所見などは、必要に応じて用意する（詳細は第2章参照）。

3）重要な教育的ポイントの選定・鑑別診断への精通

　教官は、セッションの中でディスカッションを進行させまとめる役割もある（Facilitator）。患者のH&Pの中から病態生理に関するいくつかの重要な項目については、あらかじめ精通しておく必要がある。

　例えば「呼吸運動の生理的メカニズム」「胸部X線所見上の心拡大の鑑別診断」「ショックの定義」「低酸素血症の病因」などセッション前に整理しておくことが望ましい（もちろんこれらをすべて議論する時間はない）。

　また症例の鑑別診断に関しては、教官自身事前にしっかり勉強しておくことが望ましい。効果的な学習のためには、教官が事前に用意すべき内容は非常に多い。

4）指導教官の役割

前述したように、この Small group teaching session では、教官は、①症例を提示する Presenter、②シミュレーションにおける患者、③ディスカッションの進行とまとめを司る Facilitator/Moderator、④最後に学習者に評価をフィードバックする Mentor という4つの役割が求められる。また、教官は、このセッションから「教育の成果」を学ぶことができるもうひとりの「学習者 (Learner)」でもある。

4　学習者の学習効果を高める全体の工夫

この Small group teaching session を初めて指導する立場の教官にとって、全体の構成をどのようにすればよいのか、ひとつのガイドラインを提示したい。以下の「起承転結」の4つの段階で、ある症状を訴える患者の病態を解析して診断に至る過程を示していきたい。

　第一段階（起）：病歴聴取
　第二段階（承）：身体所見
　第三段階（転）：臨床推論・鑑別診断
　第四段階（結）：総括（診断・治療・解説）

この4つの展開を規定時間に要領よくまとめるのも教官の責務である。以下に Step by step の方法を紹介する。

▶第一段階：病歴からの展望

病歴聴取は、診断学において最も重要なステップであり、これはその医師の到達レベルを問わない。導入は、教官による簡単な病歴（ナレーション）から始まる。

　- 患者：性別、年齢、（人種）
　- 主訴：患者が訴える具体的な症状、病院（外来、ER）を受診した理由
　- 簡単な現病歴：いつから（when）、どんな症状が（what）、どのような経

過（how）で出現し、現在どんな状況なのか？

　次に教官は、今度は学習者が問題解決（診断）のために必要な情報を聞き出すよう質問を受ける。教官は、ナレーションの中で多くの情報を盛り込むより、学習者が自主的に情報を探すように動機付けをすることを心掛ける。問題を解決する（＝診断にたどり着く）のはあくまでも学習者である。

　教官は、時に学習者に「なぜその質問をしたの？」と質問の根拠を聞いてもよい。質問された学習者は、自分がした質問の意義をもう一度明確にする機会が与えられる。ここで大切なのは、学習者が論理的な意見を構築し、自ら「理由付け」をすることにある。学習者は、問題解決（診断）にたどり着くために、積極的に以下の情報を教官に求めることが期待される。

- さらに詳細な現病歴：症状の場所、症状の増悪・寛解因子、症状の頻度・持続時間、随伴症状の有無、症状の重症度を示唆する客観的事実（例えば「自宅の階段を二階まで昇ると、その後30分くらいは倦怠感と息切れで何もできない」など）、病状の傾向（進行的に増悪しているのか、間歇的なのか、など）
- 家族歴・社会歴：遺伝的背景、環境因子（食事、生活慣習、家庭環境、嗜好、飲酒、学校や就労状況）、感染症との接触、渡航歴など
- 既往歴：入院歴・外科手術歴・内服歴・過去に罹患した疾病と治療歴
- Review of Systems（ROS）：すべての臓器系の関与を吟味するチェックリスト

　ここまでの段階で、学習者はどの臓器系の問題か、経過は急性か慢性か、患者の重症度はどれくらいか（軽症、中等症、重症、重態など）だいたいの見当をつけられているはずである。重症度の判断により、次のアプローチが違ってくる。

　中等症以下ならこのまま身体所見をとって診断への過程を進んでいくべきであるし、重症以上の場合は迅速な治療や生命維持のための蘇生術を優先すべきである。この章でのケースは、中等症以下を扱い、重症・重態例は以後の第8章「救急現場での臨床指導」を参照してほしい。

　ROSは日本ではほとんど無視されているステップである。他の臓器系の見落としがないか確認するためのルーチンのチェックリストと考えればよい。ROSのチェック項目は、所属科・専門分野により多少異なる部分はある。

　この吟味は、普段の入院時病歴の中で通常になされなければならないもの

1. General or Constitutional; Nutritional Status	8. Genito-Urinary
2. Skin	9. Musculoskeletal
3. Head, Eyes, Ears, Nose, and Throat	10. Infectious
4. Neck	11. Neurological
5. Respiratory	12. Hematological
6. Cardiovascular	13. Developmental
7. Gastrointestinal	14. Psychiatric
	15. Miscellaneous

図表3　Review of systems（duPont 小児病院で用いられる ROS）

ある。筆者の所属する小児病院で用いられる ROS を紹介する（図表3）。例えば腹痛の場合でも、必ずしも消化管系の臓器の問題から来るものとはかぎらない。循環器系、泌尿器・生殖器系、筋骨格系などの原因も念頭におく必要がある。

ROS とは、見落としのないようにあらゆる可能性を考慮するためのスクリーニングだと考えればよい。

第一段階の目標として、①どの臓器系の問題なのか、②経過は急性か慢性か、③重症度はどの程度なのか、学習者がある程度提示された患者の病態の的を絞ることが期待される。

この段階においては、上記の項目だけでなく、「症状」出現の生理的メカニズム・基本的な解剖などを議論することも奨励される。例えば、「胸痛」の原因となる病変臓器を解剖学的な立場から列挙し、その生理的機能からどのような症状が出てくるのか、など議論してもよい。

▶第二段階：身体所見（Vital signs を含む）の検討

教官により以下の簡潔な情報が提示される。患者は学習者の目の前に座っているものと仮定される。
　#1　医師からみた患者の印象：栄養状態、意識状態、患者の表情（苦痛の有無）
　#2　Vital signs：体温、心拍数、呼吸数、血圧、酸素飽和度
　#3　簡単な身体所見：重要なものだけ簡潔に提示する

1章 効果的な Small group teaching の実践

　学習者は、自分が知りたい所見に関して積極的に教官に聞くことが奨励される。学習者は、実際に患者のイメージが明確に浮かび上がるくらいの情報を聞きだす必要がある。学習者が情報を聞き出すこの過程が能動的学習（Active learning）の本質である。

　病歴聴取も身体所見も、医師であるからこそ得ることのできる本質的な行動である。受動的に漠然と全体を診察するのではなく、病歴から考えられる病態に整合するこの身体所見はあるのかどうか、という観点での積極的な質問が期待される。したがって、第一段階での議論で、学習者のチームがどの臓器系の問題であるのかだいたいの検討をつけていることが望ましい。

　第二段階での目的は、最初に病歴（すでに提示されているもの）と全体の印象（視診所見）から、患者が、軽症（Mild）、中等症（Moderate）、重症（Severe）、重態（Critical）であるかどうかをもう一度判断する必要がある（重症度の評価）。これは、医師（学生）が実際に患者を直視した際の印象をもとにした判断である。

　その判断の根拠になるものとして、ⓐ Central nervous system（意識状態）、ⓑ Cardiovascular system（皮膚色、皮膚温、心拍数、血圧）とⓒ Respiratory system（呼吸窮迫の有無、呼吸数、酸素飽和度）などで判断する。軽症・中等症の場合は、通常のプロトコールに従うが（病歴聴取、身体所見、診断、鑑別診断、臨床検査、治療の順番）、重症以上の場合は、しばしば治療が診断に優先する。重態の場合は、直ちに蘇生 CPR（Cardio Pulmonary Resusciation）を開始しなければならない。

　もう一つの目的は、重要な陽性所見（Pertinent positive）と重要な陰性所見（Pertinent negative）とを列挙し、病歴と身体所見の整合性を確かめつつ、患者の病態生理（なぜこのような症状と臨床所見が認められるのかという生理学的な説明）についての推論を立てることである（系統だった身体所見の評価）。この時点で患者の全体の臨床像をまとめることが要求される。

　ここであらためて、病態生理に関する議論を入れてもよい。例えば、心不全の臨床徴候、奇脈（Pulsus paradoxus）の定義と生理学的メカニズムの説明、乳児の脱水症の重症度による臨床像の違いなどを議論してもよい。ここでの最終的な目標は、

　　責任臓器の選定＋重症度の判断＋病態生理の推論＝臨床仮説の提示

である。

▶第三段階：臨床仮説の提示とその吟味（Assessment および鑑別診断（Differential diagnosis））

・Problem list の作成

　これまでの H&P の中から重要な問題点を列挙し、Problem list を作成する。これは学習者からの意見を教官は順次黒板（ホワイトボード）に書いていく。この際、学習者同志の議論も歓迎される。次に列挙された問題点の相互関係、すなわちそれらが原因と結果の関係にあるのか、あるいはまったく独立した関係なのかを吟味する。この際、病態生理の立場から Problem list に列挙された諸問題点を科学的に解析し全体の関係をできるだけ整理する。また患者にとっての問題点の優先順位を考えておく必要がある。ここでの病態生理の解析と患者の病態の推論形成が、Small group teaching session の中で学習者が最も知的な興奮（面白さ）を感じる過程である。

　ここにたどり着くまでの時間は、対象とする学習者の到達レベルとこの種の学習法への習熟度により大きく左右される。臨床実習が始まった医学生（4・5年生）は、1時間以内にこの Problem list から次の Differential diagnosis に至るまでの過程まで到達すれば良しとすべきであろうし、6年生ならここからさらに次の Differential diagnosis と臨床検査・治療までを時間内に議論できるのを目標とすべきであろう。また同じグループでも、この演習を定期的に繰り返すことにより、当然発言の積極性・推論形成のスピードは増すであろうし、規定時間内により有効な議論ができるようになることは間違いない。

・鑑別診断（Differential diagnosis）

　推論された「病態仮説（病態診断）」に対して、除外すべき Differential diagnosis を挙げていく。この作業も学習者の積極的な発言の上に進行される。教官は、できるかぎり学習者が自由に発言できるように配慮する。もし学習者が Differential diagnosis における大切な項目を落としている場合は、教官が「こういう可能性はないだろうか？」と助け舟を出してあげるのもよい。

　Differential diagnosis のリストができると、次にリストの上からひとつひとつ順番にその可能性と鑑別の方法を学習者に発言してもらう。この際に鑑別のための臨床検査・画像診断導入の妥当性に関しても議論する。その際にも、この検査をすることによりどういう判断をするのに役立つのかを明確にする。また上級者のグループに対しては、その検査のもつ感受性（Sensitivity）や特異性（Specificity）の評価、Benefit risk assessment（治療による効果と副作用の評

価)、Cost-benefit performance などについても議論すべきであろう。
・臨床検査・画像診断の導入
　ここではグループから Differential diagnosis のために要求された諸検査の結果を提示する。これは教官があらかじめ用意したものである。血液検査のほか、生理学的検査（心電図・呼吸機能検査・脳波など）、画像診断（X線・超音波・CT・MRI・核医学検査など）、特殊検査（内視鏡検査・心カテーテルなど）の結果も実際のものがあれば、重要なものは供覧するのもよい。重要でないものは、あえて紹介する必要はない。実施しなかった諸検査に関しては、実施しなかった理由を説明すればよい。時間の関係で、これらの検査を学習者に解析させることは考えなくてよい。総括の後でまた特徴的な検査結果に関して戻ってくることもあり得る。

▶第四段階：総括

　総括の前にグループの最終的な結論（診断）をまとめる。グループの中で意見が分かれることがあってもまったく構わないし、グループの診断が実際の診断と違っていてもよい。一番大切なことは科学的な問題解決の過程（臨床推論と Differential diagnosis）を仲間で共有することである。
　教官は、最終的な診断を紹介し、学習者の問題解決へのアプローチに対してコメントをする。そして実際に選択した治療とその後の患者の臨床経過を簡単に説明し、テーマとして扱った疾病の解説をする（系統講義的内容）。特に専門医試験（Board）に役立つような知識を簡潔にまとめる。その際学習者に自習用に学術的な Review article の一つ二つは配布してもよい。
　最後の5分間に、教官は学習者のグループとしての出来の評価とフィードバック（Evaluation and feedback）をする。個人的な出来・不出来よりも、グループ全体としての評価をコメントするのがよい。また学習者からのセッションに対する意見を聞いてもよい。あくまでも非公式に行なうことが肝要である。

5　指導教官（Teacher）としての心得

　Small group teaching session に慣れていない教官にとって、最初からうまくいくものではない。一回一回のセッションから教師も学んでいく必要があり、

学生からのフィードバックも尊重し徐々に演出を向上していけばよい。以後教官・学習者とも楽しみながらこの学習法を続けていくために、以下にいくつかのTipsを挙げてみる。

（1）シナリオ作成：まず自分の得意分野（専門領域）で症例報告を書くつもりでシナリオを用意する。実際に自分が診断・治療に携わった症例のほうがよい。1年にひとつずつくらいの割合でレパートリーを増やしていけばよい。1人の教官に3～5のレパートリーがあれば十分である。（具体的な症例シナリオ作成に関しては、第2章参照のこと）

（2）そのシナリオの中で三つほど重要な教育トピックをあらかじめ用意しておくとよい。診断学における基本や病態生理に関するディスカッションがよい。例えば、「II音の呼吸性分裂はなぜ起こるのか？」「うっ血性心不全（Congestive heart failure）の臨床像は？」「低酸素症の原因は？」「心タンポナーデの臨床所見について」「意識障害のメカニズムは？」など。

「なぜそのような症状や徴候が出るのか？」というような病態生理の立場を重視する。これらは、*Harrison*内科書の総論で取り上げられている項目である。

（3）対象とする学習者の理解度や到達度により、内容や時間配分は変わってくる（図表2参照）。例えば、臨床実習を始めたばかりの学生4、5年生に対しては、病歴聴取・身体所見・診断に集中すればよいし、6年生に対しては、臨床推論、Differential diagnosisまで議論することを目標とする。研修医に対しては、治療選択、治療による効果・副作用、予後まで包括することが望ましい。

（4）このようなセッションは、教官・学習者とも最初から完璧にいくものではない。また学習者も最初から完璧を期待してはいない。教官としても繰り返し演習することにより技能が上達するものであり、大切なことは経験から学び自ら教育者として成長することである。

学習者の成長と教官の成長が、演習を繰り返すことによりお互い共鳴していくことが、この学習方法の特長である。

（5）学習者（特に初心者Noviceである学生）の意見をよく聞く。学生が知らない知識は、ヒントを与えながらなるべく答えやすいように手助けし、何とか自分の意見が形成できるように導く。また学生が的外れなことを言っても、上手に誘導して本筋に戻させるようにして、学生に自信をつけさせるように心掛けることが大切である。知識の有る無しは特に問題ではない。学習者と謎解きの知的興奮を共有するのがこの学習法の目的である。

（6）教官は学習者からのフィードバックから学ぶことが多い。例えば、「専

門用語（英語）がわかりにくかった」「しゃべるのが速すぎて時々聞き取れなかった」「略語がわからなかった」「ラップトップ（黒板）の文字が小さすぎて見えにくかった」など。教官にとっては小さいことかもしれないが、学習者にとっては大きな問題である。

（7）自分の知らないことは、知らないと正直に認め、自分の間違いも素直に認める。あらゆるプロフェッショナルにとって自ら無知や間違いを認めることが進歩の第一歩である。これは、教官・学習者に共通して言えることである。

（8）時間厳守。限られた時間内にディスカッションを終了するのも教官の責任である。

（9）同じ診療科で、症例のシナリオをプールしておき、教官同志がお互いに学び合うことが大切。教官同志で定期的に意見交換・反省会（Retreat）をして意見交換してみるのが大切である。同僚から学べることも多い。

6　自己啓発・自己研鑽・自己成長
―― "What is faculty development?"

社会から「信頼される良い医師」を養成するためには、臨床教育を専門とする教官の存在が必要である。これまでの日本の医学界では、この技能・能力の獲得は医学教育に興味ある一部の医師の自学自習にすべて任されていた。臨床指導教官を育てる研修システムは、日本ではまだ確立していない。信頼できる臨床指導教官を育てる研修の確立が火急の懸案であろう。

臨床指導教官は、臨床現場（ベッドサイド）で医学生や研修医の教育・指導を担う一方、自らの臨床医としての能力の向上も求められる。また医師は、病棟や外来での管理者（Manager）としての職場での問題解決（Conflict resolution）、危機管理、士気向上などのリーダーシップの責務も求められる。

Faculty developmentとは、医師が研修後に自分のプロフェッショナルな能力を発展させていくための課程であるが、その対象とするものは「医学教育」ばかりではない。カンファレンスでのプレゼンテーション、学会抄録の提出とスライドプレゼンテーション、医学論文の投稿などの学術的なものも含まれる。学術的な研修は、従来の日本の医学部の医局、教育病院などでも行なわれてきているので、本書では特に医学教育に関するもののみ議論した。

「臨床指導教官（医）」のための研修プログラムとして、教官同志にあるRetreat、新しい教育方法のワークショップ（Simulation educationやEvaluation and feedback の仕方の紹介)、臨床教育に関する Research の導入など今後考えていく必要がある。

> **まとめ**
>
> ・Small group teaching は、Active learning を実践する上で非常に有効な教育方法である。
> ・臨床医学教育の基本は、H & P から患者の病態生理を推論し、科学的解決（診断）に導いていく過程を学ぶことである。
> ・Small group teaching では、第一段階（起）病歴聴取（History）、第二段階（承）身体所見（Physical）、第三段階（転）臨床推論・鑑別診断、第四段階（結）総括（診断、臨床検査、治療）からなり、学習者の到達レベルにより、時間配分を考慮する。
> ・Small group teaching を有効に行なうためには、指導医のための教育 Faculty development が必要である。

参考文献

Rao RH: Perspectives in medical education-1. Reflections on the state of medical education in Japan. Keio J Med 2006; 55: 41-51
津田武：米国における卒後医学教育：フィラデルフィア小児病院における体験を中心に．医学教育 1994; 25: 108-111
津田武：日本の医学・医療界が抱える3つの問題点、In: 町淳二、宮城征四郎（編）、日米医学に学ぶ「国民主役」医療への道：東京；日本医療企画 2006: p40-48
津田武：米国の臨床医学教育から学ぶべきこと：魅力ある教育環境の建設、信州医誌 2009; 57: 7-18
Joseph S. Gonnella: Medical education: Professional and societal expectations, In: 町淳二、浅野嘉久、津田武（編）、美しい日本の医療・グローバルな視点からの再生：東京：金原出版 2008: p289-298
津田武：米国医科大学におけるシミュレーション教育、医療機器 2011; 81: 201-208
第一回 Noguchi Summer Medical School 2009 報告書　http://www.noguchi-net.com/img/seminar/summer%20seminar2009/2009.07%20report_brochure.pdf
第二回 Noguchi Summer Medical School 2010 報告書　http://www.noguchi-net.com/img/seminar/summer%20seminar2010/summer%20seminar_20100717%20report_brochure.pdf
第三回 Noguchi Summer Medical School 2011 報告書　http://www.noguchi-net.com/img/seminar/summer%20seminar2011/2011summer%20school%20report%20.pdf

基礎編

2章

津田 武

Small group teaching sessionにおける
ケース・シナリオの作り方

　臨床指導教官（指導医）は、より効率の良い医学教育を学習者（学生や研修医）に提供することが期待される。この目的のためのSmall group teaching sessionの意義と位置付けは1章で述べた。それでは、教官は何を準備すればよいのだろうか。この章では、Small group teaching sessionで教材として用いられる実際の症例のシナリオ作りについて具体的な例を紹介したい。

　指導医は、シナリオに従い、規定の時間内に学習者を積極的にディスカッションに参加させ、医学的に重要なエッセンスを学ばせることを目標とする。あくまでも大切なポイントは、①病歴から問題解決に必要な情報を得る、②得られた病歴・身体所見（History and physical examination: H&P）から患者の病態生理を推論する、③臨床仮説の提示・鑑別診断の吟味、そして④診断・治療の討議という4つの過程を学習者に経験させるためのシミュレーションを構成することである。

1　具体的なシナリオ作り

　症例は、自分の得意分野から実際に自分が経験して、H&Pから患者の病態生理を推測でき、得られた情報から科学的な問題解決を学習者と共有できる症例を用意する。シナリオは、教官側が一方的に提示するだけではなく、一部は学習者（通常5人から8人）に質問させそれに回答するための状況設定の箇所もある。
　学習者の到達レベル（学生・初期研修医 Novice［初心者］、後期研修医 Intermediate［中級者］、指導医レベル Advanced［上級者］）に合わせて症例の難易度を調節する。私の場合は、専門が小児科、小児循環器科なので、対象となる疾患は小児の呼吸器・循環器が中心になる。ここでは、Novice向けのものとIntermediate向けのものとを2例紹介する。

Case 1：突然に発症した咳と呼吸窮迫で ER を受診した 4 歳男児 （Novice 初心者）

▶導入：まず簡単な現病歴を紹介する

「生来健康な4歳男児。2日ほど前に微熱と軽度の喉の痛みと鼻水を訴えたが市販の感冒薬で症状は軽快。食欲や活動には特に問題はなかった。昨日は普通に幼稚園に行ったが、帰宅後やや疲れているようでいつもより早く寝た。夜中の12時頃から咳をし始め、目が覚めたようで以降咳が止まらなくなった。市販の咳止めを飲ませたが咳のため吐いてしまった。症状は軽快する様子もなく顔色も悪く呼吸はやや苦しそうだ。心配した親が午前1時頃ERに連れてきた。」

▶第一段階：病歴からの展望

病歴に関する質疑応答：学習者には担当する医師になってもらい、教官は母親の役になりシミュレーションを行なう。ここでは学習者に積極的に質問させ問題解決に必要な情報（病歴）をとらせる。教官はそれらの質問を予期しあらかじめ回答を用意する。現病歴、既往歴、社会歴、家族歴の順に自由に質問させる。

Q₁：寝る前に何か特別なものを食べましたか？【異物誤嚥や食物アレルギーの可能性】
A₁：いいえ、昨夜は元気がなく、夕食もあまり摂らずに寝てしまいました。
Q₂：ここ2〜3日の間、便通に特に異常はありませんでしたか？　下痢はしていませんでしたか？【消化管症状の有無】
A₂：特に異常はなかったと思います。
Q₃：かつて同じような症状はありましたか？【既往歴の確認】
A₃：いいえ、こんな症状は初めてです。
Q₄：患者の意識はしっかりしていますか？【重症度の評価】
A₄：意識はしっかりしています。

> Q₅：痰はどんな色をしていましたか？
> A₅：見たことがないので、わかりません。　＊註：3歳の子どもは普通痰を出すことなく飲み込んでしまう
> Q₆：最近どこか旅行をしましたか？【社会歴】
> A₆：いいえ。特にどこにも行っていません。
> Q₇：家にペットはいますか？　家族で喫煙者はいますか？【環境因子】
> A₇：いいえ。
> Q₈：家族で同じような症状の人はいましたか？【家族歴、社会歴】
> A₈：この子の2歳の弟が1週間前ほどに咳と鼻水を出していましたが、それも2日ほどで治ってしまいました。

　教官は、予想される質問に対して然るべき回答をしなければならず、これもシナリオ作りの一部である。この部分は、学習者のコミュニケーション能力も試される。

　学習者が不適切な質問をした場合、例えば、難解な医学用語を使って質問した場合、「これまで嚥下は問題ありませんでしたか？」「嚥下って何ですか？」と聞き返しても良い。少し的外れな質問をした学習者には、「なぜその質問をしたの？」とその根拠を確かめるのもよい。ただし、学習者の積極的な態度は妨げるべきではない。

　ここでの目標は、①医師として適切なコミュニケーションを実践できているか、②問題解決のための有効な（建設的な）質問をしているか――特にどの臓器系の問題か（呼吸器、循環器、消化管、神経など）、③どのような病態が考えられるか（感染症、変性疾患、腫瘍性疾患、外傷、遺伝性疾患など）などを考えて質問しているかどうか、である。良い質問をした場合は、随時褒めてあげるのがよい（Positive reinforcement）。

　身体所見に入る前に、Review of systems（ROS：すべての臓器系の関与を吟味するチェックリスト［p.12参照］）を行なう。これは患者の病歴の中で見落としがないかを確かめるためのチェックリストである。これまでに、①どの臓器系の問題で、②どのような経過で発症し（急性、慢性）、そして③重症度はどれくらいか（軽症、中等症、重症、重態）などが把握されていなければならず、教官はこれらの点を学習者に質問して答えさせる。この患者の場合、比較的急性期の転機をもつ中等症の呼吸器障害であることが推察される。これがProblem list作成の前半部分となる。

▶第二段階：身体所見の検討

　患者は実際にはいないので、学習者は教官から与えられる情報で患者の容態のイメージを頭に思い描かなければならない。ここで教官が最初に述べるのは、［患者の視診所見（医師からみた患者の印象）］と［Vital signs（体温、心拍数、呼吸数、血圧、酸素飽和度）］である。

　「患者は、やや顔色蒼白であるが意識は清明。栄養状態は良好。やや心配そうな様子で元気はない。肩を使って息をしている。咳は断続的に続いている」……

　「体温 37.7 度、心拍数 138、呼吸数 40、血圧 84/60、酸素飽和度 90％。身長体重は正常範囲内」……

　これらを述べたあとに、こちらから身体所見を読み上げるのではなく、学習者に身体所見で知りたいところを質問させる。

Q_1：肩を使って息をしていると言っていますが、実際はどんな感じの呼吸でしょうか？
A_1：吸気時に両肩が上がり、同時に鎖骨上と肋骨下に陥没呼吸が認められた。
Q_2：肺の聴診所見はどうですか？
A_2：全体的に両肺野にわたり呼吸音は減弱。そして呼気相がやや延長。ラ音、喘鳴音（Wheeze）などは認められず。
Q_3：心臓の聴診所見はどうですか？
A_3：Ⅰ音、Ⅱ音とも異常なし。心雑音や異常心音は認められず。
Q_4：頸静脈の怒張、肝腫大などはありますか？
A_4：頸静脈は異常なし。肝臓は右季肋部で 2 cm ほど触れたが、性状は軟で辺縁も鋭でした。圧痛などは認められず。
Q_5：目、鼻、耳、喉に関して、何か著明な所見は認められましたか？
A_5：喉はやや赤くなっていたが、それ以外は特に問題なし。
Q_6：神経所見で異常はありましたか？　筋力に異常は認められませんでしたか？
A_6：認められず。
Q_7：腹部の触診所見・聴診所見はどうですか？
A_7：腹部は平坦で腫瘤や圧痛なし。腸グル音は正常。皮膚の緊張度も正常。

最低上記の質問が出るまで教官は待つ必要がある。もし学習者がこれらの質問をしない場合、「心臓の聴診所見はどうか知りたくない？」と言って学習者に喚起する。

▶第三段階：臨床仮説の提示とその吟味（Assessment および鑑別診断（Differential diagnosis））

　第一段階・第二段階から得た情報から、学習者（グループ）に Problem list を作成してもらう（第三段階）。ここでまずⓐどの臓器系の問題で、ⓑどのような経過（急性・慢性）で、ⓒ重症度はどの程度かを推論する。また重要な陽性所見（Pertinent positive）と重要な陰性所見（Pertinent negative）とを列挙し、H&P の整合性を確かめつつ、患者の病態生理（なぜこのような症状と臨床所見が認められるのかという生理学的な説明）についての推論を立てることを目指す。

　これまでの諸所見より、ⓐ呼吸器系もしくは循環器系、ⓑ急性の経過、ⓒ中等度の症状であることは理解できるであろう。次にホワイト・ボードの Problem list を学習者にリストアップしてもらう。これも学習者の自発的な発表により司会する教官が逐次書いていく。

Problem list:
- #1 急性に発症した中等度の呼吸窮迫と断続する咳（既往歴なし）、多呼吸、陥没呼吸。両肺野での呼吸音の低下
- #2 感冒様症状先行。微熱あり
- #3 軽度の低酸素症
- #4 頻脈（軽度）、心臓聴診所見は正常
- #5 顔色不良（蒼白）
- #6 肝臓の辺縁触知（2cm）、辺縁鋭、正常軟

　Problem list の中の重要な項目に注目しつつ、学習者に鑑別診断を列挙させる。この際、どの臓器系の問題か、どのような病理が考えられるか自由に学習者に発言してもらう。小児の場合、成人と異なり疾患の頻度は年齢に大きく依存するので、可能性の少ないものは割愛してよい。病歴と年齢から、外傷、腫瘍性疾患、慢性変性性疾患などは極めて考えにくいが、以下の鑑別診断が挙げられればよい。

Differential diagnosis:
- #1 Small airway disease（気管支病変）：気管支喘息、急性気管支炎・細

気管支炎（ウイルス性）
#2 肺実質病変：肺炎（細菌性、ウイルス性）
#3 気管支内異物
#4 心疾患：心不全、心筋炎、心外膜炎
#5 先天性血管異常：Vascular ring、Double aortic arch など
#6 自然気胸
#7 外傷

Differential diagnosis を議論する前に、教官は学習者にこの患者におけるいくつかの重要な病態生理の質問をすることができる。これらについては、教官は間違いのないようにあらかじめ十分準備しておく必要がある。

(1) この患者は、軽度の低酸素症と呼吸窮迫がある。診断が決まる前にこの患者に酸素投与をしてよいか。そしてその根拠は？⇒⇒⇒
答：よい。低酸素症の患者呼吸窮迫のある患者に対して酸素は有効な治療法である。酸素投与により病態が増悪するものとして、慢性の換気障害のある患者（CO_2 retention）と一部の先天性心疾患による心不全の患者（大きな左右 shunt や左心系の低形成）があるが、これらは病歴で否定されている。この患者は多呼吸なので、換気は問題ない。

(2) 陥没呼吸の生理的メカニズムを説明してください⇒⇒⇒
答：一般的に、吸気は横隔膜の収縮により胸腔内圧が陰圧になることにより引き起こされる。陥没呼吸は、肺コンプライアンスが胸壁コンプライアンスより低下した場合に起こる（肺が拡がりにくくなったとき）。肺コンプライアンスは、気道抵抗の上昇、肺間質の線維化、肺うっ血・肺水腫などで低下する。子どもの胸壁は大人とくらべずっとやわらかいので、年齢が低いほど陥没呼吸は認められやすい。

(3) 低酸素症になる生理的なメカニズムは？⇒⇒⇒
答：肺胞低換気、換気・血流不均衡（V/Q mismatch）、拡散障害、そして右左 shunt の4つのメカニズムが言えればよい。気管支喘息による細気管支の閉塞は V/Q mismatch を来たす。

(4) この患者はなぜ皮膚色が蒼白になっているか？⇒⇒⇒
答：交感神経刺激による血管収縮（Vasoconstriction）による。この「蒼白」をチアノーゼと誤解している学生（研修医）が結構多い。

（5）この患者に肝腫大はあるのか。肝臓が季肋下で触れる理由は？⇒⇒⇒
答：肝腫大はない。気管支・細気管支の閉塞（Small airway obstruction）によって Air trapping が起こり、そのための Hyperinflation により肝臓が下に下がっているだけの話である。

（6）この患者に最初にするべきことは下記のうちのいずれか？
a. 胸部 X 線写真、b. 気管支拡張剤の投与、c. 点滴による補液、d. 動脈血ガス ⇒⇒⇒
答：酸素投与の次にすべきことは、気管支拡張剤の投与である。小児は成人に比べて胸壁の筋肉のリザーブが少なく呼吸不全になりやすい。呼吸窮迫はできるだけ早く軽減させたほうがよい。胸部 X 線写真はあとにでも撮れる。動脈血ガスは、小児の場合、呼吸不全（気管内挿管が必要な場合）か循環不全（ショック）のとき以外は、するべきではない（禁忌である）。H&P から、脱水の徴候はないので点滴は不要。

▶第四段階：総括（診断と治療）

　Novice の場合、第一から第三段階までにディスカッションの大部分を用いてよいと思う。患者のその後の ER での経過を話す。
　「気管支拡張剤（β2-agonist）の Nebulizer による吸入療法を行なうと、患者の呼吸窮迫は著明に改善し、呼吸音の強さは正常化し、呼気相に軽度の Wheeze が聴取されるようになった。酸素飽和度は 95% まで改善した。胸部 X 線写真では、軽度の Peribronchial thickening と Hyperinflation of the lungs が認められたが、肺炎や心拡大や気胸の所見はなかった。
　——胸部 X 線写真を実際に供覧して学習者にコメントを求めてもよい。臨床検査や画像診断の議論はこの段階で行なう——
　2 度目の吸入のあとは、Wheeze もほとんどなくなり、酸素飽和度も 98% まで改善し、患者の呼吸も随分楽になり、顔色も改善した。母親によると 2 回の吸入療法のあと、子どもはいつもの明るい表情に戻ったとのこと。喉が渇いてジュースが飲みたいと言ったのでリンゴ・ジュースをあげたところ、200 cc をあっという間に飲んでしまった」……
　Novice の場合、あくまでも大切なことは、「H&P からどのような推論をして臨床仮説を提起し、それをどのようにして確かめるのか」という点である。診断がある程度確定したあとにもう一度 Problem list に戻ることを勧める。そ

してそこで挙げられた項目が病態生理の立場からしっかり説明できるかどうか確かめる必要がある。

#1 急性に発症した中等度の呼吸窮迫と断続する咳（既往歴なし）、多呼吸、陥没呼吸。呼吸音の低下

→気管支喘息の急性増悪による典型的な所見である。多呼吸と陥没呼吸は、Small airway obstruction によって気道抵抗上昇して、そのため肺コンプライアンスが低下したために起こる。胸壁が薄い小児の場合（胸壁コンプライアンスが高い）、肺のコンプライアンスが低下した場合（肺が硬くなった場合）、吸気時の胸腔内圧が陰圧になったときに、肺が膨らむ代わりに胸壁が陥没する。この傾向は成人より著明である。呼吸音の低下は、同じく Small airway obstruction により空気の移動が制限されたためである。

元来吸気のほうが呼気よりも強いため、Small airway obstruction が起こると肺は Hyperinflation の状態になる（Air trapping）。それを強制呼気によって調節するのがいわゆる「咳」であり、咳をすることにより吸気と呼気のバランスを取ろうとしているのだ。

#2 感冒様症状先行。微熱あり

→気管支喘息の急性増悪は、ウイルス性感染症により引き起こされることが多い。

#3 軽度の低酸素症

→ Small airway obstruction により換気血流不均衡（V/Q mismatch）が起こるため低酸素症が引き起こされる。この場合、吸入酸素濃度を上げると低酸素症は改善する。

#4 頻脈（軽度）、心臓聴診所見は正常

→呼吸窮迫によって引き起こされた交感神経系の亢進による。

#5 顔色不良（蒼白）

→同じく交感神経系の亢進による Vasoconstriction が原因。"Fight and flight response"の一部。その他の所見として、発汗・末梢皮膚温低下（冷感）・震え・頻脈など。

#6 肝臓の辺縁触知（2cm）、辺縁鋭、正常軟

→ Air trapping により肝臓が下方に押しやられたものであり、肝腫大ではない。

このように取り上げた臨床所見がすべて病態生理の立場から説明できれば、臨床医学も楽しい。時間があれば、Bronchial asthma（or Reactive airway disease）に関して教科書的な解説を加えてもよい。

一般的には、ウイルス性呼吸器感染症に伴う気管支粘膜の炎症と Small airway obstruction による呼吸障害として発症し、呼吸音が減弱している場合は必ずしも Wheeze を伴わないことも重要な理解事項である。Wheeze を呼気障害とばかり暗記していると、このような小児科領域で頻繁に見られる Common disease の診断に戸惑うことがある。

胸部 X 線写真で、特に初発の場合肺炎などの肺実質病変や異物などの病変を除外することは大切である。治療法としては、気管支拡張剤の吸入とステロイドの内服が一般的である。

Case 2：哺乳力低下と体重増加不良で外来を受診した生後 2 カ月の男児
導入・背景（Intermediate 中級者）

「生後 6 週の満期産児。出生時体重は 3,200 グラム。最初の 3 週間ほどは哺乳にそれほど問題なかったが、生後 1 カ月を過ぎるころから哺乳力がやや低下しているように感じた。これまで 1 回 2〜3 オンス（60〜90 cc）問題なく飲めたが、最近は哺乳に時間がかかるようになり、時に半分くらいで止めてしまうことも少なくない。授乳後半は息が切れているようにも見え、授乳中に疲れて眠ってしまうこともあり、概して機嫌はよくない。顔色もよくなく、体重も最近あまり増えておらず母親は心配になってきた」

▶第一段階：病歴聴取

中級者（後期研修医）は、ここまでの病歴から、Problem list の［#1 体重増加不良（Failure to thrive）］と［#2 哺乳力低下（Poor feeding）］という二つの小児科領域での重要な項目をリストアップできていなければならない。

いずれの項目も数多くの Differential diagnosis があり、この Differential diagnosis のリストを念頭に置いた上で、これらの中からどのようにして、①責任臓器系と②病態生理のメカニズムを絞っていくかという積極的なプロセスが病歴聴取の目的である。母親から一通り話を聞いたのち、科学的問題解決に至る最初のステップである。

教官は母親の役を演じ、学習者からの積極的な質問を待つ。質問に対する回答は、現実的なものがよい。以下のような予想される質問に対する回答を用意する。あくまでも現実に起こりうるシナリオでなくてはならない。

現病歴

Q_1：赤ちゃんの便の回数・性状に変化はありませんか？【消化管症状】
A_1：すこし少なくなったかもしれませんが、それ以外はそれほど変化があったとは思えません。
Q_2：吐いたりすることはありませんか？【同上】
A_2：特にないと思います。
Q_3：便に、血が混じったりしてはいませんでしたか？【同上】
A_3：いいえ。
Q_4：授乳は、母乳ですか？ 人工乳（ミルク）ですか？
A_4：最初は母乳のみでしたが、1カ月を過ぎたあたりから母乳とミルクを半々で、今はミルクがほとんどです。ミルクは普通の牛乳ベースのものです。　＊註：小児科における基本的質問。アレルギー反応
Q_5：最近熱とか咳とか鼻水とかありませんでしたか？【呼吸器症状、感染症の可能性】
A_5：赤ちゃんの体温を測ったことはありませんので、熱があるかどうかはわかりません。咳や鼻水はないと思います。
Q_6：最近皮膚の発疹や出血など見かけましたか？【感染症、血液疾患の可能性】
A_6：ありません。
Q_7：哺乳時に機嫌が悪くなると聞きましたが、そこをもう少し説明していただけますか？【症状の誘因要素】
A_7：今3歳の上の娘が同じくらいのときには、哺乳後はいつも満足したいい顔をしていましたが、この子は逆に哺乳する度に顔色も悪く機嫌が悪くなるように見えます。
Q_8：哺乳時に機嫌が悪くなることのほか、何か気付いたことはありませんか？【関連症状】
A_8：そう言えば、部屋の中が特別暑いわけでもないのに、首の後ろに汗を一杯かいていることが多くなぜだろうと思いました。
Q_9：意識状態は問題ありませんか？【中枢神経系の関与】
A_9：問題ないと思います。

Q₁₀：オムツを替えたり服を着替えさせたりするときに、嫌がるようなことはなかったですか？【外傷、関接・骨格系の痛みの有無】
A₁₀：ありません。

既往歴（生後まもないのでそれほど多くない）
Q₁₁：妊娠・分娩の経過で特に問題はありませんでしたか？　この赤ちゃんは2人目のお子様ですか？
A₁₁：妊娠後期に私の血糖値が少しあがりダイエットを勧められましたが、それ以外は特にお産も分娩も問題なく、母子ともに元気で産院を退院しました。そうです、この子は2人目です。
Q₁₂：これまで成長・発達に関して、何か問題はなかったですか？　これまでに何か生まれもった異常を指摘されたことはありませんか？
A₁₂：1カ月をこえたあたりから体重がほとんど増えていないのが一番の心配です。発達に関しては、これまで何も言われていませんし、先天的な異常を指摘されたことなどありませんでした。

家族歴・社会歴
Q₁₃：ご家族の構成は？
A₁₃：両親と2人の子どもたちです。　＊両親の年齢も聞いたほうがよい
Q₁₄：この子の子育ては主に誰が行なっていますか？
A₁₄：現在のところは、私が行なっています。もう少し大きくなったらまた仕事に復帰したいと思っていますが。
Q₁₅：家族で誰か最近病気になった人はいますか？【感染症の可能性】
A₁₅：いません。

ROS
これまでの病歴から、このケースは、過去数週間前から認められたPoor feedingとFailure to thrive（体重増加不良）を主徴とした2カ月の乳児例で、重症度は中等症と言える。
Poor feedingの原因になる責任臓器系として、中枢神経系、消化器系、呼吸器系、循環器系、血液系、筋骨格系（外傷を含む）、内分泌系などの関与が考えられ、前章に示したROSのチェックリストに従い、関連する症状の有無を吟味する。また2カ月の乳児であるということで、症状も成人や大きな子どもと比べるとかなり違ってくる。

1部　優れた臨床指導医になるために

▶第二段階：身体所見の検討

「患者は、6週の乳児でやや痩せ気味に見えるが栄養状態はそれほど悪くない。皮膚色はやや蒼白。着衣は小奇麗」……

「Vital signs: 体重 3,500 g（成長曲線で体重2パーセンタイル）。体温 37.2度、心拍数 176、呼吸数 60、血圧 78/48（右上肢）、酸素飽和度 95%（右下肢）」……

これだけ述べたあと、教官は学習者に身体所見で何が知りたいか聞く。Vital Signs では、体重が少ないこと（体重は出生後6週間で300 gしか増えていない）、多呼吸、頻脈が見られる。酸素飽和度は、正常範囲内だがやや低め。栄養状態は悪くなく着衣も小奇麗で母親もしっかりしていることから、Child abuse/Child neglect の可能性は少ない（小児科領域では重要な観察項目であるが、ここでは時間の制約のため除外する）。

Q1：赤ちゃんはどんな呼吸をしていますか？〔詳しい視診所見〕
A1：呼吸は浅くそして速い。鎖骨上窩と季肋下に軽度の陥没呼吸を認める。
Q2：前胸部はどのように見えますか？
A2：前胸部は Hyperdynamic です。　＊心拍動が目で見える
Q3：口蓋裂などの先天性の奇形の所見・変質徴候（Dysmorphic features）はありますか？
A3：認められず。
Q4：胸部の聴診所見で異常はありませんか？
A4：呼吸音は、両肺野ともやや減弱しているが、それ以外は異常なし。心音はやや頻脈。第 I 音は正常。3-4/6 の全収縮期雑音（Harsh holosystolic murmur）が胸骨左縁下部に聴取され、そのため第 II 音の性状はあまり明確には聴取できない。心尖部には、1-2/6 の拡張期中期ランブルが聴取される。
Q5：四肢の脈はよく触れますか？
A5：よく触れる（2⁺）。ちなみに右下肢の血圧は 82/46 だった。〔非常に良い質問です〕
Q6：四肢を触ってみて、皮膚温はどうですか？
A6：四肢末梢の皮膚温は少し低下しているように思える。

> Q7：右上肢の酸素飽和度はどうでした？
> A7：右下肢と同じで95%だった。〔これも非常に良い質問です。Pre-ductalとPost-ductalの酸素飽和度の違いを尋ねています〕
> Q8：腹部所見はどうでしょうか？ 肝臓や脾臓の辺縁は触れますか？
> A8：腹部は平坦で圧痛はなし。肝臓は右季肋下3cm触れるが、性状は軟で辺縁も鋭。腸のグル音も正常。
> Q9：頸静脈の怒張は認められますか？
> A9：いいや、認められず。〔6週間の乳児はほとんど「首」はありません〕
> Q10：全身の筋の緊張度（Muscle tonus）に異常はありますか？
> A10：認められず。
> Q11：目、口内、耳などに異常所見はありますか？
> A11：粘膜の発赤、充血、滲出液、出血などは認めず。特に異常なし。

▶第三段階：臨床仮説の提示とその吟味（Assessmentおよび鑑別診断（Differential diagnosis））

　H&Pからかなりの情報を得ることができた。これから学習者と一緒になってProblem listを作成し、患者の病態生理を推論し臨床仮説を提示し、Differential diagnosisのリストを作成する。

　Problem listに挙げられた諸問題の相互関連性（どちらが原因でどちらが結果）を学習者と一緒に追究していく。小児科の病気の発症は年齢に強く依存することが多く、生後6週間の乳児のDifferential diagnosisは、それほど長いリストを挙げる必要はない。

　Problem List:
　　#1　体重増加不良（Failure to thrive）
　　#2　哺乳力低下（Poor feeding）
　　#3　心雑音（胸骨左縁下部にHarsh holosystolic murmur、心尖部に拡張期中期ランブル聴取）
　　#4　頻脈
　　#5　軽度の呼吸窮迫症状（多呼吸と陥没呼吸）、両側呼吸音の軽度の低下
　　#6　肝臓辺縁の触知（腫大ではない？）
　　#7　顔色不良（蒼白）、四肢末端に皮膚温低下

Differential diagnosis:
- #1 うっ血性心不全（先天性心疾患）：心室中隔欠損、動脈管開存、大動脈弁狭窄、大動脈縮窄症、僧帽弁閉鎖不全
- #2 うっ血性心不全（後天性心疾患）：心筋炎・心外膜炎、拡張型心筋症
- #3 呼吸器疾患（肺炎、気管支炎）
- #4 肺塞栓症（稀）
- #5 敗血症
- #6 先天性代謝異常（Inborn error of metabolism）
- #7 貧血

病歴と著明な心雑音の存在、頻脈、呼吸窮迫症状、Poor feeding などの所見から、Intermediate の学習者は、うっ血性心不全（左心不全）という病態診断はまず出してほしい。その他、肺の実質性疾患（肺炎）、敗血症、先天性代謝異常、貧血などが Differential diagnosis に挙げられればよい。

教官は、学習者に診断のために必要な臨床検査、画像診断の必要性を尋ねる。比較的簡単なものから高度なものへ、非侵襲的（non-invasive）なものから、より侵襲（invasive）なものへという順序で考える。

(1) 胸部 X 線写真：著明な心拡大あり。肺の血管影増強。肺野は過膨張 hyperinflated な状態。肺炎などの肺実質病変を疑わせるものはない。気管・気管支影正常。

(2) 血液検査：WBC 15,000（正常分画）、Hb 9.6、血小板 150,000。ESR 15。電解質、腎機能、肝機能、Ca、glucose、血清蛋白、アルブミンなど異常なし。血液培養提出。

(3) 静脈血ガス：pH 7.36、$PaCO_2$ 33 mmHg、PaO_2 34 mmHg、BE -2.0

(4) 心エコー検査：膜性部心室中隔欠損（Ventricular septal defect（VSD）直径 7 mm：大動脈弁輪径 10 mm）L to R shunt、左房・左室の軽度の拡張。左室収縮機能は正常。その他の解剖学的異常はなし。

心エコーにより本症例の診断はついたが、VSDからなぜ Problem list に列挙されたような症状・徴候が生じたかを学習者は説明できなければならない。Case 1 と同様、教官は以下の質問をすることにより学習者の患者の病態生理に関する理解を深めさせる。

2章　Small group teaching sessionにおけるケース・シナリオの作り方

　人間の体循環（主に脳へ行く血流）は、自律神経やRenin-Angiotensin-Aldosterone系をはじめとするいろいろなホルモンによって調節されている。VSDは、解剖学的な欠損を介した血流の体循環から肺循環へのシフトであり（心筋の機能はまったく問題ない）、そのため体循環の血流量が減少し、肺循環の血流量は増える病態である。体は体循環の血流を保つために結局全体の循環血液量を増やすように働き、その結果肺血流量はさらに増え呼吸障害が生じてしまう（うっ血性心不全）。

　最終的な治療は、外科治療による欠損孔のパッチによる閉鎖術であるが、対症療法として利尿剤（Furosemide）を使うことにより、一時的に呼吸器症状を軽減することができる。通常Digoxinを併用することが多い。一般に小児は、呼吸筋の予備能（Reserve）が限られており、そのため呼吸不全に陥ることが多い。

(1) VSDの左右shuntが増えるとなぜ多呼吸や陥没呼吸などの呼吸障害が生じるのか？⇒⇒⇒

　答：「うっ血性心不全だから」という回答は不可！　VSDの左右shuntにより肺への血流量は著しく増え、増えた血流はすべて左房・左室へと還流されてくる。したがって左室の容量負荷が増加し、左室への流入圧（Filling pressure）〈拡張期〉が上昇する。左室は右室に比べて心室壁も厚く、心筋のコンプライアンスが低い。そのため肺静脈圧が上昇し、肺うっ血の状態がおこる。結果肺のコンプライアンスは低下し、Case 1と同様、多呼吸と陥没呼吸が引き起こされる。

(2) なぜ生まれた直後から最初の2〜3週間は問題なく、1カ月を過ぎてからPoor feedingや呼吸障害が起こったのか？　VSDは生まれる前から不変のはずである⇒⇒⇒

　答：左右shuntの量は、欠損の解剖学的サイズと体循環と肺循環の血管抵抗の差により決められる。生後間もない頃は、肺血管抵抗がまだ高いためにshuntの量は比較的制限されているが、生後2〜3週くらいから肺血管抵抗が徐々に減少し、そのため大量の血液がより血管抵抗に低い肺循環に流れることになり、(1)に述べた呼吸障害が生じる。たいてい生後6〜8週くらいに左右shuntは最大になる。

(3) 胸部X線上、Air trappingのような病態が生まれるのはなぜか？⇒⇒⇒

　答：肺血流量の上昇と肺静脈圧の上昇とにより、肺間質のうっ血が進行する。

33

気管支も肺の間質の中に位置し（肺動脈の隣）、肺間質のうっ血により Small airway obstruction が起こる（心臓喘息（Cardiac asthma））。肝臓が触れるのも、Case 1 と同様気道閉塞による Air trapping のせいである。

(4) うっ血性心不全の症状は、水分の過分な貯留に起因する。この患者にとって水分制限は必要だろうか？⇒⇒⇒

答：必要ない（むしろ禁忌である）。この赤ん坊にとって何より大切なのは栄養の補給であり体重増加である。小児期の心不全の管理で水分制限をすることはほとんどない。摂取カロリーを増やすべきあらゆる努力（経管栄養を含め）こそ是とされる。呼吸症が著しい場合は、利尿剤を増やすことが勧められる。

(5) この患者の酸素飽和度が 90% 近くまで下がった場合、軽度の呼吸窮迫もあるし、低流量の酸素を供給してよいだろうか？⇒⇒⇒

答：酸素補給をすることにより、肺胞の酸素分圧は上がり動脈血の酸素分圧も上がる一方、肺動脈血管抵抗を下げ、左右 shunt を増悪させるので臨床症状は逆に悪化する。酸素飽和度が下がり過ぎると（90% 以下）呼吸窮迫が増え、呼吸不全のリスクが高くなる。酸素投与はあくまでも一時的な治療であり、本質的に臨床像を改善しないことを知っておく必要がある。この場合、利尿剤の追加投与が第一選択となる。

▶第四段階：総括（診断と治療）

本例では、心エコー検査による確定診断が比較的早期にできたため、うっ血性心不全の Differential diagnosis に頭を悩ますことはなかったが、エコーができない場合は、H&P だけからの Differential diagnosis になり、これは小児循環器専門医専修医（フェロー）レベルのディスカッションとなる。

鑑別すべき疾患として、大動脈弁狭窄症（Aortic stenosis: AS）、大動脈縮窄症（Coarctation: CoA）、僧帽弁閉鎖不全（Mitral insufficiency）（左冠動脈肺動脈起始症に伴うもの）、共通房室中隔欠損症（Common atrio-ventricular septal defect）、総動脈管（Truncus arteriosus）などが挙げられる。特に AS や CoA の場合は、動脈管（PDA）の開存の可能性があり、下肢の血圧や酸素飽和度を調べることは重要である。後天性心疾患として、僧帽弁閉鎖不全を伴った心筋炎、心筋症も Differential diagnosis の対象になる。

本例の最大の目的は、物を言わない乳児のうっ血性心不全（特に左右 shunt

による左心不全）の臨床像とその病態生理の理解であり、病態生理の理解の上で治療を考えるというものである。成人の心不全（心筋能の低下によるもの）とは症状・徴候も多少違うが、病態生理の考え方は同じなので、小児の心不全に対する理解は、成人の心不全を理解する上でも有益である。

乳児の心不全の最大の問題は、Failure to thrive 体重増加不良である。そして発育障害の直接の原因は、Poor feeding である。乳児にとって最大の生命活動である「哺乳活動」を妨げる要素は、いかなるものでも生命の危機として捉えるべきである。

治療は、外科手術による根治治療と内科的な保存療法がある。薬物療法として、Furosemide が一般的であるが、これは一時的に肺のコンプライアンスを下げ呼吸窮迫を改善させる効用があるが、これ以上の役割はない。強心剤（Digoxin）も通常処方するが心筋収縮力自体は問題ではないので、著明な症状の改善はあまり期待できない。経管栄養による栄養の改善は重要である。最終的には乳児の先天性心疾患の手術ができる施設に紹介する必要がある。

VSD によるうっ血性心不全の臨床像は、①左右 shunt による体血流量の減少とそれを代償する全循環血液量の増加、②肺血流量の増加と肺うっ血、③交感神経系の亢進、の三つの生理的変化により説明できる。

全体の概説が終わったあとに、また Problem list に戻り、その病態生理をもう一度確認する。

Problem list:
#1 体重増加不良（Failure to thrive）
→呼吸障害による Poor feeding（摂取カロリーの減少）と呼吸数・心拍数増加による消費カロリーの増加による
#2 哺乳力低下（Poor feeding）
→肺うっ血がもたらす肺コンプライアンスの低下により、呼吸筋（乳児のそれは Reserve が少ない）が慢性疲労傾向にあり、哺乳という「運動」を持続することができなくなる。乳児の「Poor feeding」とは、成人にとっての「運動能低下（Exercise intolerance）」に相当するが、成人以上に生命活動へのインパクトは大きい。
#3 心雑音（胸骨左縁下部に Harsh holosystolic murmur、拡張期中期ランブル）
→ Harsh holosystolic murmur は、VSD や僧帽弁閉鎖不全時に聴取される心雑音であるが、心尖部における拡張期中期ランブルは、肺血流量が

著明に増えた場合（肺・体血流量比が2:1以上になったとき）、増大した肺静脈還流量が拡張期に僧帽弁を通過する際に発する「機能的僧帽弁狭窄」心雑音である。この拡張期雑音が認められた場合は、shunt 量がかなり増えていることを示唆する。

#4 頻脈（軽度）
→ 交感神経の亢進による。

#5 軽度の呼吸窮迫症状（多呼吸と陥没呼吸）、両側呼吸音の軽度の低下
→ 左心室の容量負荷により、左心の拡張期圧そして肺静脈圧が上昇し、そのため肺静脈うっ血（Pulmonary venous congestion）が起こる。これにより肺コンプライアンスが低下し、Small airway obstruction が起こる。

#6 肝臓辺縁の触知（腫大ではない？）
→ これも Case 1 と同様 Small airway obstruction による Air trapping のため（胸部X線写真で認められている）、肝臓が下方に偏位したと考えられる。

#7 顔色不良（蒼白）、四肢末端に皮膚温低下
→ 交感神経亢進のための末梢血管収縮による。その他の特候として、発汗の亢進や機嫌の悪さなども認められることがある。

2 繰り返すことで上達

これらの Small group teaching session の実践は、最初から上手にできるものではない。一回一回の Session での学習者の反応や質問そしてコメント（終わったあとの感想）などから教官も適宜学んでいくものである。そして、一例ずつ自分のレパートリーを増やしていくことを勧める。

一般小児科の場合は、①呼吸窮迫症状（Case 1）、②下痢による脱水の症例（水・電解質の理解）、③乳児の発熱（感染症）、と④痙攣と意識障害（中枢神経系）の4つのケースを議論することにより、医師として理解すべき小児科領域における重要な要素をほとんど網羅できると思う。

日本の医学教育も、従来の一方通行的なものから相互交流的なもの interactive なものに進化していくことを期待する。

まとめ

- Small group teaching session の実際例（初心者 Novice 向けと中級者 Intermediate 向け）を紹介した。教官は、session で使うケース・シナリオを用意する必要がある。
- シナリオは、教官自らが経験した実際の症例をもとにして、患者の臨床経過、症状、徴候（Vital signs も含めて）などの情報を明確に提示できるように準備する。その中で、重要だと思われる病態生理の議論をあらかじめいくつか準備する。
- この session の教育目的は、学習者に H & P（病歴と身体所見）から病態生理を推論させ、正しい診断に至る過程を共有させることである。教官は、学習者の推論を助けるべく事前に準備しておく必要がある。
- 学習者の到達レベルにより、議論の時間配分を調節する必要がある。
- 教官は、自分の得意なレパートリーを何例か作り、何度も実践を繰り返すうちに、自分の教育レベルも向上させていくことが望まれる。

◉ミニコラム❶

最初からうまくいくものではない！

　Small group teaching session も最初からうまくいくものではない。特に新しいシナリオを作ったあとの最初の披露では、しばしばぎこちない場面に遭遇することが少なくない。特に Small group teaching session にあまり慣れていない日本の学生たちを相手にするときは、この傾向が顕著である。

　とにかく、教官にとって「無言 Silence」ほどつらいものはない（アメリカでやる場合は、学生が無言であることはまずありえないので、この心配はない）。学生たちの表情（目の輝き）は、極めて率直に自分の出来の善し悪しを計るバロメーターになっている。

　教官側も、「あの時なぜ盛り上がらなかったのか」「どういうことを言ったら盛り上がっただろうか」「ここでの鑑別診断（Differential diagnosis）をもう少し掘り下げたほうがよかった」といったように毎回反省してみる必要がある。この努力により、少しずつ教える側も上達するものである。

　学習効果で成長するのは、学習者だけではなく、教官も同じである。そこは、学習者（学生）たちにも理解してもらうしかない。

◉ミニコラム❷

専門医でもできる

　現在の日本のトレンドは、「総合診療医」や「プライマリー・ケア医」が臨床医学教育の中心になっているが、専門医でも十分この役割は果たせると信じている。大切なことは、専門的な疾患や患者から、いかに general な Problem solving process や Clinical reasoning（理由付け）という「基本」を引き出せるかという点にある。

　まず患者が訴える症状や呈する臨床所見には、必ずその生理学的な理由がある。その理由の科学的説明すなわち「病態生理」を追究し解明することこそが、臨床医学の醍醐味であり、医師としての歓びでもある。

　日本の大学病院に所属する多くの医師は、おそらくここでいう専門医に相当するものだと思われる。そういう人たちが意識改革をすることにより、日本の臨床教育は格段に進歩すると思う。

基礎編

3章
信頼をおかれる評価&
思いやりあるフィードバック

岸田明博

　米国は国としての歴史は浅いですが、医師の卒後研修制度はしっかりと確立されています。人種や言葉の違いだけでなく、価値観や社会観、倫理観が大きく異なっている社会構成の中では、安全で確実な医療を施すための厳格なシステムが必要であったことは容易に想像されます。

　医学部に入学することだけで医師としての将来が約束されるような感のある日本に比べれば、米国の実情ははるかに厳しいものと言えます。医学部での進級や卒業は言うまでもなく、Residencyにおいてもその進級は厳しく判定されています。それぞれの指導医による評価は、進級の可否を決める強い拘束力をもっています。

　医師としてのとりあえずの最終ゴールは専門医資格の取得Board certifiedであり、その専門医試験を受験するためにはResidencyを修了する必要があります。

　一方、国としての歴史は古いですが卒後研修制度がまだまだ始まったばかりで試行錯誤の状態にあると言ってもよい日本との間には、大きな隔たりがあります。人を評価すること、人から評価されることに慣れ親しんでいない国民性やその内容を公言することをためらう道徳観から、米国で実施されている方法論をそのまま現在の日本に導入することは難しいかもしれません。

　しかしながら、「うまくいって当たり前、失敗は許されない」というプロとしての知識や技量の向上を目指すかぎりにおいては、"評価すること""評価されること"に積極的に取り組んでいく必要があるのは今や明らかです。

A．評価

"評価"が研修プログラムにおける重要な過程であることに疑いの余地はありません。評価を受けることによって初めて自らの強みや弱みに気付き、そして、それが次への進歩につながるからです。また、評価をする立場に立つことは新たな視点から物事を観察することにもつながります。しかしながら、"評価"の目的や意義は、研修医と指導医の間ではその視点から以下のように大きく異なっています。

研修医	自らの成長の度合いを第三者に評価してもらうことにより、研修の成果を確認できることになります。また、自らがなんとなく想像していた主観的な評価との差異にも気付くことになり、この"気付く"過程が次の飛躍への大きな動機付けとなり、何をどのように勉強したらいいのかというような将来の方向性をも示してくれることになります。
指導医	研修医1人ひとりの成長過程を、具体的な項目に関してあらためて確認する良い機会となります。また、他の指導医からの評価を聞くことにより、研修医に対する理解をさらに深めることにもなります。さらには、研修医全体の評価から、自らが実践している指導法や研修内容に関する長所や短所にも気付かされ、研修病院としての質の向上にも大きく貢献することになります。

　医師の卒後研修プログラムにおける評価項目は多岐の分野に及びます。また、評価のほとんどが評価する側の主観によってなされており、その観点からすれば、評価を信頼性のある有意義なものにするためには、次のような項目を満たしたものでなければなりません。

　　公平性：明確に定義された原則や基準に準拠して判断された評価であること
　　具体性：現実に基づいた理解できる内容であること
　　肯定性：評価される側の成長を期待した建設的な内容であること
　　再現性：実行可能な実践的な内容であること

結局のところ、評価の目的は、研修医に自らの立っている現状位置を自覚させるだけでなく、良い評価はさらなる自信へとつながることを、そして、芳しくない評価は悲嘆するのではなく、新たな動機付けとなってさらなる飛躍へのきっかけとなることをその主眼としています。あくまでも建設的な内容に終始し、自信とさらなる意欲への動機付けになるように留意する必要があります。
　このような観点からすれば、研修医にとっての指導医の役割とは、単に医学の知識や技量を教えるのではなく、その研修医の気付いていない強みや弱みを"評価"することによって、卒後研修をより有益なものに変えることだと言えます。もっと端的に言えば、研修医にとっての指導医の役割とは「気付かせ屋」のようなものだと比喩してもいいかもしれません。

1　何を評価するのか

　評価の意義やその効用を高めるためには、前述の4条件（公正性、具体性、肯定性、再現性）を備えたものであるだけでなく、その評価項目の設定が重要です。評価項目は、医師にとって必要な知識や技量に関するものと、人間性や社会性に関するものの二者に大きく分類されます。
　米国では評価の対象を6つの分野に分け（6 Competencies と呼ばれます）、研修修了時に期待される研修成果を基にした評価法が推奨されています（Outcome based education と呼ばれます）。その6つの分野とは

(1) Medical knowledge
　研修修了時までに習得していなければならない知識や技量のことを意味しています。指導医側、研修医側の双方がはっきりとその内容を理解・認識することによって、研修の方向性や内容、卒後年数や専門性に応じた難易度が決定されます。
　具体的な項目として、一般外科における研修項目の一覧表を章末の付録に示します。

(2) Patient care
　病棟や外来、手術室での日常業務の進め方や患者ならびにその家族への思いやりを評価します。

聴取した病歴ならびに身体所見（H&P: History and physical examination）に基づいたベッドサイド重視の診療をしているか、患者の立場に立った判断、診断法、治療法の選択ができているか、患者だけでなくその家族に対する教育もできているかなどが評価の対象となります。

(3) Practice based learning and improvement

　自らが直接的にも間接的にも経験した症例を題材として学習し、さらに成長しようとする姿勢や意欲があるかを評価します。単に"やる気があるかないか"を評価するものだと理解してもらっても構いません。

　具体的な項目の例としては、常に向上心をもって学ぼうとする姿勢があるか、またその具体策を実際に講じているか（例. 手術執刀症例の手術記録作成）、指導医を含めた他からの批判を受け入れる謙虚さがあるか、研修が能率よくできるようにするための自己管理（健康、時間に関する）ができているかといったものが含まれます。

(4) Interpersonal and communication skill

　患者だけではなく、多職種に及ぶ医療関係者との日常業務におけるコミュニケーション能力を評価します。

　患者や同僚、コメディカルに思いやりをもって接しているか、状況を正しく判断できるか（空気が読めるか）、チームの一員として仕事ができるか、明確に自らの意思を周囲に伝えられるか、他者の意見に耳を傾けられるか、などが項目として含まれます。

　また、病院という組織は、医師に対しては立場上の差はあれ、何かしらのリーダーシップが要求される場所となります。リーダーシップを発揮できるかどうかも大切な評価項目として含まれています。

(5) System based practice

　倫理観や医療安全、医療経済への関心度を評価します。自らの知識や技量の習得のみに専念するのではなく、堅実な医療が安全に実施されるために必要な周辺の環境整備に関する項目です。

　針刺し事故などの医療安全に配慮しながら仕事ができているか、費用対効果に配慮して仕事ができるか、国や社会、地域の医療システムや供給体制を理解した上で行動ができているか、などを評価します。

(6) Professionalism

　Professionalism の定義には決まったものはなく、個人がそれぞれの主観や価値観に沿って判断したことをその定義としています。定義がはっきりしないことを評価する点は、前述の公平性を含めた4条件を満たすことにはなりませんが、ある水準以上の指導医にとっては、その時点での研修医の Professionalism を"暗黙の基準"に沿って評価することは可能です。

　上記（1）から（5）の分野の評価を参考にしながら"暗黙の基準"に沿って、総括的に評価します。正直であるか、責任感があるか、自らの限界を把握し必要に応じて助けが求められるか、自らの興味や都合よりも患者ケアを優先できるか（利他、愛他主義（Altruism）と呼ばれます）、患者やチームのメンバーの意見も尊重して行動しているか、などの項目で評価します。

2　いかに評価するか（評価法）

　評価法には一貫性が備わっているだけでなく、公平公正なものであることも大切です。この観点からすれば、評価者である指導医の主観性はできるかぎり排除しなければなりません。しかしながら、点数によって明確に結果の提示される筆記試験を除けば、その他のすべての評価は指導医の主観に委ねられています。

　主観性に基づいた評価法に客観性を加味するためには、以下のような条件が必要とされています。

妥当性	- 評価項目は適切か - 評価手段は適切か（例：筆記試験、実地試験、日常業務の観察など） - 評価は公正に行なわれているか（例：指導医の評価者としての適性など）
信頼性	- 指導医間での評価基準に統一性があるか - 再現性があるか
実用性	- 現実に近い形で評価されているか - 限られた資源や時間の中でも評価法の妥当性や信頼性を損なうことなく実行可能か

評価法に関する上記3項目を満たす具体的な方法論としては、医療の対象が人であることや多岐にわたる医療の分野を網羅しなければならない点などを考慮すれば、米国で提唱されている6 Competenciesが最大公約数的な解答を示していると言えます。保険制度を含めた医療制度に違いはありますが、その根底を流れる理念は共通であり、日本においても有用な方法論として機能することが期待されています。

　評価手段やその公正性に関しては、その実用性や判断の主観性を考えると、日常業務の評価に基づいた形成的評価（後述）を、他の指導医とナースやコメディカルも加えた複数の評価者で実施することがその解決策として最も有効であると考えられます。

　評価法には、その視点の違いから以下の二つの方法が知られています。

（1）総括的評価

　研修の過程ではなく、その最終結果のみに着目して評価する方法です。筆記試験やシミュレーションを利用した模擬試験や実地試験が該当し、通常、研修の修了時期に実施されます。

　米国ではそれぞれの学会主導によるIn-service examinationが全米で一斉に実施され、医学知識の確認と将来の専門医試験に向けての準備の一環として利用されています。

（2）形成的評価

　研修の最終結果ではなく、研修過程を繰り返し観察することによって評価されます。日常業務の中で無意識的に形成されていくものであり、より現実に則した評価法と考えられています。長期に及ぶ観察によってなされる評価であり、より精度の高い評価法と言えますが、一度に多人数の評価ができない点が欠点となっています。

　各評価項目についての具体的な記載法としては、数字による5段階評価法と文章で表現するエッセイ法がよく知られています。明確で簡便なことから5段階評価法が頻用されていますが、次の2点に留意するとその有用性がより一層際立ったものになります。

（1）中間点となる"3"の評価を極力避けること

研修医のほとんどが"2"ないしは"3"、"4"に評価されるという予想下において、最も多い"3"を避ければ、"2"あるいは"4"のどちらかに評価されることとなり、"3"の中での微妙な違いを表現することが可能となります。

（2）エッセイ法による理由の付加

最高評価"5"と最低評価"1"には必ずなんらかの理由があるはずなので、エッセイ法にてその理由を付加するようにします。

3　いつ評価するのか

研修の開始に当たって、研修内容（項目）を提示し、中間期においては必要度に応じて口頭での指導や評価を与える方法が最も効果的だと考えられます。したがって理想的には研修の開始時期、中間、そして修了時の三つの時点において評価することが最も望ましいと考えられます。しかしながら、総括的評価の観点や評価を実施するにあたっての実務的な理由から、修了時の1回のみに実施する方法が一般的となっています。

前述の総括的評価は研修修了時に実施時期を設定して実行されるのに対して、形成的評価は指導医の抱く"暗黙の基準"に沿って、研修の終盤にはすでに自然発生的に確定されているのが一般的です。

4　誰が評価するのか

評価という過程において、評価する側の判断基準を一定にすることは簡単なことではありません。したがって、評価する側がそれぞれの有する判断基準に沿って判定することになるため、評価者によるバラツキが発生する可能性が十分に予想されます。

このようなバラツキを減らす方法として、立場や職種の異なる評価者を加えることが提案されています。ひとりの指導医の評価のみに頼るのではなく、複数の指導医や同僚、看護師、コメディカルスタッフにも評価に参加してもらう方法が 360 degree evaluation と呼ばれ、評価法に公正性をもたせる最も適切な

方法であると考えられています。

　評価は研修医を対象とした研修医のためだけの過程として認識されがちですが、指導医にとっても研修プログラムや自らの指導法の良否を教えてくれる重要な機会となる可能性を含んでいます。

B. フィードバック

　いかなる学習過程においても、指導者が学習者に対して行なう評価ならびにその内容を学習者に伝えるフィードバックは重要です。主観的な評価は容易かもしれませんが、その評価内容に客観性をもたせるためには、「A. 評価」で述べたような細かな配慮が必要です。

　評価の過程を真に有意義なものにするためには、その評価内容を正しく伝える必要があります。批評することは簡単ですが、その真意を正しく伝えることが大切です。過度にあるいは歪曲して伝わることがないように配慮しなければなりません。評価の低い内容をフィードバックする場合には特にこの点に注意しなければなりません。

　学習過程における指導者（臨床指導医）と学習者（学生や研修医）の関係は、学習が進むにつれて次第に変化していきます。このような両者の関係は、提唱した Joseph Luft と Harry Ingham にちなんで The Johari Window として知られています（図表）。

　学習開始の時点においては、評価項目の多くは "Unknown" に分類されますが、指導者には知られていない "Hidden" に分類される評価項目が含まれていることも珍しくありません。学習の進捗とともに指導者も理解の範囲が広がり、その評価項目を双方が知ることになります（"Open" に分類）。

　フィードバックによって "Open" 分野の項目を双方が再確認することになりますが、フィードバックの真の意義は "Blind" 分野の評価を正しく伝える点にあります。研修医自身が気付いていなかった "Blind" 分野の評価を受けることがさらなる向上を目指した新たな一歩に結びつく可能性があるからです。

　有能で洞察力のある指導医と向上心に溢れた研修医であれば、"Blind"

	自分で気づいている	自分で気づいていない
他人に知られている	**Open** 他人、自分の双方が知っている	**Blind** 他人には知られているが自分では気づいていない
他人に知られていない	**Hidden** 自分では気づいているが他人には知られていない	**Unknown** 他人、自分のどちらも気づいていない

図表　The Johari Window (Luft, 1970)

と"Hidden"の領域は"Open"の領域に変化します。双方がその後も同じような努力を重ねれば、"Unknown"の領域すら減少し、自らの隠れた才能を意識することによって、新たな可能性へと発展するかもしれません。評価とフィードバックが重要であるとされる理由がここにあるわけです。

1　フィードバックの方法

　フィードバックが有効に実施されるためには、その内容が充実したものであるだけでなく、その根底には思いやりの気持ちがなくてはなりません。
　フィードバックの方法には、その構成や組み立て方の違いから次のような3種類の方法が知られています。

(1) Positive sandwich法
　評価の低い内容をフィードバックするときに有用とされています。

- 評価の高い、良かった点を述べることから話を始める。
- 次に改善すべき点、評価の低い内容について指摘する。
- 最後にもう一度、評価が高く良くできたことを褒めて締めくくる。

(2) Reflective法

研修医に自らの強みや弱点について自己分析させることを基本としています。
- 良かった点や上手にできたことについて尋ねる。
- それを踏まえて、指導医からも良かった点について話をする。
- 今後は何をどのように良くしたいと考えているかについて尋ねる。
- 以上を踏まえて、指導医が改善点や今後の方向性についての提案を述べる。

(3) Narrative法

研修期間中の経験について、始めから順を追って経時的に分析していく方法です。
- 研修医の体験した内容について、始めから順を追って話し合う。
- 個々の体験について、どのように考え、どのように行動したのか、そして、その反応や結果はどうだったのか、について尋ねる。
- 良かった点を指摘し、改善すべき点についてはその解決策を提示する。

いずれのアプローチ法にもそれぞれに長所と短所があります。研修医の性格や社会的成熟度、その場の状況などを見込んで、異なるアプローチの方法を上手に組み合わせることが重要です。

2　伝え方・言い回し

いずれのアプローチ法であっても、伝え方や言い回しに十分な注意を払わなければならない点は共通です。以下の2種類の言い回しを比較してみます。

(a) あの手技はひどかった

(b) あの手技は良くなかった。前日に解剖をよく勉強して、頭の中でシミュレーションをしておくべきだ。この点についてどう思う？

両者はともに同じ内容の評価をフィードバックしていますが、(b) は以下

のような点において（a）より効果的であると言えます；
- 問題点を指摘するだけでなく、どこを直せばいいのかという実践的な提案をしている
- 問題の解決法が研修医にとって実践可能かどうかについても言及している
- 指導医が一方的にしゃべるのではなく、研修医の意見を聞く姿勢をもっていることを示している

　指導医は自らの意見や気持ちを伝えたいがために（a）のような言い回しをしてしまう傾向があります。研修の最終ゴールが"独り立ちする"ことである以上、伝えることだけではなく、自らの力で答えを考え出すように仕向けなければなりません。（b）の言い回しにはこのような気配りが感じ取られ、より効果的であると言えます。

　ここで注目すべきは、（b）の言い回しは質問の体裁をとってはいますが、その中には指導医の主張や意見が示されている点です。これは"主張を伴った質問（Question implying assertion）"と呼ばれ、厳しい批評を受け入れる準備のできていない研修医の場合などには特に有効とされています。

　指導医が意見や評価を一方的に述べるだけでは、その目的とする内容が有効に伝達される可能性は低く、中途半端なフィードバックに終始してしまう可能性があります。

　また、評価の低い、マイナス面のフィードバックをする場合、研修医を落胆させたくないなどの心遣いから、要点を曖昧にして伝えてしまうこともよく経験することです。このような場合においても"主張を伴った質問"形式を利用すれば、今後の具体的な方向性を示唆することにもなり、より有効な方法と考えられます。

3　指導医の心構え

　フィードバックを実施するにあたって、指導医はその構成や伝達法、言い回しに関して用意周到でなければなりません。また以下に述べる4点に関しても注意を払う必要があります。

　信頼性：指導医として研修医から信頼されていること

真実性：フィードバックの内容が真実で公正であること
共　感：研修医のおかれている状況を、研修医の目線で理解し共感することで、研修医がフィードバックを素直に受諾できること
話し方：本題に関係した内容について述べ、くどくならないよう、また指導医が一方的にしゃべりすぎないように気をつけること

　ついつい忘れがちなことですが、フィードバックを行なう対象（研修医）が、実は一人前の社会人として扱われるべき成人であるという事実です。それなりの価値観や判断基準をすでに有しており、それらに反するような内容をただ伝えるだけでは理解を得ることはできません。

　研修医は指導医の日常の仕事ぶりから指導医を評価しています。その評価がひいては信頼感につながり、信頼感を得た指導医の発言はとても大きな力を発揮することになります。指導医は、常に見られているという意識をもちながら臨床に従事し、その中で研修医からの信頼感を得ることが、フィードバックの成否を握る鍵だと言っても過言ではありません。

C. まとめ

　人を正しく評価するためには、まずもって、評価者が自分自身の持ちあわせている医師としての知識や技量、社会性や人間性に確固たる自信をもっていなければなりません。しかしながら、人生観や道徳観そして価値観には個人差があるため、まったく正反対の評価がくだされることも珍しいことではありません。360 degree evaluation の必要性が叫ばれる理由はここにあります。

　評価ができても、その内容を正しく伝えることは容易なことでありません。内容が誇張されたり誤解されて伝わることのないように、特に気を付ける必要があります。今後の成長を期待した建設的な内容や言い回しに終始することが大切です。

　他人を批判したり、ましてやその内容を口外するような行為が前向きな行為として受け取られにくい日本においては、評価の内容だけでなく、そのフィードバックの方法にも特に気を配る必要があります。

異なる社会観や道徳観、価値観をもった多民族の集合体である米国での方法論を、そのままの形で日本に導入することには無理があるかもしれません。しかしながら、医師という職業が背負う責務の普遍性を考えれば、6 Competencies に明記されている評価項目に日米間の差はないはずです。

6 Competencies の評価項目を、360 degree evaluation の方法で実施し、研修医の社会的、人間的成熟度にも配慮した建設的な内容のフィードバックを堅持すれば、公正で価値ある評価とフィードバックはそれほど困難なことではないかもしれません。

[付録] 一般外科における研修項目

分　野		項目・問題点
1. 外科救急	1	心停止
	2	ショック
	3	急性腹痛
	4	急性右下腹部痛
	5	消化管穿孔
	6	嘔吐・腹部膨満（腸閉塞の症状）
	7	吐血
	8	下血
	9	急性腰痛
	10	（外科的）胸痛
	11	皮膚・軟部組織感染
2. 外傷	12	重症多発外傷
	13	重症熱傷
	14	頭・頸部外傷
	15	胸部外傷
	16	腹部外傷
	17	骨盤・会陰外傷
	18	創傷（皮膚・軟部組織）
3. 術後、ICU	19	発熱・低体温
	20	出血（傾向）
	21	電解質異常
	22	酸塩基異常（アシドーシス、アルカローシス）
	23	意識障害
	24	心不全・不整脈
	25	呼吸器不全
	26	腎不全
	27	肝不全
	28	多臓器不全
	29	栄養
	30	抗生物質と院内感染
4. 術前、周術期	31	待期手術術前準備・感染予防
	32	麻酔のリスク評価
	33	小児
	34	高齢

4. 術前、周術期	35	妊婦
	36	心疾患
	37	糖尿病
	38	その他（肥満・免疫不全・AIDS）
5. 一般外科外来	39	頸部腫瘤
	40	乳腺腫瘤・乳頭分泌異常
	41	腹部腫瘤・黄疸
	42	肛門痛・肛門出血
	43	体表腫瘤・皮膚病変
	44	下腿潰瘍
6. 消化器系	45	開腹術中偶発病変（例えば開腹中に他の病変〈胆石、動脈瘤、大腸腫瘍〉が見つかったときどうするか？）
	46	食道癌
	47	食道胃静脈瘤
	48	その他の食道疾患（食道機能異常〈Zenker、アカラシア、憩室など〉、胃食道逆流症・食道裂孔ヘルニア、食道破裂）
	49	胃十二指腸潰瘍
	50	胃癌（胃悪性腫瘍）
	51	GIST その他消化管潰瘍（カルチノイドなど）
	52	腸閉塞
	53	炎症性腸疾患（クローン病、潰瘍性大腸炎）
	54	結腸憩室炎
	55	急性虫垂炎
	56	開腹・腹腔鏡下手術時に虫垂炎でなかった場合
	57	急性腸間膜血管閉塞症
	58	結腸癌・直腸癌
	59	肛門疾患
	60	胆石・総胆管結石症
	61	胆嚢摘出術後合併症
	62	急性膵炎
	63	慢性膵炎・膵仮性嚢胞
	64	十二指腸乳頭領域癌・膵癌
	65	肝腫瘤・肝腫瘍
	66	原発性肝細胞癌
	67	転移性肝癌

7. 血管、心胸部	68	頸動脈雑音・頸動脈狭窄
	69	腹部大動脈瘤
	70	末梢動脈閉塞症
	71	下肢静脈瘤・静脈血栓症
	72	冠動脈・心弁膜疾患
	73	肺癌・肺腫瘍
	74	気胸
	75	肺閉栓症
	76	縦隔腫瘍
8. 乳腺一般・内分泌ヘルニア・その他腫瘍	77	乳癌
	78	甲状腺腫瘍・甲状腺癌・甲状腺機能亢進症
	79	副甲状腺機能亢進症
	80	膵内分泌腫瘍（インスリノーマ、ガストリノーマ）
	81	副腎腫瘍（褐色細胞腫、Cushing、Hyperaldosteronism など）
	82	MEN
	83	後腹膜腫瘍、軟部肉腫
	84	鼠径ヘルニア・その他のヘルニア
9. 小児外科	85	小児消化管疾患
	86	小児黄疸
	87	小児腹部腫瘍
10. 泌尿器	88	血尿
	89	腎・尿管結石
	90	腎・膀胱腫瘍
	91	前立腺腫瘍
	92	睾丸腫瘍
11. 婦人科	93	不正子宮出血
	94	骨盤内感染症
	95	卵巣腫瘍
	96	その他の婦人科疾患（子宮内膜症、子宮外妊娠）
12. 整形	97	打撲・捻挫・脱臼・骨折の救急処置
	98	脊椎・骨盤骨折
	99	四肢外傷・骨折（血管・神経含む）
	100	手の外科

実践編

4章 基本となる症例プレゼンテーション力とその評価について

香坂　俊／永井利幸

　症例プレゼンテーション（以下プレゼン）から議論を始めてその症例のマネジメントプランを決定するパターンはチーム医療の王道である。しかし、わが国の多くの医療施設においては、大学・市中病院問わず、極めて事務的にプレゼンが行なわれ、適切にそのパフォーマンスが評価されているわけではない。

　指導医はまず、症例のプレゼンは複合的な側面をもち、効果的なプレゼンの要素を学生や研修医がカバーできているか各要素を評価する必要がある。効果的なプレゼンの要素とは概ね以下のように分割される。

◆プレゼンターと患者本人の意思の疎通が図られている◆

　患者本人の訴えや具体的に直面している困難、そして手技や治療に対する考えなどをきちんとプレゼンの内容に盛り込めているかどうかの評価。
　往々にして学生や研修医は自分のもっている知識に患者の訴えをあてはめようとし、典型的な疾患像や教科書的な内容を略語や専門用語に包んでプレゼンしようとする傾向にある。そうしたときにきちんと患者の訴えをSOAP（後述）のSとして中心に据えるように指導することは重要である。具体的にはOpen-Endでの質問や、SOAPの順番の遵守などがカギとなる。

◇患者の病態生理を理解した上での適切な病歴聴取◇

　プレゼンを行なうときに、訴えから適切な鑑別診断（Differential diagnosis）を思い浮かべているか、あるいは検査や治療手技の意義を関連づけて考えることができているかどうかなどをチェックする必要がある。中でも主要な兆候に対して鑑別に挙がる疾患を念頭においた陽性所見（Pertinent positive）、そしてさらには陰性所見（Pertinent negative）がカバーされているかは重要である。単に時系列に並べただけでは不十分であるということを理解してもらう必要がある。

◆確実な身体所見のスキル◆

　身体所見をプレゼンするときも、そのありなしだけで論ずるのではなく、なるべく客観的に、できれば定量的に述べることが重要である。標準的なプレゼンではSOAPの「O（objective）」として羅列されるだけに留まることが多いが、筆者（香坂）は重要な所見に関してはフィードバックを「O」のプレゼンのその場でかけてしまうことが多い。循環器分野でのその好例は頸静脈の視診、雑音の強弱・放散、そして浮腫の触診などである。

◇適切な鑑別診断（あるいはバックアッププラン）の展開◇

　特にAssessmentの部分のプレゼンで「S」と「O」の情報をうまく統合し、最も確からしい診断を挙げた後に鑑別診断を展開させられるかどうかは、今後同じような問題点を抱えた患者を任せられるかどうか、ということに通じる。単に教えられた診断について通り一辺倒のことを述べるだけのAssessmentと鑑別診断をきちんと展開させることができたAssessmentではそれこそ雲泥の差がある。

◆その疾患のマネジメントの深い知識◆

　当然のことではあるが、その疾患に対するスタンダードな治療を述べられなければならない。以前はあまりよい教科書が存在しなかったが、現在は *Washington Manual* や *UpToDate* などを使用することができる。そしてそのスタンダードな治療を具体的な患者へ当てはめ論じられればそのプレゼンも完成の域に近い。

　また、プレゼンというものは進捗状況報告も兼ねているので、不正確な情報提供を行なうことはミスマネジメントにつながることもある。医師免許を有したばかりの初期研修医や後期研修医はプレゼンが一連の医療行為の重要な側面を担っていることを自覚する必要があり、これは指導する側も同様である。

　本章では、具体的なプレゼンの指導についての基本となる思考回路や実践的なコツに触れながら、フィードバックの方法、そしてプレゼンの医学教育における立ち位置に焦点を当てて概説してゆく。

1　聞き手の側に立つとは

　まず冒頭に、役割を十分に発揮できる「良い」プレゼンとはどのようなもの

であるのかについて考えてみたい。以下はある学生の担当症例のプレゼンである。

「……患者は16歳の男子高校生で、主訴は右胸の痛い感じです。以前から、同様な感じをずっともっておられたようなのですが、少し前まではそれほどではなかったそうです。最近また悪くなってきたとのことでした。喘息というほどではありませんが、時々咳が出るとのことでした。胸痛の頻度が多い時には、1日10回ほど出ることもあるそうです。右胸の痛い感じは、肋骨に沿うことが多いですが、時々胃の辺りにも感じるということです。食事との関係はあまりはっきりしませんが、辛いものを食べたときに感じるということでしたので、なるべくそういうものは控えておられるようなのですが、辛いものが嫌いなわけではないらしく、時々そういうものを食べると胃のあたりの違和感も出やすくなるとのことでした。便通に関してですが、便秘のこともあるそうです。2、3日出ないこともあれば、下痢することもあるのだそうです。食欲は普通とのことでしたが、時々、気持ち悪くて食欲がないこともあるそうです。気持ち悪いときは、ひどければ吐き気も覚えるそうですが、吐いたことはないとのことでした。家族歴は、祖父がいま75歳です。68歳で脳梗塞を起こされました。他のメンバーは健康です。ご両親と祖父母と16歳の妹の6人家族です。家庭には特に人間関係の悩みなどないとのことでした。ただ、朝学校に行き、胸が痛くなったらどうしようと思って心配になることは比較的多いようです。診察所見は、胸部聴診は異常なく、腹部は平坦・軟で、圧痛もなく、他にも特に異常ありませんでした。ただ、腸雑音はコロコロいう感じでした。言い忘れていましたが、既往歴には、手術歴などないそうです。鑑別診断ですが、とりあえず肋間神経痛と考えて、1カ月ごとにフォローしていく予定です。」……

人間味のあるプレゼンであり、情報量も多い。しかし、聞いている側は後半部分のプレゼンの途中で前半部分を忘れてしまうだろう。また、情報が系統だっておらず、繰り返し表現が多く、聞き手にとってもわかりにくい。つまり、情報が知的に整理されていない。

多い情報量が正確に伝われば、診断治療の助けとなるだろうが、一般的にだらだら長いプレゼンはプレゼンする側の理解度の低さを露呈するだけではなく、聞き手にとっても症例のイメージがあまりわいてこない。これでは、当然有効な情報共有の場とはなりえない。

同じ症例のプレゼンをこのようにまとめたら、どのように聞こえるだろうか。

> 〈簡潔かつ症例のイメージがつきやすいプレゼン〉
>
> 「患者は16歳男性、主訴は肋骨に沿う右胸痛です。当日朝、学校で間欠的に2時間程度持続する右胸痛があるとのことで来院されました。時折上腹部痛もあるようですが、他に特に随伴症状含めて自覚症状はありません。期末試験を控えて症状が気になり来院されました。食事と無関係で、便通は不規則で正常便。嘔気嘔吐なし。既往歴、家族歴には問題ありません。身体診察では胸部聴診含めて特に問題を認めません。筋骨格系の疼痛として、そのまま外来でフォローアップ予定です。」

最初のプレゼンとは打ってかわって、聞き手と情報共有ができるように簡潔にまとめられている。また、病態を考慮した流れになっており、疾患に関する理解度も伝わり、聞き手も症例のイメージがしやすい。

しかし、多くの教育の場で問題となるのは、短い簡潔なプレゼンは（情報量が少ないとはいえ）比較的多くの臨床経験が要求され、表現の抽象化も求められるので、なかなか学生や初期研修医には難しい。

そこでまずは、意味的軸（Semantic axis）に沿った用語（Semantic qualifier（SQ）：例えば、安静時か労作時、急性か慢性など）に置き換えて表現する能力を身につけることを勧める。例えば図表1のようなものである。これはつまり、具体的な患者のイメージと結びつく語彙を増やしていくということにほかならない。

項目	SQ
発症	突発性、急性、急速
部位	単関節、大関節、局所的、片側性、局部的、近位関節
経過	発作的、再発性、不規則
重症度	重症、極度
状況	安静時、夜間
患者特性	男性、高齢

図表1　Semantic qualifiers の具体例

2　上達のコツ（まとめ）

次に、実際のプレゼンのフォーマットに関して述べる。

1) Head sentence の重要性

まず冒頭、その患者の病態を一言で表現（Head sentence と言われる）し、聞き手にインパクトを与える。そこから SOAP（Subjective、Objective、Assessment、Plan）へとつなげていくのであるが、この Head sentence をうまくまとめることは実際なかなか難しい。原則として、年齢、性別、既往歴、そして主訴までを述べる、ということになっているが、「帯に短し襷に長し」という状況に陥りがちになる。

Head sentence をうまくまとめるコツの一つ目は、相手がその患者を思い浮かべることができるような情報から発信していくということである。年齢、性別で漠然としたイメージをもってもらい、これまでどんな治療を受けてきたかを既往歴のところに込めて、今回のエピソードの発端（主訴）へとつなげるようにする。以下にその実例を示す。これは、新聞の記事における見出し Headline に相当する。

- 例1：80歳男性で、拡張型心筋症の既往があり、今回1週間前からの呼吸困難増悪を認め入院
- 例2：67歳男性で、昨年 ST 上昇心筋梗塞（STEMI）に冠動脈インターベンション（PCI: Percutaneous coronary intervention）を行ない、今回フォローアップ冠動脈造影のため入院
- 例3：45歳女性で、以前から心房細動に薬物治療を行なっていたが、今回アブレーションのため入院

このように、わずか一文ではあるが、Head sentence でだいたい患者のイメージがつかめる感じになっていて、それでそれからどうなったのかというところから適切な Plan（手技）に繋げられるようになっている。

2）フィードバックの重要性

　コツの二つ目は、前述のように、繰り返しフィードバックを受けることである。手術と一緒で、漠然と毎日繰り返していればいいというものではなく、常にどうすればもっとうまくなれるかを考え続ける必要がある。良いプレゼンには流れがあり、そこから重症度や治療の優先順位を導くことが可能となる。

　プレゼンが上達するということは、①患者の状態（病態や重症度）の把握や②疾患の理解も上達した、ということになるが、①と②のいずれでもないと立ち往生してしまう。何が悪かったのかを考えながら努力を続けることである。

　また、プレゼンのポイントは、自分の発言の辻褄があっていて、そこから患者をイメージできるかどうかにある。聞く相手（指導医やその他のメンバー）がどういった情報を得たいのかを考えるのも大事である。あとは「絶対にうまくなる」という明確な意志をもって練習していくことも重要である。

3）SOAP

　Head sentence で相手にイメージをもたせたら、次は「SOAP」へとつなげていく。SOAP は Weed によって開発された問題志向型システムの代表的順序（Weed LL, N Engl J Med 1968; 278: 593）でどの診療科でも共通したプレゼンの基本である。

　つまり、「患者に接し（S）／診察／検査を行ない（O）／問題点をまとめ（A）／治療にあたる（P）」ということだが、細かく述べると図表2の右の事柄のようになる。

　SOAP のこの順番で考えていくと、最初に提示するべきは患者サイドに立った情報（S）であるべきである。例えば、入院に至るまでの数日あるいは数時間の経過（いつから、どのような症状が出現したのか）、入院の前に行なわれた検査の結果やその経緯、入院となった直接の要因というようなことを時系列に沿って述べるのが「王道」のプレゼンとなる。

　そのあとから、臨床検査など医療側の客観的なデータ（O）を加えて、そして自分の病態の解釈（A）と治療計画（P）を出すという作業がとても重要である。特に最後の自分なりの解釈と Plan を提示しなくては、貴重なフィードバックの機会を逸することになる。

患者に接し	**Subjective**	まず患者が訴える主観的なデータを提示し、
診察/検査を行い	**Objective**	そこに医師が診察して得る客観的なデータを加え、
問題点をまとめ	**Assessment**	上記の二つのデータをどう解釈するか自分の意見をまとめ、
治療にあたる	**Plan**	解釈に応じた治療計画を練る

図表2　SOAPシステム

　このプロセスを経て、適切な患者マネジメントができるようになることが臨床研修の最大の目的であるとともに、醍醐味でもある。自分の考え（Assessment）やプランニングを述べられるこうした絶好の機会で、積極的に発言することこそプレゼン技法の習得を早めるコツでもある。
　次に実際SOAPを利用したプレゼンの実例を見ていこう。

循環器病棟　当直明けの研修医のプレゼンから

　「……急性心不全で入院された患者さんです。エコーでは低心機能で左室駆出率は35%、BNP（Brain natriuretic peptide）は1,000をこえていました。利尿薬の投与を行ない、一晩で3,000cc近くの利尿がつき、現在は落ち着いています。」……
　このプレゼンに一言で返すなら、「簡潔だが、君の考え方が全然わからないよ」となる。なぜそのように感じるのであろうか。それは、短いプレゼンではあるが、最初の節で述べたSQのような抽象化したキーワードというよりも、具体的な診断名、検査、治療の羅列でしかないからである。このプレゼンには、診断に至るまでの思考回路（病態生理の理解）や診断の根拠（Reasoning）、また治療方針や効果判定の根拠がまったく含まれていない。
　このプレゼンに関して、SOAPを軸としたプレゼンにすると以下のようになる。

> S：
> 　症例は56歳男性、3週間前から呼吸困難を感じ始め、仕事が忙しく放置していましたが、1週間前より発作性夜間呼吸困難と夜間頻尿が出現しま

した。症状は起き上がって数分で改善する状態でありましたが、徐々に増悪し、数日前にはNYHA Ⅲ度に進展、昨日夜に不安になり独歩で当院救急外来を受診しました。なお、この間に発熱、胸痛、嘔気/嘔吐、意識障害などの症状は認められませんでした。冠動脈疾患の既往や冠危険因子は認められませんでした。

O：

座位で安静にしているとあまり辛そうには見えませんが、元気がない感じです。血圧は132/76で、脈拍数88/分でしたが、呼吸回数は24回/分と増加していました。頸静脈の怒張と肺野に湿性ラ音を聴取。心雑音は聞こえなかったように思います。心音はⅢ音およびⅣ音を聴取し、肝腫大も認めました。救急外来での心エコー上でも著明な心拡大に加え、び漫性の左室壁運動の低下を認め、左室駆出率は35%でした。BNPも1,000を超えていました。

A：

本症例は次第に増悪する呼吸困難であり、かつ発作性夜間呼吸困難や頸静脈怒張など典型的な心不全（両室不全）徴候を認め、検査上も心エコーでも著名な心機能の低下とBNP値の上昇を認めていることからまず急性心不全を考え対処しました。

P：

治療に関してですが、酸素投与を行なった後にフロセミド20mgを静脈注射で投与しました。呼吸困難の症状は30分ほどで改善し、横になることもできるようになりました。その後、一晩で3,000ccほどの利尿がつき、症状は安定。今後は電解質のチェックをしながら、身体所見がドライになってきたところでACE阻害薬（エナラプリル5mg）やβ遮断薬（カルベジロール2.5mg）を順次導入していく予定です。また、既往などから虚血性心筋症の可能性は低いと考えられますが、安定期に冠動脈や心筋疾患などの評価を計画する方針です。

この流れであれば、診断から治療に至るプロセスが聞き手にきちんと伝達され、適切な情報共有が可能となる。しかしながら、このような理想的なプレゼンをただ覚えることが重要ではなく、適切に患者の状態を把握し、正しい疾患の理解ができていることが大前提である。この大前提がクリアされ、以下のように、

　　　Head Sentence → SOAP

の流れでプレゼンを繰り返せば、上達も早まるものと考えられる。

(1) 最初は年齢、性別、メインの既往歴から主訴／入院理由までを一気に述べる (Head Sentence)

例：
- 69歳男性で昨年3枝病変の安定狭心症に冠動脈バイパス術を行ない、今回不安定狭心症のため入院
- 39歳女性で不整脈原性右室心筋症の既往があり、今回3日前からの発作性夜間呼吸困難を認め入院
- 40歳女性で以前から発作性上室性頻拍に薬物治療を行なっていたが、今回カテーテルアブレーション（焼灼療法）のため入院

(2) 現病歴（Subjectiveなデータ）を述べる
・入院に至るまでの数日あるいは数時間の経過（いつから、どのような症状が出現したのか）。
・主な症状についてはきちんと LQQTSFA（図表3）(Cohen-Cole SA. Mosby-Year Book 1991) の情報を集める。
・現在の重症度
・各々の疾患のリスクファクターについても述べる。
　　例：冠動脈疾患であれば、糖尿病や高血圧や喫煙歴など
・入院前に行なっている検査や治療と、患者の経過（改善しているのかどうか、など）。
・既往歴（入院歴、手術歴）、常用薬、家族歴、社会歴、可能ならば Review of systems（ROS: すべての臓器系の関与を吟味するチェックリスト［p.12参照］）をまとめる。

(3) カギとなる身体所見や検査所見（Objectiveなデータ）を述べる

例： Vital signs（心拍数、呼吸数、血圧、酸素飽和度：頻拍、頻呼吸はなかったか）、身体所見では湿性ラ音、心音は正常（III音、IV音は）、頸静脈怒張・（？肝腫大）・下腿浮腫があり両心不全を認めた。BNPは391pg/dL、心電図では非特異的ST変化の所見を認めた

(4) 自分なりのAssessment（SとOをまとめてどのようにこの患者の病態を解釈しているか）をまとめる

心不全であればその診断の他に、その病因となる疾患、例えば虚血性心疾患

Location 部位
どのあたりですか？ 広がっていますか？

Quality 性質
どのような種類ですか？

Quantity 程度（量）
どのくらいですか？

Timing 時間的経過
いつから始まりましたか？ どのくらい続きますか？
どのくらいの頻度で起こりますか？

Setting 状況
どのような状況で生じますか？

Factors 寛解・増悪因子
どんな場合に悪くなりますか？ よくなりますか？

Associated manifestations 随伴症状
同時にどんな症状が生じますか？

図表3　LQQTSFAの具体的内容

〈LQQTSFAを意識した具体例（胸痛）〉

1年程前（T）より、"胸の中心あたり"（L）に限局した胸痛(8/10)（Q）を自覚している。胸痛の性状は「ボクシングで殴られたような鈍い痛み」（Q）で、圧痛はなく（Q）、頻度は1〜2年に1回（T）であった。胸痛が出現するタイミング、状況、時間帯、誘因等の規則性は特になく（S）、体位や呼吸による増悪・寛解も認められなかった（F）。胸痛の持続時間は不明だが、動悸・倦怠感・めまいなどの随伴症状は認められず（A）、痛くなったときは市販の湿布を貼ると2時間ほどで軽快していた（A）。また、経過中に痛みの部位・性状が変化したり、頻度が増えたり、発作の回数を追うごとに痛みが強くなったりすることもなく（Q、T）、新たな随伴症状（A）の出現も認められなかった。

なのか、非虚血性のものなのか、ある程度吟味する必要がある。
（5）そのAssessmentを受けての今後の方針（Plan）を順番に述べる
　心不全の場合は、①対症療法だけでなく②原因（特に虚血性心疾患の場合）に対する診断・Intervention治療も述べる必要がある。

　この原則に沿ってプレゼンを繰り返すことで誰でも上手なプレゼンが可能になる。その上で、適切なフィードバックを指導医が行なうことで、より教育の質が高まってくる。次節ではこのフィードバックに焦点を当てて述べていく。

3 「技術」としての症例プレゼンテーション

　学生や研修医、そして指導医はプレゼンが繰り返し練習すれば身につけられるテクニックだという共通認識をもつことが重要である。そのために指導医は、プレゼンは

　　#1　患者の状態を把握し、
　　#2　正しい疾患の理解（病態生理の理解）があり、
　　#3　繰り返しフィードバックを受ける

ことによって確立することができる、後天的な「技術」であることを研修医サイドに明確に伝える必要がある。筆者（永井）の個人的な考えかもしれないが、プレゼンは内科領域の医師にとって外科手術の技量に匹敵するものと言える。それはセンスや才能のように先天的なものとしてひとくくりにされるものでは決してない。前述した3要素に自分の中で情報を区分けし、パート別に努力し、心がけることでプレゼンの技術を安定させることができるのである。ところが上級医（最悪の場合はその上司）から学生や研修医が「センスがない」と決めつけられている場面を目にする。筆者の一人（永井）もその経験者であった。
　たしかに#1と#2はある程度自分の努力で身に付けられる。ただし、#3に関しては指導医との環境に左右されることが多い。このことは指導医も共通認識をもつ必要がある。

4 効果的なフィードバックの仕方

　症例プレゼンに関する臨床教育における効果的なフィードバックのために指導医はまず以下の原則を念頭に置く必要がある。

> 1) 心の準備をさせる　Set up expectation for feedback
> 2) 学習者に配慮する　Be more concerned about the learner than yourself
> 3) 改善できることを具体的に　Direct feedback toward something changeable
> 4) 最初に学習者の自己評価を聞く　Ask self-assessment first
> 5) 直後に具体的に指導する　Be timely and specific
> 6) 批判的な態度をとらない　Be non-critical
> 7) 今後の改善に向けて　Direct feedback (advice) towards future improvement

1）（フィードバックを受け入れる）心の準備をさせる

　まず、フィードバックを受ける側にとって、予定されているフィードバックは受け入れやすい（学習の中間地点と終了時）ため、臨床研修などでローテーションの際はあらかじめ大まかなフィードバックを行なう時期を決めておくことが重要である。

　もちろん、日々のプレゼンの中でその都度フィードバックを行なったほうが効率の良い項目（プレゼンの原則に慣れるまで）もあるので、予定されているフィードバックと問題が生じたときのフィードバックを併用することが肝要である。

　したがって、計画性のない突然のフィードバック（自身の感情をコントロールできない短気な指導医に多い）は可能なかぎり避ける。できれば、プライバシーが保たれる落ち着いた静かな環境（病棟とは離れたオフィス、研究室など）でなされるのが望ましい。

2）学習者に配慮する

指導医は自分よりも学生や研修医のことを考える癖をつけ、フィードバックをするときは相手の自尊心を傷つけないように配慮する。教育を受ける側（学生や研修医）と指導医の間には上下関係が存在するため、指導医はあくまでも対等の立場を心がけ、相手を尊重する姿勢でフィードバックに臨むようにする。まず最初に自己評価を聞く。いきなり、指導医が評価するのではなく、まず学生や研修医自身が当初掲げた研修目標が達成できているか評価してもらう。どの点が良くでき、どの点にもっと工夫が必要だったかなど具体的に述べてもらう。指導医があらかじめ伝えた指導目標に自分としては到達できていたかどうか、また指導医の指導内容に関しても評価してもらうようにする。

　次に指導医がコメントする。指導医は、良かった内容を必ず最初に述べるようにし、次に改善可能な修正点を挙げ、その解決策を一緒に討議する。

3）改善できること（変えようと思えば変えられることについて）を具体的に

　改善不可能な事項について理不尽に責めるようなことはしない。可能なかぎり改善可能な行動についてフィードバックするようにする。できるかぎり今後役に立つアドバイスをする。

　患者の症状や所見の中での優先順位のつけ方とその根拠、また患者の症状の根拠となる病態生理の理解などを具体的な例をもってアドバイスする。例えば、「……心不全の診断に有用な所見は多くあるが、発作性夜間呼吸困難、III音、頸静脈怒張は比較的特異度と陽性尤度比が高く、特に優先的にプレゼンすべき」などである。また、人格の評価はしないように注意する。

4）出来事の直後に具体的に指導する

　その出来事の直後に、具体的な内容について指導するようにする。しかしながら、このような丁寧な臨床教育のためには十分な時間や人の確保が必要であり、それが難しいのは世界共通である。特にわが国の忙しい外来などであればなおさらである。

　このような際に有効な方法として「1分間指導法：5つのマイクロスキル」が開発[2]され、現在幅広く使用されている（図表4）。

　次々頁に外来での具体的な指導例を示す。

I 考えを述べさせる（Get a commitment）
- 指導医はできるだけ自分の考えを述べないように心掛ける
- 「どう思う？」「何がわからない？」など

II 根拠を述べさせる（Probe for supporting evidence）
- 学習者の思考過程を引き出させる
- 「なぜそのように考えた？」「鑑別診断の理由は？」など

III 一般論をレクチャーする（Teach general rules）
- 「一般的には＊＊です」など

IV できたことを褒める（Reinforce what was done right）
- 称賛することではなく、考えの正当性を保証すること
- 「それは正しいね」など

V 誤りを正す（Correct mistakes）
IVまでの間に学習者はすでに間違いに気づいていることが多いので、それに配慮した対応が必要。次につながる極めて建設的な指導であることが重要
- 「次同じことがあった場合、どうすればよいかな？」
- 「この文献調べてみたら？」など

図表4　5つのマイクロスキル

6）批判的な態度をとらない

　これは非常に重要である。指導者はただでさえ学習者が知識も経験も浅い大きなストレスの中でプレゼンに臨んでいることを忘れてはならない。ただ理不尽に「どうして誤診したんだ」「どうしてうまくプレゼンできないんだ」「お前はセンスがない」など責めるばかりでは人格否定に聞こえることはあっても、学習者を一人前の医師に教育するという愛情はまったく伝わってこない。このような状況では最悪の場合、学習者が患者の重要な情報を報告しなかったり、その結果、患者に不利益となることも十分考えられる。

　したがって、責めるのではなく、次回どのようにしたらうまくいくかを一緒に考える姿勢が必要である。これは「No blame culture」と呼ばれ、患者安全の観点からも重視されている。

〈5つのマイクロスキルを使用した指導例〉

研修医：28歳の女性で頭痛を訴えています。右側に限局したズキズキした痛みで痛みの前に目がチカチカするようです。前兆を伴う頭痛で、片頭痛だと思います。意識障害、麻痺や感覚障害の症状はなく、神経学的な所見でも異常は認められません。
指導医：そうですか。今まで経験した種類の痛みですか。
研修医：はい。特に変化はないようです。
指導医：じゃあ片頭痛でいいですかね。頓服でスマトリプタン*を出しましょうか。
研修医：わかりました。
指導医：どうして片頭痛だと思ったのかな？【マイクロスキルⅠ，Ⅱを使用】
研修医：若い女性で前兆を伴って、片側に限局した、今まで経験したことがある慢性的な反復性の自然に軽快する頭痛だからです。
指導医：こういう場合どのような頭痛を除外しておかなければなりませんか？【マイクロスキルⅡを使用】
研修医：脳出血やクモ膜下出血はこの年齢でもありえますが、突発する症状ではなく、普段の痛みとも同じです。
指導医：片頭痛の治療薬は一般的には多くありますが、どの治療薬がいいと思いますか？【マイクロスキルⅢ，Ⅰを使用】
研修医：頓服のスマトリプタンでいいと思いました。
指導医：そうですね。私もいいと思いますよ。この症例で何を学び、今後に何を生かしますか？【マイクロスキルⅣ，Ⅴを使用】
研修医：除外しておくべき頭痛と片頭痛の治療薬をもう一度まとめようと思いました。
指導医：xx年のNEJM誌に総説が載っているので、読んでみるといいですよ。【マイクロスキルⅤを使用】
研修医：わかりました。ありがとうございます。

＊註：スマトリプタンはセロトニン刺激薬で片頭痛の治療に用いられる

7) 今後の行動に向けて

　学習者が自分の行動を自分で振り返って分析しやすいように、フィードバックする。
　指導医はプレゼンの状況から学習者の臨床レベルを正確に評価し、段階を追ってフィードバックをかけ、次の改善につながるように工夫する必要がある。図表5は大西が提唱したモデルであるが、プレゼン状況から判断した臨床レベル各段階に応じて焦点を当てるべきフィードバックの内容を変えることにより効果的なフィードバックを可能にしているので、参考にしてもらいたい。

5　教育ツールとしての重要性

　最後にそもそも、プレゼンは何のために行なうものなのか考えてみたい。わが国ではプレゼンは単なる症例の情報を伝える手段として慣習化され、形式的なものと考えられることが多く、今まで臨床教育の現場においてそれほど重要視されてこなかった。
　しかしながら、プレゼンは臨床現場における「臨床推論（患者の訴えを聞いて、どういう病気であるかを医師が議論しながら考えること）」の教育ツールとして極めて重要な役割をもつと米国では以前から認識され、医学生の段階から積極的に使われていた。
　そのことは、米国の医学部4年間の後半2年間における教育の優先度にも表われている。その参加型臨床実習（Clinical crerkship）の中で、内科の実習責任者は数ある教育項目の中でプレゼン教育（Case presentation）をもっとも重要視している（図表6）。
　これまで何度か取り上げられてきたが、臨床教育現場におけるプレゼンの役割は、以下のように集約される[5,6]。
　#1 医療従事者間における情報共有ができる
　#2 学習者である学生や研修医が情報を適切にまとめることで、症例の把握と病態の理解を深めることができる
　#3 指導医にとっては学生や研修医がどれくらい症例の病態を把握できているか評価するとともに、治療方針の確認をすることができる

	プレゼンテーションの状況	プレゼンターの臨床レベル	指導者からのフィードバック
第一段階	症例プレゼンテーションを構成している症状や所見の情報自体の定義や信頼性に問題がある	医療面接や身体診察の基本ができていないため、症例プレゼンテーションを聞いていると整合性のない部分がある	症状や所見の情報において、どこが不明瞭に感じられたかを指摘する。医療面接や身体診察の教育を徹底する。用語の定義が怪しいと感じられれば質問する
第二段階	症例プレゼンテーションに不可欠な情報が網羅されていない、情報の順序がばらばらであるなどの理由で、聴衆に症例の全体像が伝わらない	現場の指導医に要求されている臨床情報が把握できていない、型通りに臨床情報をまとめられない	プレゼンテーションが長くなってもよいので、最低限必要な情報のうち何が足りなかったかを指摘する。プレゼンテーション技法の問題があれば練習させる
第三段階	症例プレゼンテーションに不可欠な情報は網羅されているが、鑑別診断を十分考慮した構成にはなっていない	患者の情報の連絡役は果たせているが、自らの問題点の全体像を把握し、解釈することはできていない	情報が揃っている点は褒める。徐々にプレゼンテーションを短くするよう指示し、不足している鑑別診断についてフィードバックする
第四段階	鑑別診断はある程度できているが、その鑑別診断に必要な陽性・陰性の症状・所見が十分には盛り込まれていない	症状や所見の情報を得る際に、患者の全体像や鑑別診断との十分な関連づけができていない	鑑別診断は一定レベルと褒める。必要な症状や所見について、具体的に何が不足しているのかをフィードバックする
第五段階	鑑別診断とともに、必要な陽性・陰性の症状・所見が盛り込まれている	症状や所見の情報を得る際に、患者の全体像や鑑別診断との関連づけができている	できている点を具体的にフィードバックする

図表5　プレゼン、臨床レベルに応じたフィードバックの具体的な方法[3]

　すなわち、プレゼンは単なる症例情報共有の手段だけではなく、学生や研修医への臨床教育においても非常に重要な役割を果たしている（問題解決に至る科学的思考回路の形成やコミュニケーション能力の向上など）ことを教育する側も理解しなくてはならない。
　指導医は学生や研修医にプレゼンの重要性をあらかじめ伝えたうえで、回診

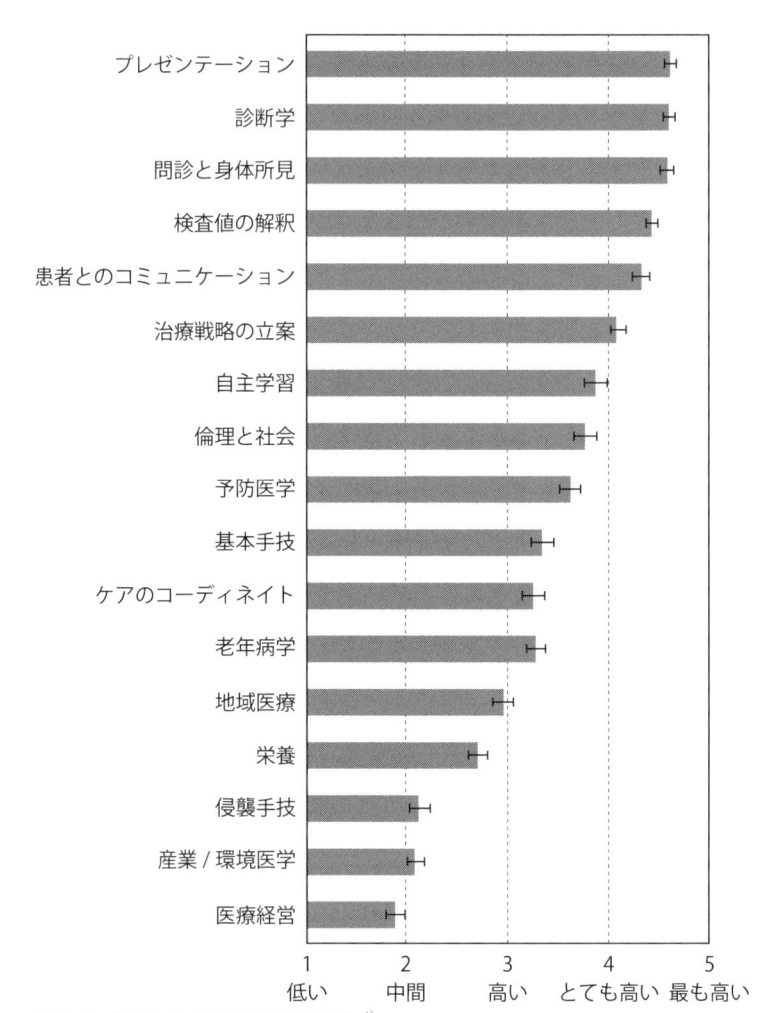

プレゼンテーション	
診断学	
問診と身体所見	
検査値の解釈	
患者とのコミュニケーション	
治療戦略の立案	
自主学習	
倫理と社会	
予防医学	
基本手技	
ケアのコーディネイト	
老年病学	
地域医療	
栄養	
侵襲手技	
産業/環境医学	
医療経営	

1　2　3　4　5
低い　中間　高い　とても高い　最も高い

図表6　教育における優先度（点数）[4]

やカンファレンスの際に真剣に取り組むように促す。学生や研修医はより良いプレゼンのためにしっかりと準備し、指導医側もそれに応えられるようにプレゼンに対する評価基準をしっかり確立しておけば、事務的な申し送りも有用なフィードバックのための時間となる。特に患者の背景や病態の理解、治療方針構築の妥当性の確認は重要である。

　　　　　＊　　　＊　　　＊

今日、症例プレゼンテーションは単なる医療者の情報共有の手段だけではな

く、将来一人前の医師となる学生や研修医の臨床教育においてもっとも重要な教育ツールとして認識され、わが国でも徐々に実践施設が増えてきている。しかしながら、米国と比較するとまだまだ効率的な教育が行なわれているとは言えない。わが国は患者あたりの医師数が少なく、臨床や研究に忙殺され、学生や研修医への教育に十分な時間が割けていないのが現状である。

だからこそ、効率的かつ効果の高い教育法を採り入れることが肝要であり、本稿が臨床指導医にとって症例プレゼンテーションを利用した臨床教育の参考となれば幸いである。

まとめ

本文中にも第一から第五まで段階別にプレゼン指導の展開のさせ方を論じたが、最後にその簡略版として三つにまとめたものを記す。

- 第一段階としては、研修医・学生側の医学知識が患者から得られる情報と結びついているかどうかを確認する。こうした初期段階では、往々にして研修医・学生側は自分のもっている知識に患者を「あてはめよう」とする傾向があるので注意する（むしろ典型例といえるようなケースは少ないことを周知する）。
- 第二段階としては、明確に Subjective に得られる情報と Objective に得られる情報を区別し、その得られた情報から Assessment と Plan を組み上げるというプレゼンの構造を理解してもらう。常に患者側からの Subjective な情報が Objective な情報よりも上位にくることに注意する。
- 第三段階としては、報告のみではなく、研修医・学生側の Assessment を引き出すことに重点を置く。単なる「どうしましょう？」という相談ではなく、「自分でしたら、こうします」という判断と提言（故に Assessment and plan といわれる）のところまで議論をもっていく。
- 他に、指導者側としては、フィードバックのかけ方にも TPO があり、それを意識して研修医・学生側の自発的な学習を促すべく努力することが肝要であろう。これは医学にかぎらず、どの業種でも共通した話題である。

参考文献

1) Chang RW, et al. Acad Med 1998; 73: S109
2) Neher JO, et al. J Am Board Fam Pract 1992; 5: 419
3) 大西弘高. 日内会誌 2008；97：2596
4) Bass EB et al. Am J Med 1997; 102: 564
5) Edwards JC, et al. Med Teach 1987; 9: 285
6) Onishi H. J Med Sci 2008; 24: 356

発展的な学習のための参考文献

① Developing and implementing universal guidelines for oral patient presentation skills.
Green EH, Hershman W, DeCherrie L, Greenwald J, Torres-Finnerty N, Wahi-Gururaj S.
Teach Learn Med. 2005 Summer;17(3):263-7.
② Consequences of inadequate sign-out for patient care.
Horwitz LI, Moin T, Krumholz HM, Wang L, Bradley EH.
Arch Intern Med. 2008 Sep 8;168(16):1755-60.
③ Kim S, Kogan JR, Bellini LM, Shea JA.
A randomized-controlled study of encounter cards to improve oral case presentation skills of medical students.
J Gen Intern Med. 2005 Aug;20(8):743-7.

実 践 編

5章 モーニングレポートの教育的活用

北薗英隆

　米国の研修医の朝はモーニングレポート（Morning report：以下 MR）で始まる。MR は、米国では研修医教育で最も重要な機会の一つとして位置づけられている。日本の研修病院でも同様であろう。

　私自身、日米で研修プログラムのある多くの病院に在籍したが、いずれも MR で朝が始まるのが常だった。しかしその内容や目的は、病院やプログラムによって大きく異なる。どのような形の MR がよいのかは明確ではないが、それぞれの施設で伝統や創意工夫に基づいて行なわれているのが実情である。

1　MR とはなにか

　MR はほとんどの卒後研修プログラムで存在し、研修医教育の中心と位置づけられているが、はっきりとした MR の定義は存在しない。ある施設では前日の入院症例のレビュー兼申し送りであるし、別の施設では教育的カンファレンスであることもある。あるプログラムでは 2 年目以降の研修医だけが参加し、別のプログラムでは研修医もインターンも学生もみんな参加するというところもある。

1）かつては医療の質の管理の場として

　歴史的には、MR は、おそらく 1970 年頃にはほとんどのレジデンシープログラムで存在していたと思われる。伝統的には、米国での MR は、教育的カンファレンスというよりは、公的病院での医療の質を管理する場として位置づけられていた。

　当時当直帯では、研修医は指導医なしに自分たちだけで入院をとり、診断・

初期管理を行なっていた。それらの症例に関して当直明けの研修医がチーフ研修医、各科部長（Department chairman）やその他指導医の前で報告し、評価・修正される場が MR であった。重箱の隅をつつくように「あれはやったのか、これはやっていないのか」など、当直明けの研修医は批判の集中砲火に曝される場でもあった。

　想像がつくと思うが、研修医はいきおい防御的にならざるをえなかった。防御的医療の功罪として、まずは検査をやり過ぎてしまう。検査をやっていないよりはやり過ぎるほうがよいと彼らが考えるのは自然であろう。また研修医によっては、やっていないこと、聞いていないことを適当に作り上げてしまうことなどもあった。

　ほとんどの場合、MR で話し合われた情報は、ベッドサイドで実際に指導医の目で確認されることはなかった。そのため一部の研修医は MR を "Morning Distort"（distort= 歪曲）と皮肉を込めて呼んでいた。研修医としては、MR は明らかに評価の場であり、誰も自分の評価を下げたくない。嘘をつくことは決して良くないが、それを作りやすい雰囲気であったのかもしれない。

　その後、米国の多くの施設で MR は医療の質を管理する目的から医学教育目的へとシフトしていった。すべての入院症例を短く羅列するよりは、興味深い教育的な症例を重点的に鑑別診断（Differential diagnosis）を挙げながら深く討議し、Evidence-based medicine（EBM）を重視した小レクチャーを担当研修医が行なうという教育カンファレンスのスタイルが主流になってきた。これは特に教育熱心なチーフ研修医がいて、研修医も入院患者数も多い大きなレジデンシープログラムで顕著な変化であった。

　本邦ではどうかと言うと、MR は米国の伝統的スタイルの前日入院を全例提示し、参加者全員でディスカッションするという形式が多いように思う。しかし、それぞれの施設で事情が違うため MR の日本での標準（Standard）は存在しないが、以下に示すようにいくつかの共通する特徴は挙げられる。

- 平日の朝の外来前に 1 時間程度行なわれる
- 自施設症例のインターアクティブな症例ディスカッションである
- 研修医が主役である（教育目的である）
- 指導医が 1 人は参加する（責任者がいる）

2) 朝に行なう理由

　MRをわざわざ朝早く来てでもやるメリットは何だろうか。第一に人が集まりやすい。それも前夜の当直者が参加可能である。そして日勤のナースが仕事を始める前で電話などの邪魔が入りにくい。

　特に前夜の入院症例を話し合う場合は朝がベストである。そこで決定した方針をすぐに患者のケアに生かすことができるからだ。当直帯から他の入院担当者への申し送りを兼ねられ、当直者が早めにあがることができる。

　何より、当直明けの研修医を除いた参加者にとっては、十分な睡眠後のフレッシュな、疲れていない状態で学習するほうが能率がよい。

3) MRを行なう目的

　教育的症例をシェアすることにより、医学知識を増やすことが一つの目的である。また医学知識のほかに「科学的な問題解決のプロセスを共有する」ということもある。特に、得られた病歴・身体所見（H&P: History and physical examination）からどのように診断に導いていくのかというプロセス、その理由付け（Reasoning）が重要である。

　日本では、公式なプレゼンテーション（以下、プレゼン）を日常で鍛錬する場はなかなかない。MRできちんと数多く行なうことによって、プレゼン能力の向上が期待される。

2　主な形式

　通常ワークラウンド形式と教育カンファレンス形式の二つの形がある。

1) ワークラウンド形式

　前夜の当直帯の入院症例の全例または一部を当直明けの研修医が発表し、ディスカッションする形である。これは、米国で伝統的に行なわれていた形式であり、現在日本ではこの形式が多いように思われる。提示する症例数は入院数

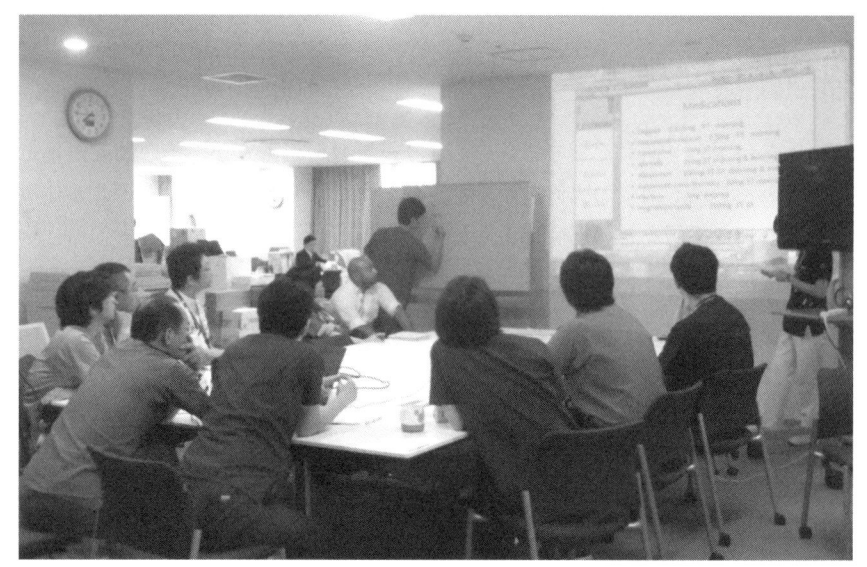

写真　東京ベイ・浦安市川医療センターでのモーニングレポートの風景（教育カンファレンス形式）

にもよるが、大体3〜5症例といったところであろう。1症例あたりプレゼンは簡潔に5分程度で行なう。

　この形式のいいところは、まず当直帯の症例に多くの同僚医師または指導医のチェックが入ることで、患者のケアが直接吟味・修正できる機会であることだ。日本の多くの施設では、指導医が後期研修医の症例を当直中に細かいところまでチェックできない。そういう場合この形のMRは有益かもしれない。当直者が他の医師にケアを引き継ぐ場合には申し送りを兼ねることもできる。

　また多くの施設では、電子カルテを直接プロジェクターなどで映して話し合うことになり、翌日皆にカルテを見られてしまうので、カルテをきちんと書くことが慣習化する。

　これらの点は、医師の学習は診療の中で患者から学ぶという大原則からすると、学んだことが記憶に残りやすいように思われる。

　悪い点は、どうしても症例がcommonなものに偏るという点である。commonなものをしっかりと診療できるようになるのは必要なことなのだが、毎日肺炎と腎盂腎炎のプレゼンを聞いても学ぶところは限定される。

　また、当直帯ではその症例に関して調べ物をする時間が十分でなく、プレゼン自体が重荷になる。当直後の疲労のピークも重なる。結果、よほど司会や指

導医の教育・診療の腕がよくないと、ディスカッションが表面的な内容で終わってしまいがちで、教育効果は総じて低いともいえる。

さらには当直帯の全症例をやるとなると相当な時間をとられる。一つのやり方としては、全症例ではなく、興味深い症例、教育的な症例にターゲットを絞って話し合うこともよいだろう。

2) 教育カンファレンス形式

前もって発表者を当てておき、教育的な症例をチーフ研修医ないし指導医と事前に相談して選び、多くの場合は症例発表のスライド、そしてそれに続くミニレクチャーを行なうやり方である。通常1症例30分から1時間くらいじっくり時間をかけて行なう。

近年米国ではMRはより教育的であることが重視されていることから、この形式が増えてきているのではと思う。また司会としてディスカッションをよりコントロールしやすいのはこちらの形式である。指導医もそのトピックに適した専門の医師（コンサルタント）を前もって呼んでおくこともできる。

興味深い症例、教育的な症例などを選んであるので、ディスカッションも盛り上がりやすく、教育ポイントがはっきりしている。また準備する中で、症例に関してさらに掘り下げ、文献を読み、疾患に関する理解を深めていくのはACGMEによる卒後臨床研修（レジデント研修）の6つの主要到達目標の一つであるPractice based learning and improvementそのものである［P.218参照］。米国の調査では研修医の満足度も通常高い。私の印象でも準備した研修医は成功した達成感があるようだ。

この方法の一番の欠点は、準備に負担がかかる点である。研修医が一番負担に感じるだろうが、チーフ研修医や指導医もその準備の手伝いに時間と労力をとられる覚悟が要る。すでにオーバーワークである日本のほとんどの勤務医には難しいことかもしれない。またもう一つは常に面白い症例や教育的な症例があるわけではないので、症例選びに困ることがある。

3 参加者それぞれの役割

原則としてその部署で研修中の者は全員参加するのが基本である。過去には

米国の MR は 2 年目以降の研修医のみが参加し、1 年目のインターンは参加しないことが多かった。2 年目は MR での指導医からのフィードバックをもらい、それをインターンに伝え、教育するという形であった。現在では米国のほとんどのプログラムでインターンも重要な教育的機会である MR に参加するようになってきている。

指導医の参加に関しては施設によって異なるが、最低限 1 人はいるべきだ。米国では通常は研修や部署の長（Department chairman）が参加することが多い。

できるかぎり、以下の 4 種類の役割の者がいるのが望ましい。

　　#1　発表者（研修医）
　　#2　司会（チーフ研修医またはシニアの後期研修医）
　　#3　発表者以外の研修医および学生
　　#4　指導医

1）発表者の役割

発表者の役割は症例提示であるが、きちんと標準的なフォーマットにのっとった H&P を決められた時間内にまとめてプレゼンする必要がある。そのためには MR 全体の時間、そして症例数などを考慮に入れたうえで大体の時間配分を知っておくのが大前提である。それには司会と事前に打ち合わせをするのがよいだろう。

発表者は言うまでもなく研修医である。電子カルテを使ってプレゼンする場合には、しっかりとプレゼンと内容が一致したカルテを書いておかなくてはいけない。教育的カンファレンスの場合は、疾患や治療のまとめなどの教育的スライドや資料などの作成が必要になる。そのためには 1 週間は余裕をもって準備したい。経験が少ない研修医や学生は、できれば前もって上（級）の研修医にプレゼンのチェックをしてもらうのがよいだろう。

ある程度プレゼンに慣れた研修医の場合は、できるだけ自分の Assessment や Plan をバックアップする Evidence とあわせ調べておくのがよい。これは教育的カンファレンスの形式では必須である。準備する時間がほとんどないワークラウンド形式でも、上（級）の研修医の場合は *Uptodate* や *Harrison* などの関連する項くらいは読んでおきたい。

また発表者は 1 人とは限らない。当日の当番でなくても、前日の症例の経過

報告を当直者以外の研修医が簡潔に発表したり、前もって与えられた課題を発表したりと小さな発表は複数あってもよい。

前日の当直者が複数いる場合、彼らで入院症例を分けて発表してもいいし、インターンと上級の研修医の組み合わせだったら、インターンが病歴をプレゼンし、文献考察を後期研修医がプレゼンするというやり方もよいだろう。むしろ発表者が複数いたほうが、研修医全員が参加するという意識をもちやすいのではと思う。

2) 司会者の役割

米国ではチーフ研修医が通常この役割を果たす。日本ではチーフ研修医がいない場合は、最高学年の後期研修医などが行なう。症例によっては、指導医が行なう場合も多い。

司会者の役割は様々であるが、第一に全体的な時間の管理をしなければならない。二番目に重要な役割は、ディスカッションをファシリテーター（Facilitator）として盛り上げていくことである。プレゼンをいいタイミングで止めて聴衆に質問をふったり、多くの人が疑問に感じるような内容があったら時には自ら確認をしたり質問したりする。ディスカッションがあまりにも脇道に逸れてしまったりした際には修正しなければいけない。必要なら、時に指導医や専門医（Subspecialist）に意見を求めたりするのもいいだろう。日本では参加者からの積極的な発言が得られずしばしば困る。しかしそうした場面こそ司会の腕の見せ所とも言える。

また、あまり批判的になりすぎないことも大事な点だ。特に「あれはやったか？」「これはやったか？」の質問は検査のやり過ぎにつながりやすい。聞き手からそういったやや本質から離れた質問があった場合には、逆に、質問者はどういう疾患を想定しているのか、どうして必要と思うのかなど返す必要もある。

全体のバランスを保ちつつ、活気ある楽しいディスカッションへ盛り上げていくのが司会者の重要な責務である。

問題点として参加者に問いかけるのは以下の4点が中心となる。何か質問はあるかという漠然な質問よりもより具体的に聞いたほうが答えは返ってきやすいだろう。

#1　必要なH&Pはきちんととれているか。追加で聞くことなどないか
#2　（血液・尿検査）、心電図、胸部レントゲンや血液ガスなど基本的な検査の判読はできているか
#3　Differential diagnosisは適切か
#4　検査や治療のプランは適切か

3）発表者以外の研修医および学生の役割

　MR参加者は、できるかぎり思ったことや疑問に感じたことは積極的に発言をするべきである。日本と米国の違いはここにあり、米国のMRでDifferential diagnosisなどを尋ねるとどんどん手が挙がるが、日本では指名しないといけない。日本ではやはり人前で間違えるということに対して恐怖心をもっている人がいまだ多く、それは学習にはマイナスに働くことが多いと思う。知っていることを周りとシェアし、知らないことを知らないと認めるのは、学ぶための常なるファーストステップである。

　MRは研修医や学生（Student）のためのものであることは何回も述べた。そこで積極的に発言し学ぶのは研修医の義務であると言ってもよい。学生やインターンがディスカッションについていけなかったり、逆にディスカッションのレベルを下げてしまうのではないかという懸念や、研修医がインターンや学生の前で指導医の質問に答えられない状況を避けたいなどのいろいろな理由から、かつてインターンや学生がMRから外されていたこともあったが、実際には彼らの存在はむしろプラスなことも多い。

　知識が固まっていないからこそ彼らは素朴な質問をしたりできる。実はそれが非常に答えるのが難しい本質的な質問であることも多い。

4）指導医の役割

　指導医は、研修医が正しい方向にディスカッションしているか、正しい知識をシェアしているか、最終的にチェックを求められる。

　指導医は、研修医のプレゼンについつい細かく口を出しがちであるが、これでは、研修医の自主性が育まれない。指導医は、できるかぎりチーフ研修医の司会に任せることが肝要である。しかし、司会者となるチーフ研修医の実力や準備が不十分であると、ディスカッションに深みがなくなることがあるので、

そういう際には介入が必要であろう。

　指導医は、MRではあくまで補助的な役割で、研修医や学生のディスカッションに学術的な付加価値をもたらす役割がある。

　さてMRで指導医や専門医は多くいたほうがよいのだろうか。複数の指導医や専門医がいたほうがプラスは多いように感じるかもしれない。しかし一方で指導医の数が多ければ多いほど、指導医の発言する割合が多くなり、研修医の発言がどんどん少なくなる傾向がある。参加したからには何か話さないと、というプレッシャーに感じるのが指導医の性でもある。

　そうした辺りをコントロールするのも司会の重要な役割である。MRは指導医のためのものではなく、研修医のためのものであるから、研修医に優先的に発言させる、もしくは発言できるような雰囲気を作らなくてはいけない。そのためには参加する指導医の数を制限する必要はあろう。船頭が多すぎる状況は好ましくないのである。

　専門家（Subspecialist）の参加にしても、あまりにも専門的なディスカッションに走る、または症例の一つの側面しか話さず、必要なgeneralな知識が十分にディスカッションされない恐れがある。

　一方で、Subspecialistの参加が減ったら、教育効果が減少したとする意見もある。現に疾患やフィールドによっては、Subspecialistの参加が非常に教育的であることも個人的に経験をしている。例を挙げると、以前いた病院で放射線科の医師が週に1回ほどMRに参加していたが、非常にいい教育的コメントをくれた。また私自身は感染症専門ということもあり、内科研修医のグラム染色の所見を訂正したこともよくあった。

　しかしそれらも毎日やりすぎると研修医の自発性を阻害してしまう。Subspecialistもやはり、その発言の量、参加ともに研修医の自発性を阻害しないように制限する必要はあるだろう。

4　ワークランド型式の実例

　日本の特殊事情として米国に比べると症例プレゼンの型ができていない人が多い。日本の医学教育がきちんとしてこなかったせいであるのだが、学生やインターンだけでなく、後期研修医でも現病歴の中でCRP（C-reactive protein：C反応性蛋白）やCTの所見が出てくるものの、身体所見が最後まで出てこな

いケースもある。まだまだ Review of systems（ROS：すべての臓器系の関与を吟味するチェックリスト［p.12 参照］）は忘れられていることも多い。

まずはプレゼンの型を徹底させることが最初のステップであり、MR はよい訓練となる。そしてそのためには、初診でしっかり H&P をとっておかなくてはならないことは言うまでもない。

日本では米国ほどに十分に教育スタッフがいる病院はほとんどない。また夜の当直は研修医だけで入院させることも多い。そういう現状を踏まえたら、準備に負担が少なく、新規入院患者のチェックもできるワークラウンド形式の MR が現実的ではないかと思う。

そこで、5分間ティーチング（5章）やミニレクチャーを一部混ぜるのも一つのやり方である。

以下に MR の実際の例を示す。

司会：それでは A 先生よろしくお願いします。

発表者（研修医 A・3年目）：患者は ADL full の 76 歳男性です。主訴は左下腿の腫脹です。

2カ月ほど前より心窩部から左寄りに不快感を認めました。食欲も低下し食事量が2割ほど低下していました。2週間前から徐々に左下肢が腫脹しはじめ、どんどん増悪してきて歩行も困難になってきたとのことで昨日当院内科外来を受診しました。

ROS ですが陽性所見としては食欲不信、体重減少、心窩部不快感、陰性所見としては、咳、血便、黒色便、倦怠感、呼吸苦、熱、静脈瘤、ふくらはぎの痛みなどです。

既往歴ですが、高血圧があり、ディオバンを内服しています。アレルギーはありません。家族歴では、父親が脳卒中で亡くなっています。母親は老衰死とのことです。

嗜好歴は喫煙については10年前に禁煙されています。お酒はまったく飲みません。

司会：ここまでが病歴ですが、何か追加で質問はありますか？

（数秒間……シーンと誰も答えず）何もないようですね。それでは A 先生、病歴のサマリーを言ってもらえますか。

発表者：高血圧の既往のある 76 歳男性が 2 週間前からの左下肢腫脹で受診しました。随伴症状で 2 カ月前からの心窩部痛と食事量低下を認めます。
司会：ありがとうございます。それでは B 先生、鑑別診断（Differential diagnosis）を言ってもらえますか？
研修医 B（1 年目）：えっと、急性の片脚だけの浮腫ということで DVT（Deep vein thrombosis：深部静脈血栓症）とか、……感染性のものとしては蜂窩織炎とか、……あとはリンパ管の閉塞、何か中枢側に閉塞機転があって、起きているリンパ浮腫などが挙げられると思います。
司会：DVT やリンパ浮腫などはよい鑑別ですね。何か他の鑑別のある人はいますか？

――シーン――

司会：C 先生、何か追加の質問とか鑑別診断はありますか。
研修医 C（2 年目）：……あの、腹部症状があるので、骨盤内腫瘍、悪性リンパ腫とかなどでリンパ浮腫がおきるとか、……総腸骨静脈を圧迫してDVT ができているとか、そういうことを考えてもいいと思います。
司会：非常に重要なポイントですね。基本的な考えですが、下肢が腫れている患者を診た際には、両側なのか、片側なのか、ということを区別します。基本的に両側の場合には全身性、systemic な病態を疑います。しかし気をつけなくてはいけないのは両側性の浮腫も最初は片側だけで始まることもあります。

それでは C 先生、右と左の下肢ではどちらの浮腫がおこりやすいと思いますか？
研修医 C：左です。
司会：どうしてですか？
研修医 C：それは、大腿静脈の解剖で左側が大静脈に至るまで長いからだったと思います。
司会：そうですね。ですから左の片側性浮腫の鑑別には全身性浮腫の初期というのも鑑別です。
指導医：もう一個ポイントですが、下腿浮腫が出てきているのに、体重が減ってきているのは重要です。通常全身性浮腫の場合には心不全なり肝硬変なりネフローゼなり、体重が増加することが多いです。ですからこの方の場合減っているので、全身性浮腫よりは片側性浮腫の可能性が高くなるということですね。

体重減少について余談ですが、異常体重減少の定義って誰か知っていますか？

――シーン――

司会：誰も答えられないようですね。それじゃ、C先生、今少し調べてもらえますか。時間もないので、その間に身体所見いきましょう。

発表者：入院時の身体所見です。体温は37.3度、血圧は159/97、脈拍は89、呼吸数は16回、SpO₂は99% room air、意識レベルはGCS（Glasgow Coma Scale）で15点、クリアです。

頭頸部特に異常所見は認めません。心音、呼吸音ともに異常はありません。腹部は心窩部に二横指で固めの腫瘤を触れます。打診でトラウベ三角に濁音を認めます。肝に鼓打痛を認めていますが、Murphy signは陰性です。四肢のほうで、左大腿部から下腿に浮腫を認めています。把握痛は明らかではなく、Homan兆候も陰性でした。右下肢には浮腫は認めません。

司会：それではD先生、身体所見を受けて、どういったことを考えますか？

研修医D（3年目）：特に心不全の所見や全身性の浮腫はなさそうで、どちらかと言えばやはり片側性の浮腫でDVTなど局所的な病変が疑われると思います。蜂窩織炎は皮膚の所見がないことから否定的だと思います。また腹部は心窩部に腫瘤を触れるので、体重減少も合わせると、悪性腫瘍などの存在が疑われます。

研修医C：すみません、調べたところ異常体重減少の定義は*Uptodate*によると6カ月で5%ということです。50kgの人が6カ月で、2.5kg以上減ったら、異常体重減少ということですね。

司会：ありがとうございます。それでは、検査所見をお願いします。

発表者：検査データを示します。D-dimerが上昇を認める以外は特に異常は認めていません（検査データを画面で示す）。心電図のほうは問題なくて、胸部レントゲンは特に異常を認めていません。

腹部造影CTでは肝臓に多発の低濃度の腫瘤影を認めています。左の早腸骨静脈から左大腿静脈にかけてDVTを認めています。

司会：それでは、Assessment、Planをお願いします。

発表者：Problem listとしては左下腿DVTと肝臓の多発腫瘤が挙げられます。

左下腿DVTについては、腫瘍による過凝固状態が挙げられると思いま

す。昨夜からヘパリンの drip を開始して、今後ワーファリンを開始していく予定です。

　肝腫瘍に関しては、多発性であることから、転移性腫瘍を考えています。肝硬変の所見は認めていないことから、肝細胞癌の可能性は低いと思われます。今後は腫瘍の原発巣を探すため、上部下部内視鏡検査を予定しています。

司会：ありがとうございました。全体を通じて何か質問やコメントはありますか？

指導医：原発か、転移かという区別が重要ですね。ダイナミック CT を行なっていれば、それで HCC（Hepatocellular carcinoma）か転移性腫瘍かの区別はつきます。ただベースに肝硬変はなさそうなので、HCC の可能性は低いでしょう。

　転移性とすると大腸が一番多いです。あとは胆管細胞癌も挙げられますが、胆管閉塞の所見、黄疸がまったくないところはそれらしくないです。まずは下部および上部内視鏡を行なって、原発巣を探して、わからなければ肝病変の生検を行なって、免疫染色など行なうのがよいのでは、と思います。

司会：ありがとうございます。それでは、次の症例にいきましょう。……

5　M&M について

　米国レジデンシーで症例ベースの教育カンファレンスでもう一つ欠かせないのは M&M である。Morbidity and mortality の略で、予期しなかった転帰（通常は死亡や合併症などの悪い転帰）をたどった症例について、関係者および研修医を集めて話し合う。通常は 1 カ月に 1 回程度、昼や午後の時間に行なう。

　M&M では Medical knowledge を増やすこと以上に、Root cause analysis を通じて、再発を防ぐためのシステム的改善を提案することが目的である。誰にでも起こりうる事象として、冷静に問題を分析することが重要で、あくまで当事者個人を責めるものではないことを肝に命じなければいけない。

　例：呼吸不全の患者で研修医の挿管がうまくいかず、低酸素脳症になった症例（→印は改善案の例：このようなことを提案することが目標）

- 技術的な問題→教育、シミュレーション、認定制にするなど
- 挿管がうまくいかなかった場合のバックアッププランがなく、挿管に挑んだ
    →上級医や救急医などに常に前もってバックアップをお願いしておく

まとめ

- MR は研修教育の中で最も重要な教育および診療カンファレンスである。
- MR の形式には主にワークラウンド形式と教育カンファレンス形式がある。個々の施設でどちらがよいか、もしくはどう組み合わせるかを検討およびトライアルしてその施設でベストな形式を探していかなくてはならない。
- 発表者は H&P を Assessment、Plan を含めてしっかり言えるように準備しておく。
- 司会は参加者へ発言をできるだけ促し、かつ時間配分をマネジメントする。
- 研修医に積極的に発言させるように、指導医は発言をある程度控えるが、時にディスカッションに足りない部分を補足したり、修正したりする必要がある。
- 何らかの形で MR は記録しておき、症例や調べものの課題を与えた場合などは後日フォローすること。

参考文献

Schiffman FJ. Morning report and work rounds: opportunities for teaching and learning. Trans Am Clin Climatol Assoc. 1996;107:275-86. Review. PubMed PMID:8725577

James MT, Mintz MJ, McLaughlin K. Evaluation of a multifaceted "resident-as-teacher" educational intervention to improve morning report. BMC Med Educ. 2006 Mar 26;6:20. PubMed PMID: 16563171; PubMed Central PMCID: PMC1435882.

Wenger NS, Shpiner RB. An analysis of morning report: implications for internal medicine education. Ann Intern Med. 1993 Sep 1;119 (5) :395-9. PubMed PMID: 8338293.

Harris ED Jr. Morning report. Ann Intern Med. 1993 Sep 1;119 (5) :430-1. PubMed PMID: 8338301.

Huffman MD, Kaufman SR, Saint S. A new approach to resident morning report: introducing "VAVUM". Intern Emerg Med. 2010 Feb;5 (1) :81-2. PubMed PMID: 19756952.

D'Alessandro DM, Qian F. Do morning report format changes affect educational content? Med Educ. 1999 Sep;33(9):648-54. PubMed PMID: 10476015.

Parrino TA. The social transformation of medical morning report. J Gen Intern Med. 1997 May;12(5):332-3. PubMed PMID: 9159704; PubMed Central PMCID: PMC1497114.

Sanfey H, Stiles B, Hedrick T, Sawyer RG. Morning report: combining education with patient handover. Surgeon. 2008 Apr;6(2):94-100. Review. PubMed PMID:18488775.

Parrino TA, Villanueva AG. The principles and practice of morning report. JAMA. 1986 Aug 8;256(6):730-3.PMID: 3723772

実践編

6章

北野夕佳

明日からできるベッドサイド5分間ティーチング

　ベッドサイド5分間ティーチングは、私にとって日常臨床の必要不可欠な一部です。
　米国内科レジデンシーにおいても毎日がこのベッドサイドティーチングの連続です。このベッドサイドティーチングが、なぜ必要かつ有効であるか、および、具体的にどのように行なうのかを、人に伝達できるべく言語化してみたのが下記になります。

〈5分間ティーチングのエッセンス〉

①目の前の症例に即した、実用的な知識をティーチングし、習得させる（吸収度が違う）。
②目の前の症例に即した、咀嚼できる、相手（研修医）のレベルに合った情報をティーチングし、習得させる。
③目の前の症例から、他の症例にも適応できる一般論をティーチングし（Teach general rules）、習得させる。
④目の前の症例から、実際に遭遇する頻度の少ない情報をティーチングし、習得させる（一をみて十を学習させる）。
⑤あえて挑戦的な質問形式で聞く（Challenging questions）ことにより、相手の習得度・理解度を確認する。
⑥上記ティーチングを受けたあとは、後輩研修医に対してのティーチングをさせ、より定着させる（To teach is to learn）。
⑦後期研修医あるいは指導医になったあとは、臨床上の疑問に出会うたびに、明確な根拠のある情報収集を行ない、それを自分の知識および5分間ティーチングの持ち札として蓄積していく（私はこれをEvernoteに蓄積していくことを自分に課すようにしている）。

⑧セミナー、学会、勉強会などに聴衆として出席するときや、論文や *Upto-Date* で調べ物をするときには、自分にとっての5分間ティーチングの持ち札（この文脈内では take home message と同義と考えてもよい）を蓄積する機会と認識する。そうすることにより、指導医にとっても目標設定が明確になり、学習効率が上がる。

⑨上記⑦⑧の5分間ティーチングの持ち札を、全体回診時などに指導医同士がシェアし合えば（指導医Aが研修医へティーチングするのを見て、他の指導医も自分の持ち札として拝借する）、その施設の医療レベルは加速度的に向上する。

本章では実例を多数あげることで、明日から使える5分間ベッドサイドティーチングの感触をつかんでもらうことを目標にします。

1　基本（型）の確認、繰り返し

はじめに、5分間ティーチングの基本型を知ってもらうために、あえて〈非教育的シナリオ〉〈教育的シナリオ〉なるものを示します。基になる症例はつぎの消化管出血症例です。

「70歳女性、自宅で下血し、ふらふらするため救急コール。救急隊によると既往歴に『何か心疾患』、高血圧、高脂血症あり。当院へ今から救急搬送される」……

〈非教育的シナリオ〉

研修医：下血でふらふらする方が救急車で来るそうです。
指導医：ラインとって、採血して、輸血オーダーしてね。消化器コールしとくから。
　　　　――指導医は外来カルテを無言で確認――
研修医：はい！
　　　　――患者到着。看護師がモニターをつけ、血圧を測定。指導医は脈拍110/分、血圧90/60mmHgを無言で確認――

指導医：ラインとれたら外液全開でボーラスね。
研修医：はい！
指導医：（患者さんに対し）ちょっと診察しますよ。
　　　　──眼瞼結膜を無言で診察。腹部診察──
研修医：……（黙々と手際よく末梢静脈ラインをとり、採血をし、補液ボーラスをつなぎ、輸血オーダーを入力している）
指導医：（患者に対し）ちょっと便の具合みるのに肛門診察しますね。
　　　　──直腸診施行、暗赤色〜タール便の中間色──
指導医：（看護師に対し）あ、オメプラール（Proton pump inhibitor）IVしといて。
看護師：はい！
指導医：（研修医に対し）ラインもう1本取っといて。18ゲージね。
研修医：はい！（手際よく2本目の末梢静脈ラインの確保に取りかかる）
指導医：MAP*何単位オーダーした？
研修医：4単位です
指導医：全部で8単位オーダーしといて。あとFFP**も6単位くらいオーダーしといて。溶かすのは2単位でいいから。
研修医：はい！（手際よく輸血オーダーを修正している）
指導医：（患者さんに）今までこういう風に便が赤黒かったことは？
患　者：ないと思いますけど。でも便の色って、普段は特に見てなくて。
指導医：最近下痢気味でした？
患　者：はい、この2、3日、下痢気味でした。
指導医：吐いてはいないですか？
患　者：吐いてはないですけど、最近みぞおちのあたりが、ムカムカしてね。
指導医：胃潰瘍、十二指腸潰瘍になったことは？
患　者：ないです。
指導医：最近体重減ったりしてないですか？
患　者：特に変わらないですけどね。
指導医：お薬で変わったことは？
患　者：特にないですけど……
指導医：近くの整形で痛み止めもらったりとかは？
患　者：あ、その薬も言うんですね。膝が痛くてね。近くの整形外科で痛

み止めもらってね、1日3回飲んでいます。もう1カ月くらいになりますかね。膝の痛いのはだいぶよくなってね。
指導医：（患者に）順番に検査して治療しますからね。（研修医に）NG（Nasogastric tube）入れて洗ってみて。
研修医：はい！（手際よくNG挿入の準備に取りかかる）
——指導医は消化器内科に電話連絡を入れている。一方、研修医NGを挿入し、暗赤色血性胃内容流出をみとめる——

* MAP: Mannitol adenine phosphate　赤血球濃厚液
** FFP: Fresh frozen plasma　新鮮凍結血漿

　上記は、多忙を極める臨床現場で、よくありがちなやり取りだと思います。指導医は有能で頭の中でかなりのAssessmentとDifferential diagnosis（鑑別診断）が挙がっていることがうかがえます。しかし、この対話に象徴されるような、ティーチングされない（＝言語化されない）パターンのやり取りを日々続けていくだけでは、研修医の頭の中には、なにも負荷をかけられていません。
　非常に優秀でモチベーションの高い研修医なら後から内科・救急レジデントマニュアル類を読んだり、適切な疑問を指導医にぶつけたりして成長していくかもしれませんが、それでも成長曲線として遅くなります。このシンプルな症例でも叩き込むべき「一般論」は大量にあります。

米国レジデント教育の真髄

〈教育的シナリオ〉

　まず基本の「型」を繰り返し繰り返し叩き込む。
　教育的にするためには（状況が許せば）また、患者搬送前に研修医にティーチングし始め、研修医にAssessmentを立てさせ、実務を任せるとさらに有効である。

研修医：下血でふらふらする人が救急搬送されてきます。
指導医：じゃ、初療は任せたから。消化管出血の基本マネジメントはもう

できるよね？ 消化管出血（Gastro-Intestinal bleeding: GIB）のマネジメント言ってごらん。
初期研修医：え～と、採血して、輸血……
指導医：他は？
初期研修医：消化器内科コール、とかですか？
指導医：じゃ、採血してラインとって輸血したら、消化器内科くるまで何もしないわけ？
初期研修医：補液……
指導医：何を補液するの？　どうだったら補液するの？　下血は全例、補液ボーラスするの？　凝固因子も血小板も薄まってますます出るじゃないか！って消化器内科に言われたら？
初期研修医：そうですね……外液がいいと思います。時間100mLくらいですか？
指導医：消化管出血のマネジメントは、とにかくセットで、午前2時でもそらで言えるように覚えること。

　指導医にとっては、当たり前すぎることかもしれませんが、これらを指導医が頭のなかでAssessmentして実際の指示を出していては、研修医はいつまでたっても成長しません。第一段階としては、初期研修医にGIB基本マネジメントリスト（図表1）を自分から「抜けなく」立て板に水状に述べられるようにすること、そして実行に移せるようにすることです。
　このレベルのティーチングは、後期研修医が初期研修医に行なうようにできれば指導医の負担はさらに軽減しますし、後期研修医にとっても絶大な教育効果があります（to teach is to learn）。これは「5分間ティーチングのエッセンス」の要素の中の①②③⑤⑥にあたります。
　私自身、日本の内科診療が長かったため、上記（A）～（K）の消化管出血マネジメントは患者を前にして「無意識に」思いついてはそれぞれ行なっていました。頻脈 or 血圧下がっているから細胞外液をボーラス投与する /Hctが下がっているから or 多く出血していることが示唆されるから輸血する /Vital不安定だからモニターのできる病室に入院指示を出し、頻回のVitalチェックを指示する / 内服薬でワーファリンを飲んでいるからFFPを投与する / 上部か下部かわからない出血パターンだからPPI（プロトンポンプ阻害薬）を投与す

図表1　GIB management：消化管出血基本マネジメント（出所：VMMC（Virginia Mason Medical Center）でのティーチングより引用）

(A)	Two large bore PIV[1]（太い末梢静脈ライン2本以上確保）
(B)	Fluid bolus if signs/symptoms of hypovolemia（循環血液量減少を示唆するなら補液ボーラス）
(C)	Serial Hct[2] q2-6hr（ヘマトクリットを経時的にフォロー）
(D)	Type and cross, order PRBC[3]（クロスマッチ用採血、赤血球輸血オーダー）
(E)	Admit to telemonitor（モニターベッドに入院）
(F)	Vital q1hr[4]〜q3hr（頻回バイタルチェック：重症度に応じて1〜3時間ごと）
(G)	Give PPI[5] to all GIB[6]（GI bleeder）until proven not to be from UGIB[7]（すべての消化管出血患者には、上部消化管出血が否定されるまでPPIは投与する）
(H)	Correct coagulopathy（凝固異常があれば補正する）
(I)	Call GI[8]（Gastroenterology）（消化器内科コール）
(J)	NPO（絶飲食）
(K)	Consider NG tube[9] lavage

1) PIV: Peripheral IV 静脈ルート、2) Hct: Hematocrit、3) PRBC: Packed red blood cell 濃厚赤血球、4) q1hr: 1時間ごと、5) PPI: Proton pump inhibitor、6) GIB: Gastrointestinal bleeding 消化管出血、7) UGIB: Upper gastrointestinal bleeding 上部消化管出血、8) GI: Gastroenterology 消化器内科医、9) NG tube: Nasogastric tube

る、というように一つずつ目の前の患者の状況をみて思いついては対応していました。

しかし米国内科レジデントになって、「GIBのマネジメント言ってごらん」といわれて、空で言わされると、意外に抜けなく言えない自分に驚きました。このマニュアル化というか記号化して、あらゆる病態に対してひたすら「型」を叩き込んでいくのが米国内科レジデント教育の強みであるのを感じ、目からうろこでした。米国レジデントの真髄は、この「型」をひたすら繰り返し叩き込むことにつきると感じました。

このGIB managementは、一度言わされたら終わりでなく、GIBの症例に遭遇するたびに言わされ続け、おそらくインターン（PGY-1）のときに少なくとも20回くらい言わされました。また、自分がシニアレジデント（PGY-2, 3）の立場になると、2人のインターンを監督するため、のべ年間40回くらい言わせました。こうすることにより、基本が絶対に抜けていない状態を作るベッドサイド教育は、結果的には患者に安全な医療を保障することにつながると感じました。

また、Two large bore IV のように、基本の「型」をある程度決めてしまって共有することにより、1年目のインターンでも、指導医の「ご意見伺い」から解放されて自分で方針を決めて進んでいくことができます。「末梢静脈ルート2本でいいと思うんですけど、A先生は中心静脈ライン（CV（Central vein）ライン）入れたほうがいいって言われるかもしれないから」といったように、何も自分で決められない状態から解放してやることができます。

そうして基本の「型」を施設の医師全員が共有することは、結果的には患者管理をシンプルにし、より深く思考・Assessment すべき事柄に頭脳労働を集中できることにつながることを実感しています。

2 応用編「付加ティーチング」

稀な疾患を教える

上記の基本マネジメントが、初期研修医自ら抜けなく列挙できるようになり、実行に移せるようになったとします。基本ができていることを確認のうえ、応用編「付加ティーチング」を、5分以内で終わる範囲で追加ティーチングしていくようにします。

付加ティーチングは、この消化管出血の患者が自分のチームに入院したのであれば日々のラウンドのときに行なえばよいですし、自分のチームに入院しなかったのであれば、次の消化管出血症例を対応したときでもよいでしょう。

人間の学習能力として、あまりに多くの新規の情報を一度に与えられても、咀嚼（digest）して習得できないというのは事実です。また、日々の多忙を極める臨床において、まとまったティーチング時間を割くことは困難なことが現実です。この二つの理由から、5分間で伝えられる情報量が適切だと判断します。

〈シナリオ1〉
指導医：上部消化管出血の鑑別診断は？
研修医：胃潰瘍、十二指腸潰瘍……

97

> 指導医：他は？
> 研修医：えっと……
> 指導医：肝硬変だったら？
> 研修医：あ、食道静脈瘤ですか。
> 指導医：他は？
> 研修医：癌、ですか？
> 指導医：そうそう、具体的には？
> 研修医：胃癌、食道癌ですか。十二指腸癌ってあんまり聞かないですよね……
> 指導医：鑑別に思いつかないものは、診断できないからね。鑑別としては、潰瘍系（胃潰瘍、十二指腸潰瘍）、静脈瘤系（胃・食道静脈瘤）、悪性腫瘍系（胃癌、食道癌）が頻度としては高い。鑑別診断が思いつけば、自然に集めるべき情報がわかるから。
>
> 　潰瘍疾患を念頭におけば、今までに胃潰瘍、十二指腸潰瘍の既往がないか聞くこと。胃 or 十二指腸潰瘍の既往があった場合には、H. Pylori 除菌したか聞くこと。NSAIDs 内服していないか聞くこと。上腹部痛が先行していないか聞くこと。
>
> 　静脈瘤系を念頭におけば、肝硬変の既往がないか聞き、カルテから今までの消化管内視鏡所見で静脈瘤の指摘がないか、指摘があれば食道静脈瘤か胃静脈瘤かをチェックすること。静脈瘤に Red mark sign がなかったかチェックすること。既往の不明な消化管出血症例では、肝硬変を示唆する身体所見（腹水、肝腫大、Spider angiomata）がないか診ること。
>
> 　悪性腫瘍系を念頭におけば、最近の意図しない体重減少（Unintentional weight loss）や上腹部痛がないかを聞くこと。

　第一段階としての鑑別診断はこの程度でよいと思います。このティーチングは「5分間ティーチングのエッセンス」の要素の中の①②③⑤にあたります。これが当然の知識として定着してくれば、Dieulafoy 潰瘍、Mallory Weiss tear、AVM（Arteriovenous malformation）などの鑑別を教えます。

　また、大量吐血、著明なショックで救命できないような症例の鑑別診断として、大動脈瘤消化管穿通や食道異物（魚骨、義歯）による大動脈穿通も教えます。胆道出血も教えてよいでしょう（例：HCC（原発性肝癌）患者の突然のコーヒー残渣様嘔吐、黄疸、右上腹部痛（Trias）なら何を疑う？ など）。これ

は④にあたります。

　目の前の経験症例からだけでは、卒後2,3年で成長が頭打ちになってきます。実際には遭遇頻度の低い疾患も、鑑別診断として教育し続ける必要があります。鑑別診断として思いつかない疾患は診断できません。鑑別診断を毎回広げることにより、本当にそのような稀な症例に遭遇したときに適切に判断し加療を行なうことができ、患者の安全につながります。

　このような稀な鑑別を相互ティーチングし続けることは、その施設全体としてのレベルの維持につながり、指導医の知識の底上げになります。

Challenging questions による知識の確認

　もうひとつ付加ティーチングの例を挙げます。

〈シナリオ2〉

指導医：末梢静脈ライン（末梢ライン）と中心静脈ライン（CVライン）だったら、消化管出血の人にはどちらがいいの？
研修医：末梢でいいと思うんですけど。
指導医：消化器内科医に、こんなに大量に下血しているのに、なんでCV入れてないんだ?!って言われたら？
研修医：やっぱり、CV入れときます。
指導医：こういうときに、人にいわれることに振り回されなくていいようにするには、言い換えると自信をもって方針決定できるようになるためには、一般論を覚えていけばいいのね。
　一般論として、消化管出血にかぎらず出血性ショックのときには、太い末梢ラインのほうが補液・輸血いずれも速く大量投与できる。静脈ラインの抵抗は、径の4乗に反比例するし、長さに比例するのを学生の頃に習ったでしょ。つまり、CVラインのほうが長くて抵抗は大きく、補液速度は遅くなる。だから、大量急速補液・輸血するには太い（18ゲージ以上）末梢静脈ルートのほうが適している。
　ただ、気をつけないといけないのは、末梢ラインは抜けてしまうリスクが常にあるということ。出血性ショックの患者を失血死させることは絶対

> に避けたいので、必ず2本以上入れておくこと。逆に、2本の太い末梢ラインが確実に確保できていれば、必ずしもCVラインは必要ない。
> となると（18ゲージの末梢ラインが2本確保されている状況ならば）「CVライン入れているから、内視鏡止血術にまだ行けません」というのは本末転倒であって、CVライン挿入は後回しにして、さっさと内視鏡的止血術に進むべきだ、というのを自信もって判断できるでしょう。

　上記は「5分間ティーチングのエッセンス」の要素の中の①②③⑤にあたります。また、静脈ルートの抵抗の計算式などは、私自身も忘れていたものを、米国シニアレジデントとしてインターンに対してベッドサイドティーチングするときに、その具体的計算式を提示してティーチングしたほうが説得力があると考えて生理学のUSMLEの参考書を再びチェックして補ったもので、そういう意味で⑦でもあります。「ティーチングの持ち札を増やすこと」を目標にすることが、指導医の学習になることの具体例でもあります。日本の臨床教育現場になくて、米国のそれにあるものの代表が、あらゆる思考過程における理由付け（Reasoning）なのではないかと思います。

　目の前の症例に対して指導医が「末梢ラインでいいよ、2本ね」「やっぱりCVライン入れとこう」のように、Assessmentしきった最終結論のみを伝えていては、研修医のアセスメント力は育ちません。結果として指導医はいつまでたっても研修医の手綱を緩められず、救急車が一度に数台来て、完全に研修医と指導医で患者を分担せざるをえないときなど、結局指導医自身の首を絞めることになります。

　指導医は、状況が落ち着いているときほど、なるべく実務から手を引き、一般論を日々伝えて研修医を監督することに徹します。そうして手綱を緩めていくことにより研修医は自分で判断できる能力を身につけていきます。もちろん患者安全はすべてに優先するため、研修医の判断はすべて報告させるようにします。

　　例：研修医「CV入れようと思います。理由は、消化管出血症例なので本来ならTwo large bore IVでいいはずですが、この患者さん、どうにも末梢ルート入らなくて。いま20ゲージ2本なんとか入れましたが、たぶんすぐ漏れると思います」など

　この「一般論を教える」⇔「自ら判断し決断させる」⇔「報告させる」⇔

「自ら実行に移させる（実務を行なう）」をひたすら日々繰り返すことにより、目標初期研修医の後半（米国レジデントなら PGY-1 の 6 カ月目）には、一般的な症例に関しては、ひとりで判断してひとりで実行に移せるようにします。

「一般的な症例」の感触としては、消化管出血、気管支喘息、COPD 急性増悪、市中肺炎、糖尿病性ケトアシドーシス、急性腎機能悪化など、聖路加国際病院版『内科レジデントマニュアル』の目次にあたる病態と考えてもらえばよいでしょう。繰り返しますが、指導医には必ず報告させ、指導医は必ず方針決定に関して監督（supervise）します。

この正確かつ抜けのない（thorough な）報告には、症例プレゼンテーション能力が必須であり、教育・監督とプレゼンテーションは、車の両輪のように、互いに必要不可欠なものです。

また、日々この Challenging questions を繰り返していると、研修医の理解度・臨床レベルが手に取るようにわかり、手綱を緩める感触がわかってきます。

研修医に実務を最大限担わせることによって、指導医にも時間的余裕が出てくるはずです。この空いた数分間があることを指導医は後ろめたく思う必要はなく、むしろ空いた 5 分間の待ち時間で、日々の臨床的疑問を一つずつ調べること、そして次の 5 分間ティーチングを蓄積することを自らに課すようにします。

私は米国内科レジデントのときには、ひたすら *Pocket Medicine* に書き込み、書き込めない項目は電子デバイス（Palm）に入力して蓄積していくようにしていました。米国内科レジデント修了時には 300 個以上のノートができていました。帰国後は、自分の臨床上の疑問を調べたものを Evevnote に 5 〜 10 行程度のまとめとして蓄積するようにしています。

3 良いティーチングとは

上記シナリオ 1、2 と同様の、次のティーチング持ち札として、私が使っているものを列挙します。会話形式にはしませんが、シナリオ 1、2 と同様に行なってください（図表 2）。

大切なことは、ただ情報を提供してしまうと（「急性期の出血は Hct が下がらないからね」「はい」のような会話）、指導する側としても相手の習得度が把握できませんし、研修医の知識の定着度も弱くなります。必ず疑問文にして研

修医に尋ね（= challenge し）、研修医の理解度を把握するようにします。相手の理解度を把握することなしに有効なティーチングは行なえません。

　注意点としては、一つ目は、学問的には興味深いが実際の臨床に直結しないティーチングは避ける、ということです。実務に直結する（患者に適切な方針を決定し行なう）情報を学習するだけで、十二分に多忙です。私自身が総合内科医・内科系救急医・内科系集中治療医として各分野の臨床に直結する情報をアップデートし続けるだけで手一杯です。

　研修医の混乱を避けるために、「学問的に興味深いが、実臨床に直結はしない」種類のティーチングは避けるようにします（「○○癌の遠隔転移には△△遺伝子の活性化が大きく関与していることが最近の□□誌に掲載されていた」など）

　注意点の二つ目は、患者管理により優先する項目から教える、言い換えると、基本ができていない研修医に付加ティーチングばかりする（重箱の隅的ティーチングをする）のは避ける、という点です。

　他の指導医が知らなさそうなことで自分が調べて知っている知識をつい披露して教えたくなりますが、それは指導医の自己満足です。そうではなくて、他の指導医だれもが当たり前のように知っていることで、目の前の研修医が知らないこと、患者管理において必要不可欠な項目から教えるようにします。それが「良いティーチング」（＝その研修医のためになり、結果的に患者のためになるティーチング）です。イメージとしては、*Pocket Medicine*, *Washington Manual*, *Sanford* の内容レベルのもの、と考えればよいと思います。

　総合内科医としてカバーする分野は膨大です。*Pocket Medicine* のカバー範囲を日々ティーチングするだけで十二分にティーチングすべき内容（研修医に習得させるべき内容）があります。

4　臨床の疑問をティーチングの持ち札に

　明日からの臨床にすぐ使える「ベッドサイド5分間ティーチング実践」を紹介しました。

　指導医の皆さんの頭の中で行なわれている思考過程を明瞭に言語化して、何もわかっていない後輩に伝達するのには少しばかり技術が必要です。親が割り算の筆算は無意識にできるけれど、小学生の子どもにそれを教えるとなると、

図表2　シナリオ3

指導医からの問いかけ（Challenge questions）	伝えるべき一般論
急性の失血でHtcは下がる？　言い換えるとHtcが正常であったら大量消化管出血は否定的？	失血の急性期はHtc（＝ヘモグロビン）は当てにならない。Vitalで評価すること。Htcが低下するのは補液で希釈されてから、あるいは、サードスペースから代償性に血管内に水分が移動してから。
血算結果（CBC）から、この患者の消化管出血が慢性か急性か判断できる？	MCV[1]が下がっていれば、慢性的に失血していたことが推測される。MCV正常なら急性の失血をより示唆する。ただし、MDS（骨髄異形成症候群）、葉酸欠乏、ビタミンB_{12}欠乏などの合併があれば、慢性の失血でもMCVが上昇しないことがあるのは念頭におくべきである。
もし内科外来で、60歳男性、Hb 8、MCV 66、Vitalまったく問題なし、の貧血を見たらどうする？鉄剤内服して外来フォローして貧血が回復したらそれでいい？	非月経患者の鉄欠乏性貧血は、必ず消化管悪性腫瘍を除外すべきである。必ず問診をとり、他に失血原因が特定されなければ必ず上部・下部消化管内視鏡を行ない、悪性腫瘍を除外すべきである。
暗赤色の下血なんでしょ？　下血だったらPPI（Proton pump inhibitor）いらないんじゃないの？	あらゆる消化管出血は、上部消化管出血が否定されるまでPPIはIVで投与する。根拠は、下血や血便の性状などで上部・下部消化管出血を明確に区別することは困難であり、上部消化管出血であればPPI静脈投与は止血を早めることがはっきりわかっているため、消化管出血例には上部消化管出血でないとわかるまで全例PPI IVを投与する。
消化管出血症例で、ワーファリン内服中でINR[2] 6だったらどうするの？	Supratherapeutic INR（ワーファリンが効きすぎている状態）でActive bleedingがあれば、FFPを投与する。ビタミンKも併用するが、ビタミンKの作用発現には6時間から数日かかるといわれており、Active bleedingの状況では、ビタミンK投与のみでは即効性に欠ける。ここでSupratherapeutic INRマネジメント全体に広げてもいいと思う。
アスピリン内服中の患者の消化管出血でLife threatening shockだったら？	その患者の血小板はAspirin treated plateletであることを念頭におくべきである。AspirinはIrreversible cyclooxygenase inhibitorであり、アスピリンを中止しても、その血小板の寿命の間アスピリンの抗血小板効果が持続する。もし生命にかかわるような出血でコントロール困難なら、血小板数が正常でも血小板輸血を考慮する。
消化管出血（他の出血性ショックにもあてはまる）のVital変化で、一番sensitiveなのは？	脈拍と血圧であれば、脈拍の感度のほうが高い。言い換えると血圧が下がる前に脈拍が上昇し始める。さらに言い換えると、血圧が保たれていても頻脈になってくれば要注意。

じゃ、脈拍さえ大丈夫なら心配ないの？ 言い換えると、脈拍が当てにならないことを念頭におくべきなのはどういう症例？	CCB（カルシウムチャンネル拮抗薬）、BB（βブロッカー）、Digitalis など脈を遅くする内服をしている患者。同様に SSS[3] でペースメーカーが入っている患者など。
肝硬変、食道静脈瘤からの出血なら、考えるべきこと、すべきことは？	i. 消化器内科医の Availability により、内視鏡的止血術までに時間がかかるなら、緊急止血目的で SB チューブ挿入を考慮。胃静脈瘤は SB チューブで圧迫止血できないため、以前の内視鏡所見で食道静脈瘤なのか、胃静脈瘤なのかをチェックすることは SB チューブ挿入前に必須。 ii. 肝硬変症例の静脈瘤からの出血は、SBP（Spontaneous bacterial peritonitis: 特発性細菌性腹膜炎）予防の適応であるため、Ciprofloxacin or Norfloxacin or Ceftriaxone 投与を考慮。 iii. 胃潰瘍など動脈性出血は、ショックになって血圧が低下すれば出血速度が遅くなるが、静脈瘤からの出血は、ショックになっても出続けるため、より重篤なショックに陥りやすい。 iv. 凝固能も悪く、血小板も少ないことが多いため、これらの補充も平行して行なう。
消化管出血、Hb 4 の人が来て、MAP 6 単位投与後、Hb 6 になった。Assessment は？ 言い換えると、MAP 2 単位とすると Hb はどれだけ上昇することが予測される？ この Hb の上昇は十分？	一般論として、MAP 2 単位投与すると、Hb1.5 上昇することを覚えておく。なので、6 単位投与すれば、Hb 4 → 8.5 程度まで上昇することが予測される。Hb が 6 までしか上がっていないことへの Assessment としては、〈可能性1〉同時に行なわれた細胞外液の大量補液によって希釈された、〈可能性2〉まだ失血が続いている、である。いずれにしても、投与された MAP 量に比し、Hb 上昇が不十分であることを念頭に置き、Vital フォロー、NG 排液や便色のフォロー、Hb フォローを確実に行なうべきである。
補液の一般論について。細胞外液を 1 リットル投与したら、どれだけ血管内にとどまる？	体液組成のティーチングを行なう。 体重のうち TBW（Total body water）は体重の 60%。そのうち ICF（Intracellular fluid）は体重の 40%、ECF（Extracellular fluid）は体重の 20%。ECF のうち、IF（Interstitial fluid: 組織間液、いわゆるサードスペース）は体重の 13%、Plasma は体重の 7%（言い換えると、ECF の 3 分の 1 は血管内、3 分の 2 はサードスペースに分布する）。ショックのときにボーラスする細胞外液（生理食塩水、各種リンゲル液）は、組成としては ECF と同じであり、ECF と同じ分布をする。ゆえに 1 リットルボーラスすると、最終的にはその 3 分の 1 が血管内にとどまる。言い換えると、ボーラスした外液の 3 分の 2 は最終的にサードスペースに逃げていく。 （この体液組成のティーチングは他にも頻繁に使える。高ナトリウム血症の Free water deficit の計算式で Free water deficit＝（血清 Na －正常 Na140）/140 × 0.6 × BW の式で 0.6 が出てくるのは、Total body water が体重の 60% だから、など）

6章　明日からできるベッドサイド5分間ティーチング

暗赤色下血、ショックを来たしたことが今回で2回目。前回も今回も上部消化管内視鏡、下部消化管内視鏡とも陰性であった。鑑別診断は？　今後のWorkup（検査の進め方）は？	Obscure GIB[4]）のティーチングを行なう。 i. 繰り返す消化管出血で、上部・下部内視鏡でも陰性なときの鑑別としては、Angiodysplasia・AVM、小腸腫瘍、Meckel憩室、Crohn病、腸管虚血などがある。胆道出血は（分類的には上部消化管出血に入るが）、上部下部内視鏡で陰性の症例という意味で、ここで教えてもよいと思われる。 ii. ショックを来すような病態であれば、血管造影、Bleeding scan (Tagged red blood cell scanning) を考慮する。血管造影は、造影時に出血していなければ陰性となり、また、出血量としてもBleeding scanよりも感度は低い（血管造影は＞0.5mL/min、bleeding scanは＞0.1mL/minで陽性になると言われている）。逆に血管造影の長所としては、Localizationにすぐれ、治療（Embolization）も同時に行なえる可能性がある。 iii. 他の診断方法としては、Push enteroscopy, Capsule endoscopy, Double balloon endoscopyなどがあり、消化器内科医とディスカッションする。 iv. Meckel憩室を疑うなら、Meckel's scan (99mTc-pertechnetate scan) を考慮する。Meckel憩室のRule of 2を教えてもよい（2 feet from the ileocecal valve, 2% of the population, commonly presents in the first 2 years of life, may contain 2 types of epithelial tissue: gastric/pancreatic）
吐血という触れ込みで救急搬送されたが、黒褐色吐物少量、上部消化管内視鏡でも胃内にはうすい黒褐色の液体少量のみで、出血源となる病変も認めず。でもショック遷延。Assessmentは？　鑑別診断は？	i. （もしHbが下がっていて失血がやはり疑われるなら）本当に上部消化管出血なのか？　下部消化管出血でないか？　下部消化管出血の鑑別診断、評価を教える。 ii. （同じく失血が疑われるなら）消化管以外の出血でないか？　消化管以外に出血を隠し得る場所としてMAP (Massive hemothorax, Abdominal cavity, Pelvic/Retroperitoneal cavity) を教える。 iii. （Hbの低下はそれほどでもなく、出血性ショック以外の原因のショックの可能性が高まれば）ショックの一般論を教える。ショックには4分類あり、心原性、閉塞性、循環血液量減少性、分布不均等性。出血性ショックが否定的なら、ほかのショックを考える。具体的には、〈可能性1〉心筋梗塞→心原性ショック、嘔吐に伴う黒褐色嘔吐ではないか、〈可能性2〉急性膵炎やSMA（上腸間膜動脈）血栓症→分配性ショック、嘔吐に伴う黒褐色嘔吐ではないか、などのシナリオを考えさせる。

1) MCV: Mean corpuscular volume　平均赤血球容積、2) INR: International normalizedratio プロトロンビン時間国際標準比、3) SSS: Sick sinus syndrome 洞不全症候群、4) Obscure GIB: Obscure gastrointestinal bleeding　出血源の明らかでない消化管出血

少し別の技術や教え方の準備が必要なのと同様です。親が筆算をしているのを横から100回見ても習得できません。

思考過程を効率よく伝達できることによって、その後、研修医が自分で情報収集・判断をでき、どんどん実務を担えるようになっていきます。それにより、指導医の実務労力も減り、より教育に時間を割ける（新たな5分間ティーチングの持ち札を自分が学習する時間を捻出できる）好循環が生まれます。

同僚指導医や後期研修医たちも、臨床的疑問に出会うたびに、同様の5分間ティーチングを蓄積して共有しつづけることにより、施設全体の医療レベルの劇的な向上につながります。それは間違いなく患者ケアの向上につながります。一般論がはっきりと共有されていると、方針決定も速やかになり、日々の臨床もスピードアップします。

米国内科レジデンシーで私が得た最も大きなものは、この一般論を5分間ティーチングしつづけることと、5分間ティーチングするべき臨床上の疑問を、日々の多忙な臨床の中で、寸暇を盗んでは *UptoDate*、ガイドライン類、*Pocket Medicine*、*Sanford*、*Washington Manual* などから蓄積し続け、皆でシェアしつづけるという習慣付けだと実感しています。

私自身、帰国後も日々、同僚のティーチングから使えそうなものを拝借しています。ひとりの力でその施設の医療レベルを維持するのは困難です。皆さんも、明日から実践され、日本の医療レベルの向上につながることを期待します。

まとめ

- 5分間ティーチングは、日々の多忙な臨床と両立でき、かつ極めて教育効果の高い臨床教育法である。
- 目の前の症例に即した一般論（型）を5分間ティーチングとして教える。
- 教える相手のレベルに合った情報をティーチングする。
- 目の前の症例からの応用として、遭遇頻度の少ない情報も5分間ティーチングとして伝える。
- あえて Challenging questions として聞くことで相手の理解度を確認する。
- 臨床上の疑問に出会うたびに5分間ティーチングとして一般論を蓄積し、施設内で回診時などに共有する。

付録：他の5分間ティーチング持ち札

　以下に、私が使っている5分間ティーチングの実例を字数の許すかぎり列挙します。必ずしも「病名」に関したものだけである必要はなく、手技、一般的な患者マネジメントなど、日常臨床で出会う臨床上の疑問であればなんでも5分間ティーチングに組み込めます。感覚としては、スポーツの型をなるべく多く覚えさせると思ってもらえばよいでしょう。
　実臨床は試合です。必ずしも「型」を「型どおり」にきれいに使えるとはかぎりませんが、「型」が身についていない状態では試合でまともに闘える見込みがないのと同様です。

60歳男性、もともとCre2.5の糖尿病性腎症あり、今回嘔気気分不良で救急外来受診、採血上Cre5.0、カリウム5.5

> **急性腎不全のティーチングを行なう**
>
> ⅰ．急性腎不全のAssessmentは？
> まず腎後性、腎性、腎前性に分ける。
> - 腎後性はどうやって評価するのか？⇒ 膀胱エコー or 導尿、腎エコー
> - 腎前性は？⇒ FENa（Na排泄分画）を計算、もし利尿薬使用中の患者ならFEUN（尿素窒素排泄率）を計算
>
> ⅱ．それぞれの鑑別診断を教える
> - 腎性の鑑別は？　ATN（Acute tubular necrosis：急性尿細管壊死、腎前性からの進展など）、AIN（Acute interstitial nephritis：急性間質性腎炎、薬剤性など）、GN（Glomerulonephritis：糸球体腎炎）
> - これらの鑑別に役立つのは？⇒ 尿沈渣（上皮円柱が多く出ていればATNを示唆し、白血球円柱や好酸球増加があればAINを示唆する。赤血球円柱はGNにpathognomonic（診断的））
> - 尿沈渣の5分間ティーチングを独立させてもよい

急性腎不全の基本マネジメントのティーチングを行なう

急性腎不全のマネジメントとしては、原疾患にもよるが、以下を「型」として教える。

ⅰ．乏尿性腎不全では、Fluid challenge（生理食塩水など外液ボーラスし反応があるか見る）考慮

ⅱ．Avoid nephrotoxins：

- もともとの内服薬で腎機能障害を来たしうるものは止める。ACE阻害薬、ARB[1]、メトフォルミン、利尿剤（Furosemide）など
- 新たに腎機能障害を来たしうる薬剤は投与しない【NSAIDs[2]禁、造影剤禁】。指導医にとっては当たり前すぎるが、入院時カルテのProblem listの急性腎不全のなかに毎回 "Avoid nephrotoxins" を記載し、プレゼンテーションでも言わせる。これを繰り返していないと、Cre上昇中の患者の熱発にNSAIDs IV投与、急性腎不全完成となってしまい痛い目にあったりする

緊急透析の適応のティーチングを行なう

緊急透析の適応は？　この患者がもし週末や夜中に来たら、技師を起こして透析まわさないといけない？　それとも朝まで待てる？
緊急透析の適応はAIUEOで覚える。

- A → Acidosis
- I → Intoxication（Methanol, Ethylene glycolのような透析でしか取り除けない薬物の中毒）
- U → Uremia（Pericarditis, Encephalopathy, Bleedingのようなコントロールできない尿毒症症状がある）
- E → Electrolytes（腎不全で上昇する電解質は？　K, Mg, P. 緊急透析の適応になるのは主にコントロールされない高カリウム血症）
- O → Overload（フロセミドIVなどでもコントロールできない肺水腫、高血圧など）

この項目を毎回繰り返すことで「やっぱり（なんとなく）透析まわしたほうがよさそうな感触ですね」という判断ではなく、研修医に「この患者は緊急透析の適応と判断します。根拠は、フロセミド60mgIVを繰り返してもコントロールできない肺水腫のため、週明けまで待た

ずに Vascular access 挿入して透析をまわし始めたほうがいいと思います」とした判断能力をつけさせていく。

高カリウム血症のマネジメントを行なう

ⅰ．緊急性があるかを判断する必要がある。緊急性があるかの判断は心電図変化があるかどうか重視する

ⅱ．高カリウム血症の心電図変化は？⇒「借りテント長く暮らす北京」と覚える。テント状T波→QRS延長→P波消失。この順番に出現する。つまりテント状T波がもっとも感度が高い

ⅲ．治療としては、BCG dial K と覚える

　B → Bicarbonate（NaHCO₃投与）、βブロッカー吸入（βブロッカー吸入は効果も少ないため無視してもよい）

　C → Ca（カルシウム）製剤

　G → GI（Glucose-insulin）療法

　Dial → Dialysis and diuretics（Furosemide IV）

　K → Kayexalate（カリメート、経口・注腸）

まず投与すべきはカルシウム製剤であり、K低下作用はないが、最も即効性をもって心筋膜の安定化（不整脈を防ぐ効果）があり、すみやかに投与すべきである。グルコン酸カルシウム（カルチコール®）をIVする。

外勤先の救急外来で「うちはカルチコール®ありません！」といわれたらどうするの？など質問（challenge）し、なければ塩化カルシウム製剤を投与する（カルシウム製剤を投与することが目的である）ことの理解を確認するのもよいだろう。

各治療の役割分担も教える。カリウムを細胞内へシフトさせる治療はNaHCO₃、GI療法であり、これらはカリウムを体外へは排出しない。カリウムを体外へ排出する治療は、カリメート、Furosemide、透析である。

---

1) ARB: Angiotension II receptor blocker　アンジオテンシンⅡ受容体拮抗薬、2) NSAIDs: Non-Steroidal anti-inflammatory drugs　非ステロイド性抗炎症薬

45歳女性、発熱、右CVA叩打痛、尿中WBC50/HPF、腎盂腎炎の診断で抗生剤点滴投与目的で入院

腎盂腎炎の起因菌のティーチングを行なう

腎盂腎炎の起因菌は？
尿路感染症の起因菌は、一般的にはE.coli, Proteus, Klebsiella, Enterococcus, Staphylococcus saprophyticusなどである。忘れれば、毎回 *Sanford* を見返せば列挙してある。

尿路感染の起因菌を把握しておくことは、尿路感染の起因菌として一般的でない菌が検出されたときに、「本当に尿路感染症だろうか」と懸念する手がかりとなる。

具体的には、もし黄色ブドウ球菌（MSSA）が血液培養と尿培養から検出されれば、それは尿路感染症として片付けるべきではない。それは、MSSA菌血症からの二次的な細菌尿、膿尿と判断し、MSSA菌血症の原因（特に感染性心内膜炎・硬膜外膿瘍など）を検索すべきである。血液培養も繰り返し2セット採取すべきである。

熱発・尿培養・血液培養からMSSA陽性で、尿路感染としてのみ治療され、感染性心内膜炎や硬膜外膿瘍からのMSSA敗血症症例の対応が遅れた例は散見される。

腎盂腎炎の治療経過、合併症のティーチングを行なう

ⅰ．腎盂腎炎で抗生剤開始後24時間たっても解熱しない。抗生剤を変更すべきか？
腎盂腎炎の解熱は、適切な抗生剤開始後48-72時間かかることは知られており、全体として悪化しているのでなければ、発熱が継続するだけでは抗生剤変更の適応にはならない。もちろん閉塞機転（水腎症がないか）を必ず何らかの画像で評価すべきである。

ⅱ．抗生剤開始後、72時間以上たっても解熱傾向なし、あるいはSeptic shockになる（血圧・尿量低下傾向）など悪化している。Assessmentは？
腎盂腎炎というAssessmentが正しいのであれば、悪化する原因として、〈可能性1〉抗生剤の感受性がない、〈可能性2〉抗生剤の投与量が不十分である、〈可能性3〉Source containmentがされていない、な

どを疑う。
〈可能性3〉を具体的に述べると、閉塞機転（水腎・水尿管）がないか、解剖学的異常がないか、腎膿瘍になっていないかである。
腎膿瘍（Renal abscess）には2種類あり、Perinephric abscess と Intrarenal abscess がある。Perinephric abscess は、腎皮膜下に薄く膿瘍が広がるもので、抗生剤全身投与で加療する。Intrarenal abscess は腎実質内に膿瘍形成するもので、サイズによるが5cm以上ではドレナージが必要となることが多い。
〈可能性1〉に関して、抗生剤の選択は尿のグラム染色所見をもとに起因菌の予測をたて、その施設での Antibiogram を再チェックし、抗生剤変更を考慮する。また、PID（Pelvic inflammatory disease：骨盤内炎症性疾患）/STD（Sexually transmitted disease：性行為感染症）でないかも考慮する。

85歳女性施設入所中、食事中に意識消失しているところを発見され、心肺停止（CPA）にて搬送

CPAの6H&5Tの鑑別診断をティーチング

施設入所中の高齢者CPA症例などは、フルに鑑別診断をしないことも多いかと思うが、こういう状況こそ次に使える「型（＝一般論）」を徹底的に身につけさせる・共有する機会と考える。Asystole, PEA[3]、Vfib/VTのACLSアルゴリズムに従いつつ、1人の研修医にリーダー業務をさせ、指示を出させる。次のリズムチェックまでの2分間に、6H&5Tを抜けなく、すばやく列挙・Assessmentできるようにさせる。
具体的には、患者の頭から（声に出して）

Hypoxemia　挿管して100%酸素で換気中です。
Hypovolemia　末梢ルート確保して外液全開でボーラス投与しています。
Hypoglycemia　（看護師に）血糖いくつでした？（「230でした」）CPAの原因ではないと思います。
Hypo & hyperkalemia　動脈血液ガス出しましたよね？（「あと2分で結果出ます」）

Hydrogenion　同上

Hypothermia　（看護師に）体温チェックお願いします。

Tension pneumothorax　換気できていますし、胸郭両側同じように上がっています。気管偏位なし、皮下気腫なし、違うと思います。

Tamponade　（手の空いているDr.に）心エコーお願いします。（「心のう液陰性です」）

Thrombosis　心筋梗塞か肺塞栓、可能性として残ると思います。

Trauma　特に外傷歴なしです。

Toxins　（看護師に）内服薬リストを施設の方からもらってきてもらえますか？

まとめると、「鑑別診断としては、窒息低酸素からの CPA, 頭蓋内病変・意識レベル低下・低酸素からの CPA, 心筋梗塞、肺塞栓などが残ると思います」のような流れである。

指導医であれば知っているように、これらを鑑別診断して、どれかに診断がはっきりつくことは稀である。それでもこの鑑別診断を CPA 症例のたびに、毎回言わせるべきだと私は考える（米国レジデントでも、インターンのときに毎回毎回、げんなりするまで言わされ、シニアレジデントになってからは、げんなりするまでインターンに言わせていた）。

病態を鑑別診断として速やかに網羅的に（thorough に）列挙できない状態では、本当にその病態にあたったとき、しかも救命し得るときに対応できない（例：40歳、自己免疫性疾患からの心タンポナーデ・PEA 症例など）。CPA 症例全例に、毎回 6H&5T を声だし確認することで、救命し得る一例を救命できることにつながると、私は信じている。

3) PEA: Pulseless electrical activity　無脈性電気活動

ICU 管理一般論のティーチング

> ICU 患者の熱発の Work up は？
>
> Culture BUS と覚える。

ICU 患者の熱発は、問診、身体所見、経過を総合的にみて感染症のフォーカスを探すが、少なくとも Culture BUS（Blood, Urine, Sputum の培養提出）は行なう。他にドレーン類があれば培養を提出する。
- 尿路感染の評価として、尿培養では結果が遅いため、また、Infection か Colonization かの評価ができないため、尿沈渣で尿中 WBC（白血球数）増加がないかも必ず調べる
- 肺炎・VAP（人工呼吸器関連肺炎）の評価として、痰の増加、酸素化の悪化、胸部レントゲン上の浸潤影がないかを評価する
- ライン感染の評価として、入っているすべての動静脈ラインからと、末梢採血から血液培養を、可能なら同時に同じ量採取する。目的は、もし CV ラインからの血液培養が他の血液培養よりも 2 時間以上早く陽性になれば、積極的にその CV ラインのライン感染と診断できるからである
- 他の見逃しがちな感染・炎症部位としては、〈可能性1〉もともと痛風発作の既往のある患者が入院加療にて痛風発作再燃され熱発している、〈可能性2〉下肢などの蜂窩織炎、〈可能性3〉菌血症からの二次的な化膿性関節炎、〈可能性4〉Acalculous cholecystitis（無石胆のう炎、特に Ceftriaxone 投与中）、〈可能性5〉NG チューブに伴う副鼻腔炎、なども毎回考慮する。それらを念頭に置き、全身を必ず診察する。肝酵素上昇もあれば、腹部エコーも考慮
- 感染以外の鑑別診断としては、DVT[4] PE[5]、薬剤性、中枢熱・腫瘍熱、などである
- これらの鑑別診断は「知っている」のでは不十分で、自分から列挙できるようにさせるべきである

敗血症ショック回復期、カテコラミンもオフとできて、Vital も安定。この時にすべきことは？

De-ICU（脱 ICU 状態）を教える。
集中治療管理に伴い挿入した管類はすべて必要悪である。状態が改善してくれば一日も早く抜去すべき。De-ICU とは、Tubes & Lines の必要性を毎日 Assessment して不要なものから速やかに、機を逸さずに身軽にしていくことを指す。
尿道バルーンカテーテル、中心静脈ライン（CV ライン）、A- ライン、気管内挿管チューブ、透析用 Vascular catheter を抜去可能（＝不要）

と判断したその日のうちに抜き、尿路感染、VAP（人工呼吸器関連肺炎）、CRBSI（Catheter related blood stream infection: カテーテル関連血流感染症）になる前に、「逃げ切る」ことが必要なことを教える。末梢ルートで投与可能な抗生剤のためだけに、CVラインが何日も挿入したままになっているのは許されない。

中心静脈ラインのティーチング

ⅰ．中心静脈の感染頻度のティーチング：
上記De-ICUの続きとして、中心静脈ラインはまだ必要だが、現在大腿動脈（the Femoral vein）にCV lineが入っているとする。どうすべきか？　結論は入れ替えるべきだが、その根拠としてCVラインの感染頻度の一般論を教える。感染頻度は、鼠径部＞内頸静脈＞鎖骨下静脈≒PICC[6]といわれている。
なので、鼠径の中心静脈は内頸静脈かPICCラインに入れ替えるべき（鎖骨下は、感染という点ではPICCラインと同等に低く理想的だが、挿入時の気胸などの合併症のリスクを考える必要があり、私はほとんど挿入していない）

ⅱ．CVライン抜去時のティーチング：
CVライン抜去を指示するときに、研修医に毎回教えていることがある。
症例：内頸静脈からDialysis catheter（透析用カテーテル）が挿入されていた。不要になったため抜去しようとベッドサイドに行くと、リハビリで車椅子に座ったところであった。そのままDialysis catheterを抜去したところ急変し、CPAとなった。何が起こったのか？（これは私がVirginia Mason Medical Centerでレジデントをしていたときの指導医がシェアしてくれた症例報告で、今も借用している）
結論は空気塞栓。太い径の中心静脈を上半身から抜去するときには特に危険であり、かつ、座位やギャッジアップなどで、中心静脈内圧が陰圧になると空気が吸い込まれるリスクが高まる。CVライン抜去時は、面倒でも必ずフラットの臥位にして抜去することを徹底する。通常のCVライン（Dialysis catheterでないもの）を抜去するときに研修医に「CV抜去しておいて」とだけ伝え抜去させても、おそらく問題なく抜去できるであろう。しかし、そういう日常業務の中にも、こ

> の空気塞栓のような、経験する頻度の少ない事柄をしつこくティーチングし続けることは、患者安全のための医師としての責務であり、日々ひたすら続けるべきことであると私は信じる。

4) DVT: Deep vein thrombosis　深部静脈血栓症、5) PE: Pulmonary embolism　肺血栓塞栓症、6) PICC: Peripherally inserted central catheter　末梢挿入中心静脈カテーテル

最後に…
　親と教師は「哀しい」職業です。自分が必要とされなくなること（＝育てた相手が自分抜きで能力的に独立していくこと）を最終目標にします。自分の持ち札を惜しみなくさらけ出し続け、いつか、若者たちから「センセイの持ち札、もう全部覚えましたから」とニヤリとされる（と同時に必要とされなくなる）「幸せな哀しい日」を目指して、また明日からも「鑑別診断は？」「Assessmentは？」「なんで？」をともに繰り返していきましょう。

実践編

7章
"失敗から学ぶ" シミュレーション教育

藤谷茂樹

　医療の細分化、そして、患者の重症化が顕著になってきている昨今、医療安全をどのように構築していくか、常に問題となる。私は、2000年から米国で臨床研修を始め2003年から2005年には、University of Pittsburgh Medical Center（UPMC）にて、民間のシミュレーションセンターとして全米一番のWISER（Peter M. Winter Institute for Simulation, Education, and Research）シミュレーションセンターにて研修を受け、医療の質改善にどのように取り組んでいくかを実際に経験してきた。2007年に日本に帰国してからも、シミュレーショントレーニングを組み込んだ研修医教育や医学生教育に積極的に関わっている。

　毎年夏に恒例になっている野口サマースクールでは、日本全国から士気の高い医学生が結集し、野口医学研究所アラムナイ（米国専門医取得者）による合宿形式での指導を行なっている。この章では、シミュレーション教育の目的や効果について解説し、どのように医学教育の現場で私が実践しているかを述べる。

1 "See one, *Simu one*, Do one, Teach one"

1）米国でのシミュレーション教育との出会い

　私とシミュレーショントレーニングとの出会いは、2003年にピッツバーグ大学集中治療学のフェローシップを開始した当日であった。プログラムディレクターであるDr. Rogersの第一声は、「今日から、君たちは患者急変に対応できるプロになってもらわなければならない。シミュレーショントレーニング中

に何度でも死亡するのは構わないが、実際の患者ではそれは許されない。そのためには、オリエンテーション期間中シミュレーショントレーニングで、徹底的に教育をする」というものであった。

　私が渡米した2000年当時、日本では、シミュレーショントレーニングはほとんど普及しておらず、非常にカルチャーショックを受けたのを今でも鮮明に覚えている。

　米国でシミュレーション教育がどのように用いられているかを私の経験をもとに一つ紹介したい。米国には医療安全の一環として、日本の医療安全評価機構の原型となっているJoint Commissionが、院内急変対応システムを導入することを義務化している。これは日本におけるCode blue（院内心肺停止コード）とは違い、院内で心肺停止に至らない患者急変が生じると、院内急変対応チームが呼ばれ、患者処置に当たる。私も研修中に、呼吸不全のある不穏患者に院内急変対応チームとして、気管挿管をしなければならない状況に出くわした。

　患者はアルコール中毒であり、口腔内は齲歯が多く、前歯がぐらついていた。挿管困難症が予想されたため、鎮静薬だけで気管挿管を試みたが、不安がよぎっていた通り、前歯が抜け落ちてしまった。それは、監督していた指導医によりプログラムディレクターに報告された。

　文書として、これは、punitive（罰則的）な措置でないと前置きがあり、シミュレーショントレーニングで挿管困難症を再度学び、そして、身元不明の遺体を保管している遺体安置所で研修をするよう言われた。まずは、シミュレーターを使用して、気管挿管の際の解剖学的な確認と注意点の指導を受け、さらには、実際の挿管困難症が予想される遺体をインストラクターが選び、その遺体で、目線、口腔、声門のアライメントが一直線になるように、頭部挙上（Sniffing position）をする訓練を受けた。

　今から考えるとこのような教育はなかなか受けられず、私のこのような"失敗から学ぶ"をどのようにして日本にいる若手医師に伝えていけるか考えるきっかけとなったことに感謝をしている。そして、同様な失敗を、患者を実験台にして行なってはならず、危険度や侵襲度の高いものに関してはシミュレーション教育がどうしても必要になってくる。米国のように実際の遺体を使用したシミュレーションなどはできないが……。

2）シミュレーションの利点

　医学教育の中で、"See one, Do one, Teach one"という言葉があるが、危険度の高い手技や処置を習得する上で、患者を実験台のように扱うことは倫理的にも許されなくなってきている。私も、帰国当初はできるだけ多くの手技を研修医の先生に経験させたいと願い、"See one, Do one, Teach one"と強調して指導してきたが、現在はシミュレーションを通して、適応、禁忌、手技の手順などの確認が重要だと認識している。

　時代の変遷により、教育方法も日進月歩で進化しており"See one, Simu one, Do one, Teach one"の時代に突入している。

　具体的なシミュレーショントレーニングのメリットを図表1に示す[1] 医療用のシミュレーターは最先端のテクノロジーを搭載しており、標準的なトレーニング（侵襲的処置や危機的状況での意思決定）を繰り返し行なうことができる。トレーニングの得点化やトレーニング内容をビデオに収め、ビデオを見直しながらすぐにフィードバックを行なう（De-briefing）ことができる。蓄積したシミュレーショントレーニングを教育分野でのリサーチとして活用すること

1.	患者を危険にさらすことがない
2.	稀な事象、症例でも繰り返し訓練ができる
3.	ハンズオンシミュレータで複雑な機器の使用法を訓練できる
4.	個人やグループ評価のため、繰り返し同じことができる
5.	臨床では、ただちに介入すべき過誤が起きても、継続することができる
6.	シナリオを止めたり、ゆっくりしたり、やり直したりと時間を自由に調整できる
7.	患者の安全や守秘義務がないので、訓練を記録・再生し、De-briefingを用いた議論ができる
8.	知識のみでなく、スキルなども評価することができる
9.	実際の臨床現場に近い環境で学習できる
10.	失敗することで、学習できる
11.	チーム医療を用いたNon-technicalトレーニングができる

図表1　シミュレーション訓練の有用性

もできる。

デメリットしては、管理人の設置、高額なシミュレーターを含む資機材とその管理、シミュレーションコースの準備、シミュレーション教育ができるFacilitator（指導医）の育成、一度に教育できる人数の制限などが挙げられる。

3）シミュレーションに要求される3要素

医学シミュレーションで、効果的学習を促進させる3要素がある。正確性（Fidelity）、有効性（Validity）、信頼性（Reliability）である。高次機能のシミュレーターを用いることでこの3要素を満たすことができるが、シミュレーショントレーニングの有用性と限界を知り、この高次機能のシミュレーターを使いこなすことができるFacilitatorが必要となる。この3要素について、さらに詳しく解説をする[2]。

（1）正確性

現実と比較した仮想環境の正確性で定義されている。器材の正確性（シミュレーターがどれくらい患者を模倣しているか）、環境の正確性（シミュレーターのある場所の正確性）、心理の正確性（学習者がシミュレーターと現実のギャップを受け入れることのできる程度）を考慮に入れる必要がある。

（2）有効性

現実性を正確に再現しているかどうかということである。進行の有効性（指導者、学習者が期待している方向に向かうかどうか）、内容の有効性（考えられる状況を再現できるか）、構造の有効性（専門科のほうが初学者よりうまくいくか、ポストテストのほうがプレテストよりスコアがよくなるかなど）、並列の有効性（シミュレーション実技結果が、筆記試験などに一致するか）、予測の有効性（シミュレーションがうまくできると現実でもうまくできるか）などの有効性を考慮に入れたプログラムが必要である。

（3）信頼性

評価者間の評価の一致性、試験−再試験間での評価の一致性であり、高いほうがよいシミュレーションといえる。

2 チーム医療と Non-technical skills

ここでシミュレーションでないと教育が難しい Non-technical skills について説明する。院内での急変が起こった場合、心肺停止であれば Code blue が発令され、初期対応がなされるが、心肺停止や Near code blue（いつ心肺停止をきたすかわからない重篤な状況）の患者に遭遇した場合、パニック状態となり医師は通常できていることができない状況になり、重大な事故につながってしまう可能性がある。また非常に過酷な勤務状況におかれている場合も同様である。これらに対応するための重要な能力に、シミュレーションでないと教育できない Non-technical skills がある。

Non-technical skills とは、「状況認識」「意思決定」「コミュニケーション」「チームワーク」「リーダーシップ」「ストレス管理」「疲労対策」の7つで構成される手技を伴わない技術であり、安全で効率的な医療を行なう上で必要とされる。

飛行機事故では、多くの事故が機器の故障やパイロットの技術よりも、Non-technical skills に関連して起こることが知られている。適切な対応をすれば回避できる機体の故障も、パニックが起こると正常な判断ができなくなり、

カテゴリー	要素
状況認識	情報収集　情報解釈　先読み
意志決定	問題明示　代替え案検討　代替え案の選択と実施　アウトカムの評価
コミュニケーション	簡潔明瞭な情報の送信 情報交換時の意図と脈絡を含める 傾聴による情報の受信 コミュニケーションバリアーの特定と指摘
チームワーク	メンバーからの支援　対立の解決　情報交換　実践の協働
リーダーシップ	権威の使用　基準維持　計画と優先順位　作業負担と資源の管理
ストレス管理	ストレス徴候の特定　ストレスの影響を認識　対ストレスの戦略
疲労管理	疲労徴候の特定　疲労の影響を認識　対疲労の戦略

図表2　Non-technical skills のカテゴリーと要素[3]

通常では考えられない行動パターンをとってしまうのである。そのため航空業界では、CRM（Crew resource management）が義務付けられている。

実際にチームでトレーニングを受けていれば、適切なコメントをチームメンバーの誰かが述べることで、エラーを回避できる可能性は高くなる。この Non-technical skills を指導するには、チームでのシミュレーショントレーニングが非常に有効となるのである。

3 医学生対象のトレーニング実例

日本での医学教育は、海外と比較して実地臨床教育という点でかなり後れを取っている。

私が野口サマーセミナーで行なっている敗血症シミュレーションでどのように医学生に指導しているか解説する。まず〈対象〉〈目標〉〈指導〉項目を明らかにする。サマーセミナーでは、医学生が対象受講生であるので、研修医に指導をするより、レベルを一段階落とす必要がある。また受講生が理解しているか逐次確認が重要になる。受講人数については相互方向のディスカッションなども必要なため多くても10名が限度である。

これから先は実際にどのようにシミュレーショントレーニングを行なっているかを具体的に説明する。

(1) 対象受講生：医学生5年生、6年生
(2) 講義時間：1時間30分
(3) 一般目標（GIO）：
　① ショックの4つの病態（循環血液量減少性、心原性、血液分布不均等性、閉塞性ショック）を把握する。
　② 敗血症性ショックガイドラインの初期治療が理解できる。
(4) 行動目標（SBO）：
　① ショックについて
ⅰ．ショックの4病態の特異的パラメーターを説明することができる
ⅱ．ショック患者の初期治療（A, B, C, D）が説明できる。
　② 敗血症について

ⅲ．敗血症性ショック患者の必要な現病歴と Review of systems（ROS）が説明できる。
ⅳ．敗血症性ショック患者で、組織還流量低下もしくは虚血が起こっているときの指標（血液検査、理学所見）を説明することができる。
ⅴ．敗血症性ショック患者の初期治療（Early goal directed therapy）を説明することができる。
ⅵ．抗菌薬のタイミングを説明することができる。
ⅶ．必要輸液量と昇圧剤の使用方法が説明できる。

(5) 事前準備
　受講生には、あらかじめ GIO, SBO を渡しておき、自己学習をしてきてもらう。これは、成人教育の重要な要素の一つであり、自分から目的をもってコースに参加してもらう必要がある。事前準備があれば、効率的な学習ができる。

(6) 当日の進行予定
　① プレテスト
　学習者のシミュレーション教育での理解度を測るため、プレテストを行なうことが望ましい。

　　解説：ポストテストと比較すれば、シミュレーション教育で理解できた内容を数値として示すことができる。また、ポストテストで理解できていない受講生には、フィードバックをかけ、到達目標の達成に導くこともできる。

　② シミュレーターの使用方法の解説
　レールダル社のシムマン 3G を使用しているが、この高次機能シミュレーターの機能を下記に箇条書きで示す。

- 遠隔操作でしゃべることができ、記憶させた文章はコンピュータ操作で発声させられる
- モニター（心電図、血圧、脈拍、経皮酸素飽和度、中心静脈圧、体温、心拍出量、肺動脈圧、$ETCO_2$）することができる。またこのモニターの値は、遠隔操作で変更できる
- 理学所見は、健常者の聴診設定のほかに、病的な呼吸音、心音の再現が可能であり、全身状態に合わせ変化させられる。上腕で非観血的血圧測定ができる。頸動脈、上腕動脈、大腿動脈、足背動脈が触知できる（SBP 60 mmHg 以下では触知せず）。血圧、脈拍、呼吸数、体温など変動させることができる。対光反射、開眼、閉眼も遠隔操作で変えられる。流涙、痙攣、チアノーゼなども表現できる

- 検査所見、画像、動画などモニターで確認できる
③ 各自自己紹介

　自己紹介後にはアイスブレーキングも兼ねてシムマンを触ってもらう。その後のディスカッションを活発にさせることができる。

④ 症例の提示

　下記に示しているように、患者情報はできるだけ簡便に記載しておくことが望ましい。鑑別をしていく上で診断がピンポイントで決まるような詳細な記載は避けるべきである。

症例提示

- 60代女性
- 主　訴：呼吸苦、背部痛
- 既往歴：高血圧（ブロプレス 8mg、ノルバスク 5mg 内服中）
　　　　　糖尿病（アマリール、メルビン内服中）
- HPI（現病歴）：
2日前より発熱、背部痛にて他院を受診したところ入院を勧められたが、本人拒否のため帰宅した。本日、21時頃に呼吸苦出現し、再度他院を受診した際、血圧の低下を認めたため、救急室へ紹介となった。

---

⑤ Vital signs の確認、理学所見の把握

　実際にモニターなどを付けさせながら、研修医に異常な Vital signs や理学所見などを指摘してもらい、患者がショックであることを認識してもらう。必要な情報がとれた時点で下記のスライドを示す。

来院時身体所見	
- 意識レベル：E4V5M6	- 腹部：平坦・軟、圧痛なし、右 CVA tenderness（+）
- Vital：BP 80/61mmHg、HR 148回/分 sinus tachy、RR 48回/分、BT36.3℃、Sat 90%	- 四肢：浮腫なし
- 胸部：呼吸音清	- 皮膚：チアノーゼあり

⑥ SBO（行動目標）の確認

いったん受講生を座らせ、SBO の i、iv、v（p.122−3 参照）について、ディスカッションを行なう。

事前に資料を作成しており、その資料に基づいて双方向なディスカッションをする。まずは、ショックの定義につき述べてもらい、ショックの4病態について、引き続き説明してもらう。これにより、受講生が事前学習をしてきているか確認することができる（図表3）。

次に、敗血症性ショックが最も疑わしいと思われる所見について議論する。

(1)

ショックの定義	
- ショックとは、「酸素の需要と供給のバランスが崩れ、供給を上回る需要が生じた結果」と定義される	- ショックにおいて血圧低下が認められることが多いが、血圧低下（BP 90mmHg など）はショックの定義ではない

(2)

ショックの分類（4病態）	
- 循環血液量減少性ショック 　①出血性 　②非出血性	- 血液分布不均等性ショック 　①敗血症　②Spinal shock 　③アナフィラキシー
- 心原性ショック 　①虚血性心疾患　②弁膜症　③不整脈	- 閉塞性ショック 　①緊張性気胸 　②心タンポナーデ

(3)

	心拍数	心拍出量	左室充満圧	体血管抵抗	ScvO₂
心原性	↑	↓	↑	↑	↓
循環血液量減少性ショック	↑	↓	↓	↑	↓
血液分布不均等性	↑	↑OR→	↓OR→	↓	↑OR→
閉塞性	↑	↓	↓	↑	↓

図表3　(1) ショックの定義、(2) ショックの分類、(3) ショックにおける血行動態の変化

図表4の全身所見をもとに、発熱、頻呼吸、低血圧、頻脈、斑状紅斑、毛細血管再充満時間、Shivering、無尿、意識レベルの低下について述べてもらう。その上で、どのような血液検査、画像が必要か、組織の虚血の指標としてマーカーとなるものは何かを述べてもらう。

血液培養、尿培養など各種培養は抗菌薬が投与される前に採取すべきことが理解されていればよい。

⑦ 初期診察

受講生にシミュレーター診療に戻ってもらい、ショックのときに行なう初期診療の ABCD —— A気道、B呼吸、C循環、D全身診察/神経学的所見——を実際に診察して確認する。

感染の存在（推定もしくは実証）、および以下の症状のうちいくつかを有する状態	全身的指標	発熱（> 38.3℃） 低体温（深部温 < 36℃） 心拍数（> 90/min、もしくは年齢の基準値よりも > 2SD: 標準偏差） 頻呼吸 精神状態の変化 著明な浮腫または体液増加（24時間で > 20mL/kg） 非糖尿病患者の高血糖（血糖値 > 140mg/dL もしくは 7.7mmol/L）
	炎症反応の指標	白血球増多（WBC > 12,000/μL） 白血球減少（WBC < 4,000/μL） 白血球数正常で未熟型白血球 > 10% CRP（基準値から > 2SD） プロカルシトニン（基準値から > 2SD）
	循環動態の指標	低血圧（成人では収縮期血圧 < 90mmHg、平均血圧 < 70mmHg、収縮期血圧は40mmHg以上の低下、もしくは年齢基準値よりも2SD以上の低下）
	臓器障害の指標	低酸素血症（Pao_2/Fio_2 < 300） 急性発症の乏尿（適切な補液にもかかわらず尿量 < 0.5mL/kg/hr が2時間以上継続） クレアチニン値の上昇（> 0.5mg/dL もしくは 44.2μmol/L） 凝固異常（PT-INR > 1.5 もしくは aPTT > 60秒） イレウス（腸蠕動音の消失） 血小板数減少（< 100,000/μL） 高ビリルビン血症（T-Bil > 4mg/dL もしくは 70μmol/L）
	臓器灌流の指標	高乳酸血症（> 1mmol/L） 毛細血管充満時間の延長、もしくはまだらな皮膚

図表4 Surviving Sepsis Guideline 2012 敗血症の定義 [4]

ICU 入室時血液検査

〔血算〕
- WBC 17.2 × 103/μL
- RBC 4.34 × 106/μL
- Hb 12.3g/dL
- Ht 36.5%
- Plt 46 × 106/μL

〔凝固〕
- PT 58%
- PT-INR 1.44
- APTT 118.4s
- APTT control 30.3s
- D ダイマー 37.8 μg/mL

〔生化学〕
- Alb 3.4g/dL
- T-bil 1.1mg/dL
- GOT 54IU/L
- GPT 35IU/L
- LDH 560IU/L
- Cre 2.81mg/dL
- BUN 39.2mg/dL
- Na 131mEq/L
- K 3.7mEq/L
- Cl 99mEq/L
- CRP 23.31mg/dL
- 血糖 325mg/dL

〔動脈血液ガス〕
- PH 7.155
- pCO_2 29.1mmHg
- pO_2 361.1mmHg

HCO_3 9.8mmol
ABE -20.1mmol

〔尿所見〕
- pH 5.0
- 蛋白定性（2+）
- 糖定性（+）
- 潜血定性（3+）
- 白血球 多数/1 視野
- 細菌（3+）

胸部写真

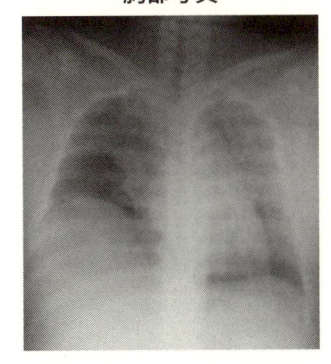

図表 5　その他検査

ここで、De-briefing を入れ、再度診察してもらう。

⑧ 各種検査結果の提示（図表 5）
⑨ 患者への初期治療開始

　自分たちで事前学習してきた範囲で、敗血症性ショック患者の治療を開始してもらう。今まで座学がメインで勉強してきた受講生にとっては、この実際の臨床現場に近い状況に対応できないことが予想される。

　シミュレーションを利用して、実臨床に近い環境を創りだし、そこで、実際に受講生の行なった治療効果の判定を Vital signs で示すことにより、どのようなプロセスで診療がなされていくかを示すことは医学教育上で非常に重要なこ

とであると思われる。

シミュレーション終了後には、メインイベントである De-briefing を行なう。この De-briefing は、Facilitator から一方的に解説するのではなく、受講生との双方向でのやり取りが重要である。

インストラクターは、受講生がどこまで理解して、どこを理解していないかを把握することにより、受講生の学習効果を増強させることができる。

上記のチェック項目を、図表6、7を用いて指導することで、冒頭で示した敗血症性ショックのマネジメントについて、知識のみでなく、治療効果を経験でき、生きた臨床教育を提供できる。

⑩ ポストテスト

最後に全体の振り返り、並びにポストテストを行ない終了とする。

必ずこのコースに対しての評価表に記載してもらい、次回以降のシミュレーションコースに反映させる。

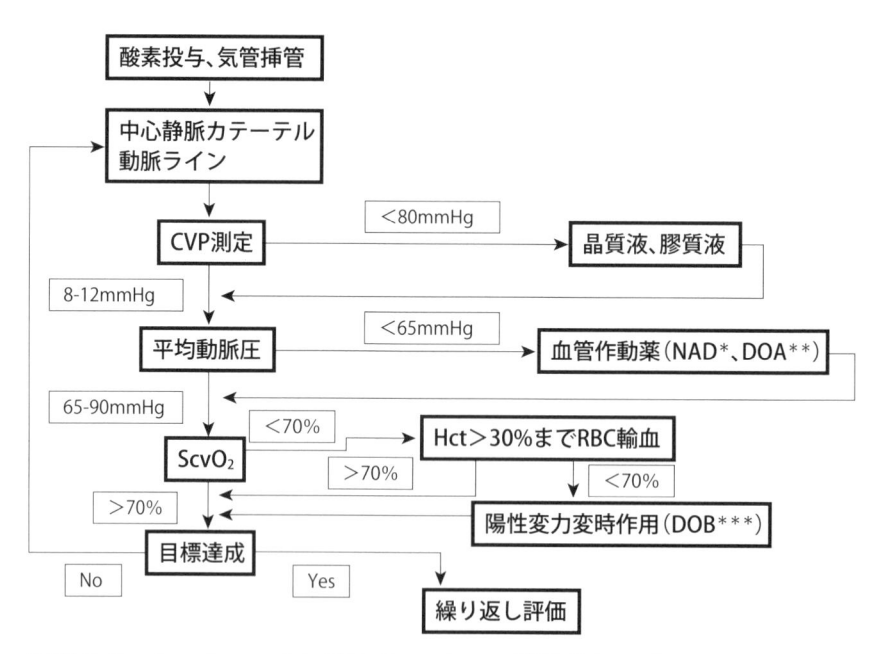

* NAD: Noradrenaline　** DOA: Dopamine　DOB: Dobutamine
図表6　Early Goal Directed Therapy[5]（出所：NEJM.2001; 345: 1371 を改変）

3 時間以内に達成すべき項目
①乳酸値を測定する ②抗生剤投与前に血液培養を採取する ③広域抗生剤を投与する ④低血圧もしくは乳酸値≧ 4mmol/L に対して 30mL/kg の晶質液を投与する
6 時間以内に達成すべき項目
⑤（初期輸液蘇生に反応しない低血圧に対して）平均血圧（MAP）≧ 65mmHg を維持するように昇圧薬を投与する ⑥輸液蘇生にもかかわらず低血圧が遷延する（敗血症性ショック）もしくは治療初期の乳酸値が 4mmol/L（36mg/dL）以上であったとき： 　- 中心静脈圧（CVP）を測定する 　- 上大静脈血酸素飽和度（ScvO$_2$）を測定する ⑦治療初期の乳酸値が上昇していた場合は乳酸値を再測定する

図表 7　Surviving Sepsis Campaign のケアバンドル[4]

〈本症例〉シミュレーショントレーニングでのチェック項目：

#1　時間軸が非常に重要な EGDT（Early goal directed therapy）を適切に行なえない場合の予後への影響
#2　組織循環を維持するためのマーカーの変動（CVP, 乳酸値、ScvO$_2$）
#3　気道確保と人工呼吸
#4　適切な輸液投与
#5　適切な昇圧剤投与

4　必要なシミュレーションセンター

　研修医教育でシミュレーショントレーニングは欠かすことができない教育方法の一つとなってきている。今までは、実際のシミュレーションの教育内容や方法について述べてきたが、今後新たにシミュレーションセンターの立ち上げを検討されている施設もあるものと思われる。そこで、シミュレーションセンターの立ち上げを成功させるためにはいくつかの分類に分けて考えるとわかりやすい。

（1）立地条件

　ここでは、他施設からの受講がある場合とない場合で異なる。他施設からの

受講がある場合、公共交通機関のアクセスが良く、宿泊施設が近隣にあり、Facilitatorが15分以内に指導にいくことができる場所が望ましい。単施設でのシミュレーションセンターであれば、立地条件にこだわる必要は特にない。

(2) マネジメント

プログラムディレクターは必要であるが、専属（百％従事）である必要はない。シミュレーションセンターを管理運営する事務局は必須であると考える。

できれば事務局と管理人は別に置いたほうが好ましいが、人件費など考慮すると管理人は医学的なことにある程度精通している看護師やコメディカルで、事務的な作業も同時にできる人材で対応可能である。

(3) プログラム作成

対象、対象人数、目標を決め、プログラムを作成する必要がある。このプログラム作成は、きちんとした教育を受ける必要がある。海外ではいくつかのプログラムが販売されているので、その内容を参考にするか、もしくは、プログラムディレクターにプログラム作成方法を指導しているコースを受講してもらうなどが必要になってくる。

(4) プログラム運営管理

シミュレーションセンターを管理運営するには、物品の購入やセンターの改築が必要なる。コストベネフィットを考え、医師部門、看護部門と十分事前協議をして物品購入をすべきである。

(5) 評価

受講生がシミュレーションを受講することにより、プレテストとポストテストで知識レベルが改善しているかどうか、満足度がどうかを毎回振り返る必要がある。またシミュレーショントレーニングの効果判定は必ず記録に残すようにする。

(6) 申し込み方法

オンラインで申し込みができるようにしておけば、予約状況が外部からでも確認でき、より多くの人に気軽にシミュレーションセンターを利用してもらうことができる。

(7) シミュレーションラボの設計

　各施設で、スペースや対象が異なるため、設計に関しては一般的なことしか言及できないが、座学ができる広めの部屋が必要になる。スキルラボであれば、小部屋がいくつか必要になり、ACLSなどであれば、座学できる広いスペースをうまく共有することができる。広いスペースは、パーティションを置くことで、小部屋として利用することができる。また、マジックミラーやDe-briefing用の録画（多方面からの録画ができる固定カメラの設置）ができる病室（個室）などもよく利用される。人工呼吸器など高電圧が必要な場合は、事前に電気工事が必要となる。

(8) De-briefingができる環境

　上記にも示したが、録画、再生した画像などを、振り返ることが重要であり、そのための機器とスペースが必要になる。

(9) Facilitatorの育成

　どんなに素晴らしい高額な機器があったとしても、それを使いこなせる人材がいなければシミュレーショントレーニングは効果を生み出せない。そのためには、Facilitatorの育成が急務である。Facilitator育成コースなどを受講してもらうのが一番の早道かもしれない。

＊　　　＊　　　＊

　最後に、医学生にとって、座学のみの講義では医学教育をする上で限界がある。シミュレーショントレーニングを有効に採り入れることにより、より深い病態生理や薬理学の必要性を体感でき、初期研修へスムースに移行させられる。シミュレーション教育は、医学教育において高い効果を上げることができるため、今後、さらに広く普及していくことが望まれる。

まとめ

- 危険度や侵襲の高い手技に関しては、シミュレーション教育は有用な手段となる。
- 医学シミュレーションでは、効果的学習を促進させる3要素、正確性（Fidelity）、有効性（Validity）、信頼性（Reliability）を認識する必要が

ある。
- Non-technical skills とは、「状況認識」「意思決定」「コミュニケーション」「チームワーク」「リーダーシップ」「ストレス管理」「疲労対策」の7つの実際に手技を伴わない技術であり、安全で効率的なテクニカルスキルを伴う医療を行なう上で必要とされる。
- Non-technical skills は、座学では習得が難しく、チーム医療でのシミュレーション教育は有用な手段となり得る。
- 受講生には、あらかじめ GIO, SBO を事前に通知しておき、事前自己学習をすることを原則とする。これは、成人教育の重要な要素の一つであり、自分から目的意識をもってコースに参加することが望ましい。
- シミュレーション終了後に、メインイベントである De-briefing を行なう。この De-briefing は、Facilitator から一方的に解説するのではなく、受講生との interactive なやり取りが重要となる。

参考文献

1) Rall M, Gaba D. *Patient simulations*. 6th ed. Philadelphia: Churchill Livingstone; 2005.
2) 中川雅史. *non-techical skill* トレーニング. 東京：メディカル・サイエンス・インターナショナル; 2012.
3) Keh D, Boehnke T, Weber-Cartens S, et al. Immunologic and hemodynamic effects of "low-dose" hydrocortisone in septic shock: a double-blind, randomized, placebo-controlled, crossover study. *Am J Respir Crit Care Med*. Feb 15 2003;167（4）:512-520.
4) Dellinger RP, Levy MM, Rhodes A, et al. Surviving sepsis campaign: international guidelines for management of severe sepsis and septic shock: 2012. *Crit Care Med*. Feb 2013;41（2）:580-637.
5) Rivers E, Nguyen B, Havstad S, et al. Early goal-directed therapy in the treatment of severe sepsis and septic shock. *N Engl J Med*. Nov 8 2001;345（19）:1368-1377.

応 用 編

8章 救急現場での臨床指導

井上信明

　米国では、日本の後期研修に相当するレジデント研修を終えたあと、特定の分野の学びを深めたい人たちは、フェローシップ研修に進みます。フェローシップ研修を終えると、通常はその分野において指導的立場で仕事をすることになりますので、フェローシップ研修の期間中に指導医になることを意識して研修を受けることになります。

　小児科に関連するフェローシップは、すべて3年間のプログラムですが、わたしが研修させていただいた小児救急フェローシップのプログラムでは、3年間の最後の1年間は自身が研修を受けながら指導医の役割も与えられ、レジデントや医学生の指導にも関与する機会をいただきました。さらに豪州でも指導医の勤務枠で仕事させていただき、同じように研修医や医学生に指導する機会をいただきました。その経験から学んだことを共有させていただきたいと思います。

　この章では、三つのテーマを軸に救急の現場における臨床指導について紹介します。まずERという特殊な環境において比較的簡単に取り組める臨床指導の手法について紹介したいと思います。これはシミュレータなどを用いるOff-the-job trainingではなく、実際に患者の診療をしながら行なう指導方法の一例です。次に救急医療において避けて通ることができない蘇生時に、経験の浅い研修医もチームの一員としてチーム医療を実践してもらうために指導すべきこと。そして最後に、わたしが個人的に救急の現場で取り組んでいるコーチングという指導方法について紹介したいと思います。

1 救急医療の現場と臨床指導

1) 現場の特殊性

　わたしが米国で小児救急フェローとして研修を始めた頃、ER の指導医である上司のひとりから次のような質問をされたことがあります。
　「循環器内科医は心臓の専門医であり、整形外科医は筋骨格系の疾患や外傷を専門とする医師であることに異論はないでしょう。では、救急医は何を専門とする医師だと思う？」
　「診断のついていない様々な患者さんに初期対応することが専門だと思います」と答えたところ、
　「わたしたち救急医は、時間や限られた医療資源を管理する専門家だよ」
　と答えがありました。当時フェローシップ研修を始めたばかりであったわたしは、その回答を聞いて十分意味を理解することができませんでしたが、その後いわゆる ER という環境で指導医としても仕事を始め、患者の診療とあわせて研修医の指導もするようになると、身をもってその意味がわかるようになりました。
　すべての患者を受け入れる米国の ER と異なり、日本の救急医療は基本的に病院前で重症度に従って患者を振り分けるようにしていますし、受け入れ施設によっては、そのときの状況に応じて救急搬送の受け入れを拒否することもできますので、必ずしも米国の ER と同じような状況が生まれるとはかぎりませんが、救急外来が時間、場所、人的資源、情報といった様々な資源が限られた臨床の現場であることに相違はないように思います。そのような現場での研修医指導においては、その特殊性に配慮した指導を行なう必要があります。

2) 指導の特殊性

　一般的に救急外来では、病棟や定期外来のように医師—患者関係を構築する時間の余裕はありません。また患者側も医師が丁寧に診療することよりも、一刻も早く診断をし、薬を出してくれることを望んでいるかもしれません。つまり救急外来は研修医の教育場として、患者側の協力が必ずしも得られない可能

性があることを念頭においておく必要があります。

　また救急外来では、臨床医学における基本である病歴や身体所見（H&P: History and physical examination）に関する情報でさえ限られた時間内で集める必要があり、研修医の熟練度によっては症例についてディスカッションするときに十分な情報が集められていないことがあります。また病棟でのディスカッションのように、検査結果などがすべて出揃った状態でディスカッションができないこともあります。

　さらに日本では、米国のように研修医を指導することを仕事の中心とする指導医が常時救急外来で勤務しているわけではありませんので、指導医は研修医の指導とあわせて自分自身も患者を診療しなければ、救急外来が患者で溢れかえってしまうこともあります。結果として指導医側に余裕がなく、必然的に研修医とディスカッションする時間さえも限られてしまうことが十分あります。

　このように、救急外来は研修医への教育という観点からみても特殊な環境ではありますが、一般的な救急外来では病棟では経験できないCommon diseaseに多く触れることができます。また様々な疾患の初期段階に触れますので、情報がそろった段階で鑑別診断（Differential diagnosis）を考える一般的な病棟での症例ディスカッションとは異なる視点で鑑別診断を考える訓練になります。

　時間や情報が限られた状況では、むしろ無駄な検査を極力省き、診断をつけることにこだわらず、病態把握から緊急度および重症度の判断を優先すべきですが、これは病棟やいわゆる総合外来における考え方と異なる考え方で、救急外来でこそ学ぶべきことだと思います。

　制約は多くありますが、救急外来は研修医にとって救急的思考を学ぶ最善の場所となりえますので、その魅力を伝えることができるよう、指導する側も備えていたいと思います。

3）指導を受ける研修医の特殊性

　米国の小児救急の研修プログラムには4種類の研修医がいました。わたしのように小児救急を専門とすることを目指すフェロー、そして小児科、救急科、そして家庭医学科のレジデント（日本の後期研修医に相当）たちです。

　このうちフェローや救急科のレジデントは、小児救急医療を学ぶことに意欲的ですが、小児科のレジデントのなかにはローテーションで決められているから救急を研修しているだけのレジデントもおり、必ずしも全員がモチベーショ

ンの高い研修医とはかぎりませんでした。さらにこれに医学生も加わりましたので、様々なバックグラウンド、到達目標をもつ人たちが研修していました。

　日本でも卒後研修の義務化以降、救急研修が必修となっている研修プログラムが多くあります。そのため救急医療の現場で指導を受ける初期研修医は、必ずしも救急医療に興味をもっているとはかぎりません。研修医間で知識レベルやスキル、また到達目標に大きな違いがあることは当然のことでしょう。指導する側は、こういった研修医側の事情にもある程度配慮が必要になります。

4）指導の実際

　帰国後、上記のように様々な資源の限られた救急医療の現場で、バックグラウンドの大きく異なる研修医たちの指導に関わるようになり、米国や豪州で教わったことをベースにして以下のようなことに現場で取り組み、研修医を指導するよう心がけています。

（1）研修医のバックグラウンドおよびニーズ評価

　バックグラウンドや到達目標が大きく異なる研修医たちの状況を、指導する側があらかじめ把握しておくことは重要です。また、特に研修医たちが到達目標を自分で考え、それを言語化しておくことで、自分自身の研修に対する意識を高める効果も期待できます。

　わたしたちは、1カ月以上の中長期間ローテーションする研修医たちに対しては、ローテーション前にこれまでの救急医療における経験、またローテーションでの到達目標をアンケート調査しています。まず紙面による調査を行ない、後に直接会ってヒアリングを行ないます。調査した内容は、救急医療の現場で研修医の指導に関わる指導医たちと共有するようにすることもあります。

　また状況に応じて、研修医の各勤務帯の開始時にその勤務の時間内での目標を挙げてもらうようにすることもあります。なおいずれのレベルの研修医に対しても、目標を挙げる時点でそれぞれのレベルに妥当なものであること、かつ到達可能な目標となるよう留意しています。

（2）5つのマイクロスキル[1]

　米国での研修中、指導医に症例をプレゼンテーション（以下プレゼン）したらほぼ間違いなく "What do you think?" "So, what do you want to do to this pa-

```
┌─────────────────────────────────────────────┐
│           成功のための環境づくり                │
│  間違えてもよいので自分の考えをはっきりと述べる雰囲気づくり │
└─────────────────────────────────────────────┘
                    ▼
┌─────────────────────────────────────────────┐
│              患者の診断                      │
│ 患者の診断に必要な情報収集。経験の浅い研修医にはBriefingを検討 │
└─────────────────────────────────────────────┘
                    ▼
┌─────────────────────────────────────────────┐
│           学習者の診断（評価）                 │
│  ⅰ.研修医の考えを述べさせる  ⅱ.その考えの根拠を聞き出す │
└─────────────────────────────────────────────┘
                    ▼
┌─────────────────────────────────────────────┐
│           学習者への介入（教育）                │
│  ⅲ.一般論を教える  ⅳ.できたことを褒める  ⅴ.間違いを正す │
└─────────────────────────────────────────────┘
```

図表1　5つのマイクロスキルを実践するための全体の流れ

tient?"と自分の考えを聞かれました。そして自分の考えを述べたら、続けてその根拠を聞かれました。そしてその後指導医から一般的な考え方（General ruleや標準的治療方法）を教わりました。

　指導医がディスカッションしている内容について自信をもてないときは、すぐに一緒に教科書を読んだり、文献を検索して最近の知見を確認したりもしていました。

　外来など教育のため時間を十分確保できない状況における指導方法として、"The One Minute Preceptor"という臨床指導の手法があります。これは決して1分で指導を終えることを意味しているわけではなく、1分もあればできるほど簡便な方法であるということです。また5つのステップを踏んで指導をすることから、「5つのマイクロスキル」[1]とも呼ばれています（p.68参照）。

　その流れを簡単に紹介します。概要は図表1の通りです。

① **成功のための環境づくり**

　この指導方法は、最初のステップで「どう思うのか？」「どうしたいのか？」と研修医の考えを聞くところから始まります。したがって、研修医たちが間違いを恐れるあまり自分の考えをしっかりと述べることができないと指導の最初

のステップでつまずくことになりますので、研修開始時あるいは普段の会話のときから、研修医たちが考えていることを臆せず話ができる雰囲気（環境）づくりを行なっておくことが肝要です。これが5つのマイクロスキルによる指導を成功に導く素地になります。

② 患者の診断／学習者の症例提示

研修医たちが提示する症例をもとに、指導医はディスカッションを開始します。したがって研修医たちの情報収集能力、そして集められた情報を処理する能力も問われます。あくまでも学習の主体は研修医たちにありますので、本来指導医はあまりこの過程で口出しすべきではありません。ただディスカッションのためには、研修医たちがH&Pといった情報をしっかりと収集してくることが前提ですので、まだ経験が浅い研修医にはさらに工夫が必要となります。

ちなみに経験の浅い研修医に対しては、研修医が診察に入る前に問診票から得られる情報をもとに、その症例における情報収集のポイントや想定すべき鑑別などをあらかじめ列挙することで、より効率よく情報収集ができます。

詳細は後述しますが、経験が十分でない研修医に対してこのように前もって介入し、症例に対する備えをさせる方法はブリーフィング（Briefing）と呼ばれます。

③ 学習者の診断（評価）

ここから5つのマイクロスキルの実践です。（i.～v.）

i. 研修医の考えを述べさせる（聞き出す） 提示した症例に対し、研修医はどのように診断や検査について考えるのか、どのようにAssessmentをするのかについて、研修医の考えを聞き出します。

なかなか上手に述べることができない研修医もいます。忙しい救急外来では、指導医は1秒しか間をおく余裕をもたないともいわれていますが、最低3秒間待ってあげることで研修医たちは3倍以上の内容を述べることができるようになり、より建設的な会話になると言われています。

決して研修医たちを攻めたてるように質問するのではなく、基本的には相手の答えを待つ姿勢が必要となるでしょう。

ii.（その考えの）根拠を述べさせる 研修医たちは考えを述べると、それがあっているのか、間違っているのか答えを求めがちですが、続けて研修医たちになぜそのように考えたのか、その根拠・理由付け（Reasoning）を述べてもらいます。

研修医の考えの根拠を聞き出すことで、偶然正解が出たのではなく本当に正

しい考え方ができているのか、間違っていてもどこが間違っているのか、研修医たちに介入すべきポイント、つまり学習者の弱点や学習のニーズが明確になります。

④ 学習者への介入（教育）

　iii. 一般論を教える　これまでのステップで明確になった研修医たちの学ぶべきことについて、研修医たちが次に同じ状態の患者を診療することになった際にスタンダードな判断ができるよう、一般的な考え方や判断の根拠、つまりグローバルスタンダードを提示します。

　もしその問題点についてグローバルスタンダードを教える自信がなければ、わたしは「知らない」ことをはっきりと研修医たちに伝えます。曖昧な知識を提供して将来研修医たちが困ることを避けるためです。その代わり、わたしに時間的余裕があれば研修医たちと一緒に文献や教科書を調べるようにします。

　また忙しい場合は、文献検索のキーワードを教えるなど、問題点を解決する方法を教え、研修医自身に調べてもらったあとで報告をしてもらうこともあります。

　iv. できたことをほめる
　v. 間違いを正す

　最後のステップ、[iv.] [v.] の目的は、研修医の望ましくないところに修正を加えながら、自発的な成長を促すことにあります。そのために研修医にはできるだけ具体的に、何がよく、何が悪かったのかを伝えます。また今後どのように改善したらよいか、学習すべき課題についても指導します。

　なお注意すべきことは、できるだけ具体的に褒めること、本人の人格を否定するような発言を避けること、褒める場合は多くの人がいる前で行ない、間違いを正す場合は人前で行なわないようすることなどです。

　具体的に褒めることで、褒められた研修医は「自分のことをよく見ていてくれる」と指導医に心理的な親近感をもつことができ、その後の指導がスムースにいきますし、研修医は前向きな気持ちになります。一方間違いの訂正は、各症例提示のあとに行なうなど頻回に行なうと研修医たちのやる気を奪います。またあまり時間が経ってからすると現実味が薄くなってしまいますので、タイミングをはかって各勤務帯の最後にまとめて行なうなど工夫したほうがよいかと思います。

このような指導を行なうことで、比較的短時間に研修医たちから診療に必要となる情報を聞き出すと同時に、研修医たちが理解できておらず、介入が必要な分野へ教育的な介入が可能となります。忙しすぎる場合は5つのすべてのステップを実践することにこだわらないで最初の三つのステップを繰り返してもよいでしょうし、例えば調べ物などは期日を決め、後日までの宿題にしても問題ありません。

(3) 60秒症例提示

症例提示（プレゼン）は、あたかも患者が目の前に存在する（プレゼンス）かのように聞き手に情報提供することですが、だからといって詳細に情報提供することだけが良いプレゼンというわけではありません。

特に時間のない救急外来では、必要最低限の情報を盛り込んだ、簡潔な症例プレゼンが好まれます。わたし自身が米国のERで指導医に症例提示をした際、よく「60秒でプレゼンするように」と言われました。

通常のプレゼンでは、患者の年齢、性別、そして主訴を初めに提示し、続けて現病歴、既往歴、家族歴、社会歴が続き、身体所見や Review of systems（ROS: すべての臓器系の関与を吟味するチェックリスト［p.12参照］）、検査結果といった情報が提示され、最後に Assessment と Plan が提示されます。これらの情報を60秒という限られた時間で伝えるためには、当然ながら工夫が必要です。

60秒の症例提示を実践するために、わたしが研修医たちに指導していることは主に以下の二つです。

① 患者から収集した情報を抽象化し、医学用語に置き換える

患者の訴えをそのままプレゼンで使用すると冗長になりがちです。そこで Semantic qualifiers（SQ［p.58参照］）といわれる「情報を抽象化し、医学用語に置き換える」プロセスを加えてプレゼンするよう指導しています。「波のあるお腹の痛みが急に起こった」は「急性発症の間欠的腹痛」と置き換えることです。そうすることで診断に至るキーワードを想起でき、正確な診断に至る可能性も高くなるとも言われています。

② 聞き手が知りたいことを最初に伝える

必要な発想は、「話し手が何を伝えたいか」ではなく、「聞き手が何を知りたいか」ではないかと思います。研修医たちとディスカッションをするための症例提示であれば、指導医は研修医たちが何を考えているのかを一番知りたいの

ではないでしょうか。

　そこで、プレゼンの際に発表者の考えを伝えるステップであり、かつプレゼンのなかで一番重要な要素であるAssessmentをあえてプレゼンの最初に提示し、そしてそのAssessmentに至った根拠を続けて提示するように指導しています。これは先に挙げた「5つのマイクロスキル」における指導の流れとまったく同じであることに注目すると、理解しやすいかもしれません。簡単な例を提示しておきます。

> ### 〈通常のプレゼンの例〉
>
> 　2歳の男児です。主訴は腹痛です。現病歴ですが今日の晩ご飯を食べ終えてしばらくしてから、お腹を痛がるようになったそうです。腹痛は強くなったり弱くなったりするようです。嘔吐は1回だけ、胃液を吐いたそうです。下痢や血便はありません。……身体所見は……。Assessmentは腸重積だと思います。
>
> ### 〈60秒のプレゼンの例〉
>
> 　腸重積と思われる2歳男児です。3時間前から間欠的腹痛があり、非胆汁性嘔吐が1回みられています。身体所見は……。

2　蘇生時に指導すべきこと

　救急医療の現場では、突然発生する重症患者や蘇生事象に対し、瞬時にその場にいる人員を集め、それぞれの能力を最大限に活かして対応する必要があります。

　蘇生対応が必要な患者とは、基本的に気道、呼吸、循環、神経といった生命を最低限維持するために必要な臓器システムの機能不全をすでにきたしている、あるいは間もなくきたそうとしている患者たちを指します。

　この状態は病院に到着する前から現場救急隊の報告で状況の判断ができ、準備をして受け入れることができる場合と、普通に病院に連れてこられて、バイ

タルの異常から気付かれ、急遽診療の優先順位を変更して対応せざるをえないときがあります。またときに蘇生に対して十分な経験を積んでいない人員と一緒に蘇生をせざるをえないこともあります。

そのような場合でも、わたしたちは「命を救う」という明確な目標をもって最高の結果を出す必要があり、チームとしてアプローチすることが必要となります。ここでは指導医として、蘇生時にチーム医療を実践するために有用な手法を紹介したいと思います。

1）チームと指導医の役割について

チーム（Team）はTogether、Everyone、Achieve、and Moreの頭文字からできていると表現されることがあります。日本語にすると「さらに高い目標を達成するため、メンバー各々がお互い力を合わせて頑張る」となるかと思います。

チームを組織の基本構成とすることで生産性を向上させることができることを初めて指摘したピーター・ドラッカーは、その著書『プロフェッショナルの条件』のなかでオーケストラ型チームが情報組織の理想モデルであるとしています[2]。

オーケストラでは、指揮者がその中心におり、複数の楽器パートがそれぞれの専門分野を担当しています。全員に共通の楽譜が渡されており、その楽譜にしたがって演奏をしますが、それぞれのパートは自分の持ち場の専門性を主張しつつも他のパートの主張にも敬意を払い調和を産み出しています。指揮者は立場の異なる各メンバーを束ねる役割を果たしています。

蘇生の現場では、指導医（リーダー医師）が指揮者の役割を担い、研修医を含む他の医師、また看護師たちが各パートになります。

救命という共通の目標のもとに集結された蘇生チームが効果的に活動し、成果をあげるためには、それぞれの役割に応じて卓越したスキルをもった人材を集め、それぞれ個々の能力を活かせる役割を与えることが理想であることは事実です。しかし、人的資源が限られた救急の現場では必ずしも十分な人員を揃えることができないこともあります。またチームのなかでPALS（Pediatric Advanced Life Support）などの蘇生アルゴリズムを知らず、蘇生に不慣れな人がチームのメンバーとなることもありえます。

そこで、蘇生の経験が十分ではない研修医であっても、チームの一員として蘇生に参加する以上、指導医はその能力を最大限に活用する方策を考える必要

があります。

2) 必要なチームダイナミクス

小児患者の蘇生について学ぶPALSのテキストによると、「成功するチームでは、医学的な専門知識を備えて蘇生手技に熟達しているだけでなく、チーム内のコミュニケーションとチームダイナミクスが効果的である」としています[3]。

このうち「コミュニケーションとチームダイナミクス」は臨床技能とは別の技能であり、Non-technical skillsとも呼ばれています。PALSプロバイダーマニュアルでは、特にNon-technical skillsについて、効果的なチームダイナミクスの8つの要素を挙げています（図表2）。

1.	双方向性の意思伝達（クローズドループコミュニケーション）
2.	明確な指示
3.	明確な役割と責任分担
4.	自分の限界の認識
5.	情報の共有
6.	建設的な介入
7.	再評価とまとめ
8.	お互いの尊重

図表2　効果的なチームダイナミクスの8つの要素（PALSプロバイダーマニュアル[3]より）

このうち、特に蘇生対応の経験が十分でない研修医に対して「明確な役割と責任分担」や「自分の限界の認識」の項目を実践する際に留意すべきことが「Briefing」です。次に「Briefing」について紹介します。

3) Briefingについて

蘇生対応が必要となる患者がいるとき、リーダーはチームメンバーに対してあらかじめ役割を与え、各自が何をすべきかを明確にしておく必要があります。特に蘇生対応に慣れていない研修医が蘇生チームのメンバーとしている場合は、リーダーである指導医がリードし、患者搬入の前に研修医がチームの一員として行なうべき活動内容をともに確認します。この過程がBriefingです。

Briefingはチームの構成員が自分の行なうべき役割を理解しているのか、出された指示を間違いなく行なえるのかを確認する作業を、蘇生が始まる前に行なうことです。この過程を行なうことで、リーダーはそれぞれの構成員の知識レベルや技術の習熟度を確認することができます。

もし与えた役割を実施できないことが判明したら、役割に対して準備をさせたり、役割を交代させたりすることで、事故を未然に防ぐことができます。ま

た処置内容のバックアッププランまで一緒に確認しておくと、不測の事態が起こった際の初動の遅れを防ぐことができる可能性があります。

　なお活動内容には、実際に手技を行なうだけでなく、患者の評価や手技を遂行するために必要な物品の準備、器具などの動作確認なども含まれます。

　このBriefingの効果については「JRC（日本版）ガイドライン2010」のなかの「教育と普及のための方策」でも指摘されており[4]、今後安全で効果的な蘇生を行なうために意識して利用すべき方法であると思います。以下Briefingの例を挙げておきます。

〈気道確保を担当するA先生とリーダーとの会話〉

リーダー：これから搬送されてくる患者さんに対し、A先生には気道確保を担当してほしいのですが、自信をもってできそうですか。
A先生：はい、麻酔科のローテーションをしたばかりなので、大丈夫だと思います。
リーダー：わかりました。ではまず患者さんが搬入されてきたら、気道確保担当係がすべきことを確認しておきましょうか。
A先生：まず気道の開通を確認します。これは会話ができるか、異常呼吸音がないか、また胸のあがりがどうかなどを確認することで評価します。子どもの場合、泣いていれば気道は開通していると判断してよいと思います。
リーダー：まさにその通りです。あとはできたら評価した内容を他の人たちにもわかるように、声に出して伝達してください。次に気道確保に必要となる物品を用意しておきましょう。連絡では患者さんは1歳とのことですが、どのようなものを準備したらよいと思いますか？
A先生：1歳相当の子どもに使用する大きさのマスクや蘇生バッグ、また経鼻エアウェイとあわせて気管挿管に必要となる物品を用意しておきます。まず蘇生バッグの破損がないか、酸素の流量は十分あるか、また吸引機も確実に作動することを事前に確認しておきます。
　気管挿管については、喉頭鏡はミラータイプのものを使用します。気管チューブは内径4.0mmのものを中心に、1サイズ大きいものと小さいものを念のため用意しておきます。

リーダー：すばらしいです。他に年齢特有なことで用意しておいたほうがよいものはありますか？
A先生：うーん、ちょっとこれ以上は思いつきません。
リーダー：気づかなくても気にしなくていいですよ。1歳児であれば、年齢的には後頭部の張り出しが強いと思いますので、肩枕を使用することで気道確保がより容易になるかもしれません。
A先生：なるほど、確かに麻酔科の研修中にもそのようにしていました。
リーダー：では、いま挙げた物品類の準備と点検、これらをひとりで準備できそうですか？
A先生：できると思います。
リーダー：では、よろしくお願いします。ところで気管挿管がうまくできないときバックアップのプランとして考えているものはありますか？
A先生：……すぐには思いつきません。
リーダー：患者さんの状態にもよりますが、ラリンゲアルマスクの使用を考えてもよいかもしれないですね。でも用手的に確実に気道確保ができており、バッグマスクでしっかりと換気ができていれば、慌てる必要はまったくありません。
A先生：なるほど。もしわからないことがでてきたら、また相談してもいいですか。
リーダー：すぐそばにいますので、心配することはありません。でももしわからないことがあれば、早めに相談してください。
A先生：わかりました。よろしくお願いします。

4）蘇生対応中の指導

　蘇生対応が行なわれている最中に不適切な行為がなされそうになった場合、チームリーダーや構成員はその行為を中止させる必要があります。ここで注意すべきことは、指導は避けるべき行為そのものに対して行なうものであり、その行為者の人格や人間性を否定することは決して行なってはなりません。

5) De-briefing について

　蘇生が終了したあとに、緊張を強いられたチーム構成員に対して De-briefing を行なうことにより、精神的なストレスを開放するだけでなく、次回同じような状況に遭遇した際によりよいチーム医療が提供できるよう、知識やスキルの向上を手助けすることが知られています。

　「AHA 心肺蘇生と救急心血管治療のためのガイドライン 2010」では、蘇生チームに対する De-briefing の重要性が強調されています[4]。

　わたし自身が米国や豪州で子どもの蘇生を行なったときは、家族などへの対応などすべてが終了したあと、蘇生チームのメンバーが集まって話し合う機会をもっていました。通常はリーダーが司会をし、各メンバーにそれぞれ率直な気持ちを述べてもらい、思いを吐き出す作業から始められていました。

　蘇生事象を経験したあと自分がどのように感じているかを言語化して話し、他のメンバーの気持ちにも耳を傾けることで、他の構成員がどのように感じたかがよくわかります。そしてストレスを感じたのが決して自分だけではないとわかり、重荷を下ろすような気持ちになりました。

　その過程は、今振り返ると次に紹介する GAS メソッド（図表3）という方法が踏襲されていたようです。

　GAS メソッドとは、De-briefing を実際に行なう際の手順を順番通り並べら

G: Gather information
蘇生事象のレビューをしてみんなで収集した情報を共有する

A: Analysis of information
うまくいったこと、いかなかったこと、改善すべきこと

S: Summary for the next
次回同じようなことが起こったらどうすべきか

図表3　GAS メソッドの流れ

れたもので、Gather information（情報の収集）/Analysis of information（収集した情報の分析）/Summary for the next（次の事象に向けてのまとめ）、の頭文字から成っています。

GASメソッドでは、まずチームのメンバーが集合し、リーダーを中心に輪になって座り、お互いが思いを吐き出すところから始まります。その後リーダーが蘇生時の記録やメンバーの証言をもとに、実際の蘇生事象の流れをレビューします（情報収集）。その後それぞれがよかったこと、うまくいったことを挙げ、次にうまくいかなかったこと、そしてそれがなぜうまくいかなかったのか、また今後改善すべきことを列挙します（分析）。そして最後に次回同じような状況に遭遇した場合、チームがうまく機能するためにどうすべきかについて、可能なかぎり具体的な行動についてまとめるようにします（次の事象に向けてのまとめ）。

GASメソッドの有用性を疑問視する意見もありますが、現場にいるチームメンバーの労苦をねぎらい、そしてチームを成長させていくために、一つの方法として採り入れることを検討してみてもよいでしょう。

3　コーチングという方法

1）コーチングについて

（1）コーチングとは

コーチングとは、学習者が、自らの力で自らの目標に到達することができるよう、学習者が成長していく過程を支援する手法です。主体はあくまでも学習者にあり、指導する側は学習者の能力を信じ、学習者が自分のなかにもっている回答を自分の力で引き出すことができるように、共に考え、共に目標を目指して行動する支援者、協力者に徹します。

そのために経験や考え方を合意のもとに共有していくこともありますが、間違っても指導者の考え方を強要したり、指導者が望む行動を学習者にとらせたり、学習者が自分の目標に到達するためにすべきことを指示したりするものではありません。

(2) 歴史的背景

　一般的にコーチング、あるいはコーチというと、スポーツの指導者を思い浮かべるかもしれませんが、その語源はハンガリー北部にある Kocs という村で作られていた四輪馬車にあります。New York に本社をおく革製品のブランドである COACH 社のロゴにも四輪馬車が用いられていますので、見たことがある人もいるかもしれません。

　その後乗客を目的地まで馬車で送り届けることを意味するようになり、転じて学習者を、その学習者の目標に導くことを指すようになりました。

　1600 年前後に活躍した、科学の父とも言われるガリレオ・ガリレイは、"We can not teach people anything; we can only help them discover it within themselves."（わたしたちは人を教えることができない。できるのは人々が自分のなかに答えがあることを自分で見つけることができるように助けることだけだ）とコーチングの本質をついた発言をしています。この発言内容から、その当時にすでにコーチングの考え方が人材育成のために必要とされていたことを窺い知ることができます。

　米国では 1950 年代にビジネスの世界における人材育成の手法として注目されだしましたが、実際に活発にこの手法が活用され始めたのはそれから 30 年近く経過してからのようです。最近日本でもビジネスの領域だけでなく、スポーツや子育てなどに関する書籍のなかにコーチングをテーマにしているものが多数あります。

(3) ティーチングとの違い

　コーチングが行なっていることと混同されがちな指導手法にティーチングがありますが、両者は異なる考え方です。ティーチングの主体はあくまでも指導者ですが、コーチングでは学習者主体です。

　学習内容について学習者よりも知識や技術で優れていると思われる指導者が、後進である学習者に対して学ぶべきことを提示すること、指し示すことがティーチングになります（ティーチングの語源がもつ意味がまさに「指し示す」です）が、コーチングでは学習者が目指す目標へ導くことです。

　一般にコーチングの手法に従うほうが学習者の継続的成長が期待できると考えられていますが、学習者が、学習の対象とする分野においてほとんど知識や技術をもたない場合は、コーチングよりもこのティーチングを行なうほうが効率よく学べることがあります。

(4) その利点と欠点

　コーチングの手法を用いた学習では、成長したい、学びたいというモチベーションをもっている学習者の内にある潜在能力を引き出すことができ、自分の力で自発的に飛躍的に成長することが期待できます。

　ただ学習者は課題に対してある程度習熟していることが望ましく、そもそも課題に対する興味がまったく欠落している個人に対して適用することは非常に困難です。またコーチングを実践するには、ある程度のスキルが必要となりますし、すべての学習者にとって最善の方法というわけではないので、学習者をよく観察し、ティーチングとの使い分けを見極める必要もあります。

(5) いつ実践するか

　コーチングの実践にあたり、改まって教育の場を設ける必要はありません。学習者が発する「成長したい」というサインに気づいたら、そのとき、その場所が実践するタイミングです。

　また後述しますが、コーチングを実践するためにはある程度の時間的余裕やコーチの精神的余裕も必要です。そしてなによりも、コーチ自身が学習者の成長を心から願っていることが重要です。そのような関係が学習者との間にあらかじめ構築されていることも、タイミングよくコーチングを実施するためには必要となります。

2) コーチングの原則

　コーチングを実践するにあたり、その根底となる考え方には三つの原則があると言われています。

(1)「すべての人は成長したいと考えており、その答えと目標達成のための能力は学習者のなかにすでにある」と信じること

　コーチングの出発点はこの考えにあります。そして自らが対応する学習者の考え方、そして人格を尊重し、信頼することです。これが一番大切な基本です。

　米国の心理学者アブラハム・マズローが提唱した欲求階層説（図表4）によると、すべての人は「生理的欲求（食事や睡眠）」「安全欲求（健康や経済的安定など）」「社会的欲求（愛情や社会的所属など）」「自我欲求（承認されること）」といった自分の必要を満たす欲求を段階的に満たし、最終的に「自己実

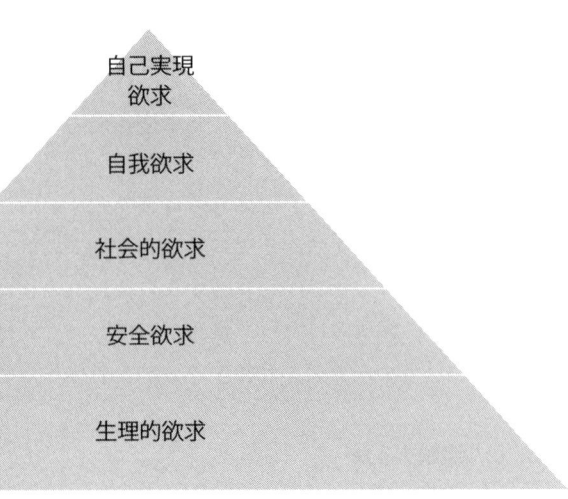

図表4　マズローの欲求階層説

現欲求（自分を成長させたい）」をもつようになります[5]。コーチングは、すべての人が潜在的にもっているこの最後の「自己実現欲求」の実現を支援しています。

(2)「学習者のなかにある答えに、学習者が気づく」ことを手助けすること

　コーチと学習者の関係は、学習者が目標に到達できるまで協働するパートナーであり、コーチは支援者です。最終的には学習者が自分で考え、行動できるようになるために、コーチは学習者をよく観察し、気づきを与え、自信をもたせるように配慮をします。

(3)「学習者はひとりとして同じではない」ので、個別化した対応を心がけること

　医療の世界でも、疾患単位で画一した治療を提供するのではなく、患者個人の遺伝特性などに配慮した、オーダーメイド医療が検討されています。コーチングにおいても、ひとつの方法がすべての学習者に適用できるとはかぎらないので、各個人の性格や考え方にあわせた対応が必要になります。

　これは、学習者がもつ目標はそれぞれ異なり、またその目標への到達度やアプローチの仕方がそれぞれ異なることを考えればわかります。個人を尊重した対応が必要となることはある意味当然かもしれません。

3）コーチングの基本手法

これらの原則に従い、実際にコーチングを実践する際には次の三つの基本的手法を用います（図表5）。

(1) 積極的に話を聴くこと / 観察をすること
最初のステップは学習者の話すことをよく聴くこと、学習者をよく観察することです。ここでは先入観にとらわれず、相手が考えていること、ホンネを聞き出すことができるよう、真摯な態度で耳を傾ける、あるいは学習者の行動をじっくりと観察します。

決して自分の考えを述べるのではなく、客観的立場で学習者の現状をよく理解し、学習者が目指しているものを明確にすることに重点をおきます。

(2) 学習者を受け入れ、支持すること
学習者の行動や考えを認め、それを褒めることで、学習者は自信をもって自発的な行動を起こすことができるようになります。大切なことはどのように小さいことでも心の底から相手を認めることであり、結果だけでなくその過程も含めて褒めることです。

よく言われることですが、メッセージを伝える際の主語を変えるだけでも学習者の感じ方が異なってきます。一般的には「わたし」を主語にするよりも、「わたしたち」や「患者さん」が主語になると、「多くの人に認めてもらった」感覚を抱き、より大きな喜びになり、自信につながります。もちろん状況によっては力強く「わたし」が嬉しかった、感動した、というメッセージを伝えることも有用です。

(3) 学習者に行動を起こさせる質問をすること
一般的に質問するということは、自分が知らないことを尋ねることです。尋ねられたほうは質問に対する答えをもっていればすぐに回答できますが、答えをもっていなければ、回答者もその答えを考えようとします。もしここで学習者に問題の本質に迫る質問を投げかけ、学習者に考えさせることができれば、自分で目標に到達するための方法を考えることになり、今後の学習者の成長につながります。

| 積極的に話を聴く：学習者の現状を把握し、目標を明確にする |
| 学習者を受け入れ、支援する：学習者の自発的行動に直結する |
| 学習者に行動を起こさせる質問をする：自分の力で答えを探す |

図表5　コーチングの基本手法

　学習者に思考を促す質問をするコツは「オープンクエッション」にすること、また「なぜそのようにしたのか」「なぜできなかったのか」という後ろ向きで否定的な質問より、「どうしたらそのようにできるだろう」というような未来志向、かつ肯定するような聞き方をすることです。

　このような質問をするほうが、相手のなかからうまく答えを導きだすことができます。なお質問の際には「答えは学習者のなかにあると信じること」の原則を忘れないようにします。

4）オプションとしてのコーチング

　学習者のなかに答えがあることを信じ、自分で答えを見つけ出すことを支援しながら待つコーチングの手法には、時間的余裕とあわせてコーチの精神的余裕が必要です。したがって忙しい救急の現場での指導方法として導入するためには、原則を損なわない範囲での工夫が必要になります。

　例えば研修医の診療レベルの状態を把握するために、研修医のプレゼンなどから類推するより、研修医の診療を直接観察したほうが、結果的には短時間で現状把握ができます。もちろん研修医のすべての診療を観察することは無理ですので、指導医に時間的な余裕があるときにかぎり実施してみます。

　この際できるかぎり指導医は口を出さず、批判的なことは決して言わないようにしなければなりません。また繰り返しますが、回答を出すまでに時間的余裕がないときや学習者が課題に対して未熟であるときなどは、ティーチングを採り入れることも必要です。

　要は、コーチングはひとつのオプションであり、実践できるように準備をしておくことで、研修医を指導する際の選択肢が増えると考えるとよいかと思います。以下に頭部外傷の子どもを診療する研修医を指導する例を用い、コーチングとティーチングのアプローチの違いを提示します（図表6）。

研修医：頭を打った子どもを1人診たので、プレゼンしてもいいですか？
指導医：いいよ。
研修医：4歳女児です。自宅の中を走りまわっていて、頭から柱にぶつかったようです。受傷後、意識障害や嘔吐は見られませんでした。既往歴は特にありません。
指導医：なるほど。では身体所見はどうだった？
研修医：前頭部に1cm大の皮下血腫が見られた以外は、特に問題ありませんでした。意識はクリアで、麻痺なども見られませんでした。
指導医：そう、それで先生のAssessmentとPlanは？
研修医：軽症頭部外傷です。このまま帰宅させてよいと思ったのですが……母親の強い希望があり頭部CTを撮りました。
指導医：………

コーチングによる指導

指導医：もうすでにCTは撮ってしまったんだね。先生はどうしてこのお子さんにCTが必要だと思ったんだろう？

ティーチングによる指導

指導医：（好ましくない応答だが…）えー、CT撮っちゃったの。どうして撮る前に相談してくれなかったの？ 適応はないでしょ。

その後、この研修医が子どもの頭部外傷患者の診療に、あまり自信をもっていないことがわかった。

指導医：母親の強い希望があったからCTを撮ってしまったんだね。どうして母親の言う通りにしてしまったんだろう。
研修医：診察のとき、母親を安心させることができなかったんだと思います。
指導医：なるほど。母親の不安に耳を傾ける姿勢は良かったんじゃないかな。でも他に保護者を安心させてあげる方法はあるだろうか。
研修医：わたしが頭部外傷の子どもを自信をもって診察できるようになることだと思います。
指導医：そうだね、具体的にはどうしたら自信をもてるようになるだろう。
研修医：頭部外傷におけるCTの適応が理解できると、自信をもってCTの必要ないことを保護者にお話しできると思います。
指導医：いいポイントだね。わたしもそう思うよ。他に知っておいたほうがよいことはあるだろうか。
研修医：CTを撮影することによる子どもの健康への影響についても説明できるとよりしっかり説明できると思います。
指導医：すばらしい！ では具体的にどうしようか？
研修医：文献やガイドラインをあたってみたいと思います。
指導医：ぜひそうしてみようか。

指導医：頭部外傷の子どもにおけるCTの適応は知っている？
研修医：いや、よく知りません。
指導医：だから自信をもって母親に説明ができなかったんだろうね。米国や英国で行なわれた大規模な多施設共同研究があるんだよ。読んだことはある？
研修医：いや、そういった調査があることも知りませんでした。
指導医：では論文を紹介してあげるから、読んでみようか。
研修医：ありがとうございます。

図表6　コーチングおよびティーチングによる指導例

4 指導医養成のための提言

　ここまで忙しく資源が限られた救急医療の現場で、いかに効率よく、かつ効果的に研修医の指導を実践できるかについて概説させてもらいました。あくまでも研修医の指導という視点ではありますが、これはいかに救急医療の現場で最善の指導ができる指導医を育てるか、という命題に対する回答にもつながるかと思います。

　それは、わたしたちの多くが、自身が教えられたように他人を教えるからです。わたしたちがいま救急の現場で教えた方法で、教えられた未来の指導医も自身の研修医に教えていくと思うからです。

　最近は医学教育に関する手法や教授学に関する情報が溢れています。本章で紹介したような内容も含め、それらを学び後進をよりよい方法で指導できるようになることを目指すことは、決して悪いことではありません。ただそれよりも大切なことは「何を伝えるか」ではないかと思います。

　わたしが米国で臨床留学をする機会を与えられ、多くの尊敬できる指導医に指導を受け学んだこと、それは臨床における指導法の小手先のハウツーではなく、「小児救急医療のプロフェッショナルとはどうあるべきか」という哲学であり、その哲学を伝えるための臨床指導であったようにも思います。

　そして今、その哲学を実際の患者診療を通して後進に伝えていくことこそが、真の意味での臨床指導ではないかと感じています。こう考えると、研修医指導は、まるで自分の遺伝子を残していくような作業だと最近感じています。

　研修医を指導するということは、多大なる労苦を要することかもしれません。しかし、研修医の診療スキルが向上すれば、ひいては多くの患者がその恩恵を受けることになります。

　「財を残すは下、業を残すは中、人を残すは上」

　これは医師であり政治家でもあった後藤新平が残した言葉です。彼が人を育てることを最上としたのは、それが財産を作り、仕事を成し遂げるよりも大変だが、価値があると認識していたからであったと思います。

　わたしのような出来の悪い研修医を一生懸命育ててくれた、わたしの指導医たちを想うとき、微力ながらわたし自身も、教わったことを後進に伝えていく仕事に挑戦させてもらいたい、そのように思い、今日もまた研修医たちと向き合っています。

まとめ

- 救急の現場における臨床指導は、限られた情報をもとに、限られた時間のなかで行なう必要がある。
- 外来での指導で一般的に用いられる「5つのマイクロスキル」の手法は、救急の現場でも有用な指導方法である。
- 研修医に救急での限られた時間（60秒）でプレゼンをさせるためには、聞き手の知りたい情報であるAssessmentを先に述べさせ、続けてその根拠を述べさせるとよいだろう。
- 蘇生対応時に行なう指導には、研修医の役割を明確にし、出された指示を遂行できるか確認する作業（Briefing）が含まれる。
- コーチングは、学習者が自分で成長していく過程を支援する指導手法だが、忙しい救急の現場であっても、工夫をして採り入れることはできる。

参考文献

1) 岡田唯男. 効果的に外来で教育を行う～5つのマイクロスキル～. JIM. 2004; 14: 399-403.
2) ドラッカー PF 上田惇生訳. プロフェッショナルの条件. ダイヤモンド社 2000; 179-196.
3) American Heart Association. PALSコースガイド パート5. PALSプロバイダーマニュアル シナジー 2009; pp289-291,
4) 日本救急医療財団. 普及・教育のための方策. JRC日本版ガイドライン 2010. http://www.qqzaidan.jp/pdf_5/guideline7_EIT_kakutei.pdf
5) Maslow AH. A Theory of Human Motivation. Psychological Review. 1943; 50: 370-96.

【コーチングに関して参考にした文献および図書】

* Harvard Business School Press. Coaching People: Expert Solutions to Everyday Challenges (Pocket Mentor). 2007.
  英文のビジネス書ですが、非常に簡潔でわかりやすい内容ですので入門書として最適ではないかと思います。簡単に通読できます。
* LeBlanc, C, Sherbino J. Coaching in emergency medicine. Canadian Journal of Emergency Medicine. 2010;12（6）:520-4.
  救急室におけるコーチングの手法について書かれている論文のひとつ。
* キャリアブレーン社. コーチングを行うコーチングスキルについて. http://www.c-coach.jp/learn/index.html
  エッセンスだけ書かれたサイトですが、コーチングの全体像を把握するためには十分です。他社が提供しているものも含め、セミナーに参加してみるのもコーチングの理

解には必要かと思います。
* 落合博満. コーチングー言葉と信念の魔術. ダイヤモンド社. 2001年.
  落合博満氏が監督就任前に書いた書。オレ流といわれた落合氏の言動の裏にあった信念がわかります。
* 伊藤守. 会話から始めるコーチング. 大和書房. 2006年.
  後進の指導のためには、まず自分の会話力を磨く必要があること、また会話ひとつで相手を動かすことができることがわかります。
* 菅原裕子. お父さんだからできる子どもの心のコーチング. PHP文庫. 2012年.
  子育ては、部下を育てることにも通じることがよくわかります。同著者から、お母さん向けのコーチングに関する著書も多数でています。

応用編

9章 外来診療現場での臨床指導
──家庭医の視点から

吉岡哲也

　医療における患者との接点の多くは外来である。しかしながら日本の医学教育においてはこの外来における教育がなおざりにされてきたように思われる。学生や研修医は主に入院患者を通して教育を受け、その後外来に放り出され、ほとんど誰の監督も受けずに診療するというのが一般的なのではないだろうか。

　今でこそ救急外来での教育については、現場に指導医が存在し、その場で指導に関わるような環境が整いつつあるように見受けられるが、いまだに一般の外来での診療教育についてはあまり手がつけられていないように思われる。

　米国では、特にプライマリ・ケアの多くを担う家庭医の研修プログラムではこの外来診療における教育が重視される。研修医は基本的に様々な科のローテーション研修を行なうが、どのローテーションにあっても原則毎週診療所で外来診療研修を受ける。その外来には必ず指導医が常駐しており、しかも研修医指導に割り振られた指導医は、その間は自分の診療を行なわず、研修医の指導に集中する。

　教育を重視すれば、日本においても米国のように外来診療の現場で臨床医を教育のためだけに割り振るのが理想的かもしれない。しかし、米国と違いひとりの医師が見なければならない患者の数が圧倒的に多く、指導に割り振る医師の不足や財源の不足などで、現実的にはかなり難しい。

1　自ら学習するように仕向ける

　まず、これらの問題を解決する方略が必要である。実は米国でも、家庭医療専門研修の医師には手厚い教育の環境が整えられているものの、すべての医学生に外来教育を行なうためには指導医や財源の不足など日本と同様問題を抱えていた。そこで一般の開業医を取り込み外来診療教育に携わってもらう努力

もなされてきた。

しかしこれら開業医には教育に携わっていいものかどうか様々な懸念がある。第一に、前に挙げたように「多忙な外来で教えるのは困難」というのが一つ。そのほかにも、「教育に時間がとられ診る患者の数が減って収入が減少する」「教えることに自信がない」「学生・研修医に診られることを患者が嫌がる」、といったものである。

これらの問題はいくつかの教育理論を理解し、外来患者のスケジュールの仕方などを工夫すれば、かなりの部分が軽減される。これらの手法は米国の外来診療教育に関する文献でよく論じられており、日本においてもこれらを利用して一般開業医を取り込むとともに、教育病院の忙しい外来担当医を外来診療教育の担当とする際に有用なものになると思われる[1,2,3]。

成人教育理論

これらの手法を用いる際の基礎となる考えは成人教育理論である[4]。これに基づけば、より効果的な教育を行なうことができるだけでなく、実習生が自分の仕事の一部を担ってくれて、より効率的な診療が行なえる場合もある。

成人教育理論（Andragogy）は図表1のようにPedagogy（小児教育理論）と対比させるとわかりやすい。しかしながら、日本の医学生や研修医はそのまま成人学習者として扱えない場合があるかもしれない。そこで、彼らを成人学習者として扱うために、特に以下のことに配慮するのが重要である。

	Pedagogy (小児教育)	Andragogy (成人教育)
学習者の発想	依存的	独立的
学習者の経験	あまり役立たない	発達させる素地
学習者が学ぶとき	教師や学校が指示したとき	実際の問題の解決を通して
学習の焦点	基礎作り	応用
学習の方向付け	将来のための知識	今すぐ使える能力
教師の役割	- 権威 - 熟練者	- 監督　- 世話役 - 相談役

図表1　小児教育と成人教育の仮説（出所：家庭医療外来実習を最大限に活かすコツ——STFMプリセプター教育プロジェクトに基づく方略[5] / 原典：The Primary Care Futures Project: Clinical education in community settings. Statewide AHEC at the University of Massachusetts Medical Center, Worchester, MA, 1996.）

(1) 学習者の責任を明確にして自立した学習者として扱う

「成人は、自身が学習すべき事柄について責任を有しており、学習過程において自身が積極的な役割を果たす」と考えるが、これまで講義を中心に教育を受けてきた医学生はそのような自覚が乏しい場合があり、あるいは特に遠慮がちな日本の実習生は自立して学習したいという欲求を抑えてしまう場合があるかもしれない。ただし、PBL（Problem-based learning）による教育の影響もあってか、当初から成人学習者としての姿勢がみられる学生も増えてきたように思われる。

指導医は、まず実習生のこれまでの学習スタイルについて確認し、必要に応じてこれまでとここでの学習の仕方の違いについて説明し、実習生に期待されていることが具体的に何なのかを説明するとよい。

(2) 学習者がこれまでに身に付けた知識や技術を利用できるように促す

成人は、学習のための資源となり得る過去の経験の蓄えを有している。成人のもつ過去のたくさんの経験を可能なかぎり引き出して活用させることにより、学びを強化することができる。すなわち、身につけた知識、態度、技能を利用する機会を可能なかぎり与えるようにするとよい。

(3) 学習者に現場の仕事を与えて実際の問題を解決する中で学ばせる

成人は、答えを見つけたり問題を解決したりするための学びに対して意欲的である。成人の学習者が感じている必要性に応える形で教育がなされたとき、学習経験はもっとも効果的なものとなる。そのためにも、実習の最初から患者診療に積極的に関わらせるとよい。

以上のように考えると、成人学習者は自立して、実際に問題を解決する中で学ぶのであるから、すべてをこちらから教えようとする必要はない。もちろん何も教える必要はないというわけではないが、このように理解することにより指導の負担やうまく指導できるかを心配する開業医や教育病院の外来担当医の懸念が軽減され、より多くの臨床医に指導に携わってもらう助けとなる。

またこのように扱うことは、学習のピラミッド（図表2）[5]からしてもより効果的な教育の手法であることが確認できる。

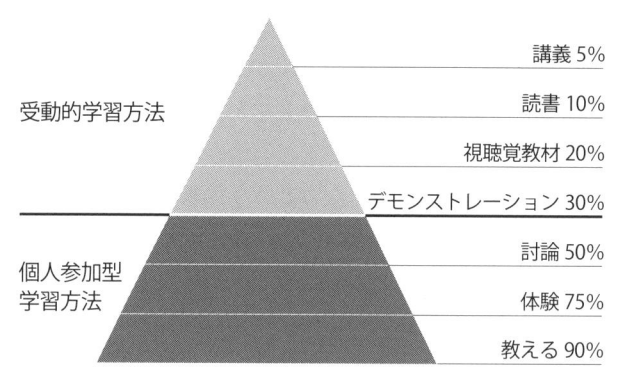

1部　優れた臨床指導医になるために

```
                    講義 5%
受動的学習方法        読書 10%
                    視聴覚教材 20%
                    デモンストレーション 30%
                    討論 50%
個人参加型
学習方法              体験 75%
                    教える 90%
```

それぞれの学習方法がどのように学習定着率に影響するかを示した概念。%は得た情報の学習定着率を示す

図表2　学習のピラミッド

2　事前準備のポイント～指導側と実習側の調整～

では具体的に成人学習理論に沿って教育を行なうための準備について解説する。

1) 適切なマッチング（実習開始数ヵ月から1年前）

理想的には、指導医になる者はまず自分の診療の構成（患者層（年齢、疾患、急性・慢性）、行なう検査や手技、外来・入院・在宅の比率など）を確認し、自分の得意とする、あるいは教え得る知識・技能を列挙するとよい。そのうえで実習生ができる実習内容を列記し、実習生を送りだす教育機関（医学部や研修プログラム）に示せば、その学生・研修医が必要とする学習内容が、その指導医が提供できるものとマッチするか確認できる。

また実習生自身がより必要なものが学べると思われる実習場所を選べるようにすれば、より充実した実習とできる。しかし現状では、学生や研修医の地域医療実習として大学などが、それぞれの医療機関に実習生を丸投げしていることが多いのではないだろうか。

筆者の場合は、学生へ講義する機会がありその際に実習の内容を説明しているので、大体はニーズにマッチした実習生を受け入れられるが、実習受け入れ先が限られているために必ずしもそうはならず、その際には多少なりとも指導医、実習生ともにストレスに感じるものである。

図表3　医学部5年生の実習内容（1週間）（資料提供：けいじゅファミリークリニック）

目標：
1. 本来のプライマリ・ケア診療を理解し、説明できる。
2. 症状にフォーカスした病歴聴取と身体診察ができる。
3. 臨床推論の原則に基づいた鑑別診断（Differential diagnosis）の列挙とその鑑別ができる。
4. 疾患そのものだけでなく、それに伴う患者の病の体験の聴取ができる。
5. Disease orientedなだけでなく（例えば血圧や血糖値の改善）、Patient orientedな（例えばQOLの向上や健康寿命の延長）アプローチにも気を配ることができる。

実習内容：
1. 急性疾患から慢性疾患まで様々な臓器にまつわる疾患のプライマリ・ケア診療を観察する。
2. よくある症状（特に頭痛・めまい・風邪症状・長引く咳・腰痛・倦怠感・不眠）を訴える患者の病歴聴取と身体診察を自ら行い、診断と治療方針について指導医と議論する。
3. 自らの病歴聴取、身体診察、指導医との議論をもとに、電子カルテ上に診療録を記載する。
4. 高血圧、糖尿病、脂質異常症を中心とした慢性疾患の評価の仕方と治療計画について指導医と議論する。
5. クリニックの周りの街並みを観察し、患者・クリニック職員・街の人に尋ねたりして、この地域の特性や資源を把握し、地域視診ノートを記載する。
6. ある患者の生きてきた人生（ライフストーリー）を聴取する。

ほかに選択可能な実習：
1. 訪問診療への同行と補助（予定が合えば）
2. 英語を母語とする患者の病歴聴取と身体診察（予定が合えば）
3. 小児患者の病歴聴取と身体診察
4. 婦人科内診と経腟超音波
5. 胎児超音波

週間スケジュール（例）

	月	火	水	木	金
8:30-9:00	Morning report	Morning report	Morning report	Morning report	Morning report
9:00-12:00	一般外来診療	一般外来診療	産婦人科診療	一般外来診療	一般外来診療
12:30-13:30	Luncheon conference	Luncheon conference	Luncheon conference	Luncheon conference	Luncheon conference
14:00-17:00	一般外来診療	地域視診	一般外来診療	一般外来診療	在宅診療
17:00-17:30	振り返り	振り返り	振り返り	振り返り	振り返り

　参考に筆者のクリニックで医学部5年生向けに用意している実習内容を示す（図表3）。1週間という短い期間で、臨床能力も限られている学生を対象にしているので実習内容はかなり限定している。ただし、すでにある程度の能力を有し、ある分野に興味をもっている学生のためのオプションも示している。

2）目標の確認、調整（実習開始前から開始時）

　実習生と指導医の適切なマッチングにおいて、実習において経験するべき内

容はある程度決まっているかもしれない。しかしながら、実習生の実力や興味の範囲や程度は様々で、個々に応じて目標を設定したほうがより効果的な学習経験ができる可能性がある。よって、指導医側の期待と実習生側の要望を明確にすることが重要である。

そのためにも実習の開始時かその前に、実習生が実習期間中に何を学びたいのかを実習生と直接話をする必要がある。さらに、指導医が実習生に外来で何を期待し、どうして欲しいかを示しておくことも必要である。特に、効率よく診療しながら教育するには学生には成人学習者として実習してもらう必要があるため、このときに実習生が自発的な学習者となるよう方向付けし、自分自身の責任を明確に述べられるようにするのが理想的である。

そこで、例えば「病歴や身体所見（H&P: History and physical examination）をとるときには、それを指導医に伝達するだけではなく、しっかりと自らのAssessmentとPlanを述べること」「診療に関わった症例については自らカルテ記載を行ない、それは正式な記録として残り、様々な医療関係者に利用される」といったことを明確に伝え、実習生も自分が関わる患者の治療や、診療所や病院の運営の責任の一部を担うことを自覚させるとよい。

3) 実習生の事前評価（実習開始前から開始時）

しかしながら、成人学習者であっても、知識と経験が不十分な場合には成人学習者として機能しえない場合もある。また能力以上の責任を与えてしまうと学習者はストレスに感じ、ひいては患者への悪影響も懸念される。

かといって、成人学習者はすでに容易にできることばかりをルーチンに行なっても学習効果は低く、また満足も得られにくい。自分の経験や能力を利用しながら、その次のレベルの知識や能力を得られるような環境が準備できると理想的と言える。そこで実習生の知識や能力をある程度把握しておくとよい。できれば、実習生が所属する教育機関からその実習生の評価やこれまでの経験についての記録を入手しておくとよいし、教育機関はそのように準備するべきである。

それがなければ指導医と学生は実習のはじめにこれらのことについて話し合い、それに基づいて実習生の目標、実習内容を設定する。できれば文書化し、定期的に見直しながら実習生が期待する実習が実施できているかどうかをお互いに振り返る機会を作るとよい。ここで参考のために、当院で1カ月の地域医

図表4　地域医療研修（1カ月）を始めるにあたって（資料提供：けいじゅファミリークリニック）

目標：
1. 種々の慢性疾患を独立して診療できるようになる。
2. 初診患者の評価を効率的に行ない、適切な介入が速やかに行なえるようになる。
3. 内科以外の急性疾患の診療ができるようになる。
4. 英語で最低限の医療コミュニケーションができるようになる。

背景：
来年から心療内科医として後期研修を始める。外勤で内科医として外来業務をする予定。
内科系救急外来は初期研修で行なっているが、慢性的な疾患の継続診療の経験がない。外科系救急疾患についても経験が少ない。
外国人が多い地域で、英語で対応しないといけないことがある。

これまでの研修内容：
・内科9カ月（呼吸器2、代謝内分泌1、消化器2、循環器1、神経3）
 - 緊急性があるかないかの判断ができるようになった
 - 病棟業務が経験できた
 - 病態評価の経験ができた。足りないと思っている
 - 外来経験なし。（救急のみ）
 - 脳梗塞、パーキンソン病がある程度診られるようになった
 - 髄膜炎、脳炎を経験
 - 細菌性肺炎、誤嚥性肺炎、間質性肺炎、肺癌、COPD（Chronic obstructive pulmonary disease：慢性閉塞性肺疾患）をある程度診れた
 - ホウカシキ炎、腎盂腎炎、廃用症候群など総合内科的な診療を経験した
 - 糖尿病教育入院は少数（＞もう少ししておきたい）
 - 甲状腺穿刺など経験
 - 肝臓癌を多く経験。炎症性腸疾患を数人経験
 - 心不全を少し経験。IHD（Ischemic heart disease：虚血性心疾患）は経験しなかった。心臓リハビリを経験した
 - 抗生剤の使い方を勉強できた
 - 手技で腰椎穿刺が独立してできるようになった
・小児科1カ月
 - 病棟で糖尿病性ケトアシドーシス、急性糸球体腎炎、喘息発作を経験
 - 外来で風邪、発達障害、てんかんを多く見た
・産婦人科1カ月
 - 卵巣肉腫が印象に、末期でケモできなかった
 - 疼痛管理を経験できた
 - 自然分娩と帝王切開を数例経験
 - 子宮筋腫、卵巣嚢腫、円錐切除の経験
・呼吸器外科1カ月
 - 肺癌手術、気胸手術（胸腔境下手術）
・心療内科2カ月
 - うつ病内服調整、摂食障害教育入院、外来で問診、心療内科救急当番（電話相談）
・麻酔科2カ月
 - 麻酔導入維持、挿管、脊椎麻酔
・救急1カ月
 - 内科救急が主、救急車対応　胆のう炎、悪性症候群がいた。頭痛、腹痛など多い
・放射線科1カ月
 - 頭部、胸腹部CT読影
・精神科1カ月
 統合失調症、初診の問診

療実習を行なった2年目の卒後臨床研修医とその目標や実習生の背景、臨床経験を話し合ったものを例示する（図表4）。

4）実習生が診療・学習しやすい環境の整備

　実習の開始時には、看護師だけでなく、事務員など診療に関わるスタッフ全員へ実習生を紹介し、また診療所内の案内もしっかりしておく。実習生の目標や責任についてもスタッフ全員、特に外来の他の医師とも共有しておけば、スタッフが実習生の目標達成に協力的になってくれるだけでなく、スタッフとのトラブルの予防にもなる。

　また実習生の自立した学習のためにも、実習生用の机とコンピュータを用意しておくのが理想的である。指導医やスタッフが使っている教科書やマニュアルなどの教育リソースがあればそれも案内しておく。実習生が普段使っている電子端末や教科書があれば持参することを促し、保管しておける場所を確保するとよい。

　来院する患者や地域に対しては、学生・研修医が実習する施設であることを示しておくとよい。特に一般の病院や開業医院での実習の場合には、教育機関から医院に対して実習施設認定証や指導医へ臨床教授などの称号証書を発行して、外来に掲げられるようにすれば理想的である。

　患者も自分の主治医が指導的立場にあると分かれば、患者からより信頼が得られ、実習生が診療に関わることへの抵抗感も和らぐかもしれない。また医師や医療施設側としてもそのように扱われることは名誉なことであり、教育に関わることにより積極的になってもらえる可能性がある。

　実習が始まって実習生が患者の診察をする際には、患者に許可を得る必要も出てくる。このとき指導医が直接患者に許可をとる方法もあるが、患者は主治医を前に嫌とも言いづらいことがあるから、受付係や看護師が診察室に案内する際に確認するのも手である。

　こうした際、例えば「あなたの先生は大学から臨床指導医として認定されていて、後進の医師の育成にも力を注いでいるんです。ご協力いただけますか？」といった具合に、ポジティブな言葉を用いるとともに、経験のある実習生の場合には何もわからない学生ではなく、医師としての基礎能力があることが分かるように案内するとよい。これにより患者の抵抗感や不安を低減させることが可能だと思われる。

3 外来実習の進め方〈I〉～診療効率を下げずに行なうには～

1）診療と教育を同時に効率よく行なう工夫

　学生が実習に来ている期間は、予約のスケジュールの仕方を少し変えれば、実習教育に当てられる時間をコントロールしながら、効率よく患者の診療を進められる。

　まず、診療開始時の枠には通常1人のところを2人の予約を入れておく。こうすれば、指導医と実習生が同時に診療を開始できて、実習生が1人の患者を診ている間に指導医はもう1人の患者の診療を終わらせて、その後実習生とその患者について議論を行なえる。そして、午前、あるいは午後の最後の一人の枠を空にしておけば、学生の指導のために診療時間が遅れてしまっても、診療時間外にまで診療が長引いてしまうことを最低限に抑えられる。また予定通りに診療が済めば、最後の枠の時間を、学生のためのフィードバックの時間にあてられる。

　外来診療を効率よくこなすためのもう一つの方法は、時間のかかる診察を実習生に担当してもらい、その間に指導医が2-3人の診察を行なう方法である。時間のかかる診察というのは、例えば患者の生育歴や家族図の作成、認知機能検査、高齢者総合機能評価、診断が比較的困難そうで網羅的なH&Pが必要な患者、心理社会面を詳しく聴取する必要のある患者などである。

　ただし、もともと対応が難しいがために時間がかかる患者や、問題が複雑で実習生の能力からはとても手に負えないであろうと思われる患者については、患者と実習生双方へのストレスが過大となることが予想され、後期研修ではほぼ自立した診療ができる実習生以外は避けるべきである。

　H&P，カルテ記載だけでなく、例えば過去の検査結果や他院での検査結果の情報を集めさせて鑑別診断（Differential diagnosis）を考えさせる、処方せんを作成させる、なども実際に仕事をさせながら効果的に学ばせるのに役立つ。このとき、実習生に単に労働力として扱われているという印象を与えないように、実際にこれらを通して効果的な情報収集の方法や他の医療機関との連携の取り方、処方薬の使い方などを習得しているということが感じられるような振り返りを行ない、学習成果を確認しながら可能なかぎり実習生に仕事をさせる

1部　優れた臨床指導医になるために

とよい。

2）実習の方法

　それぞれの診療において実習生に何をさせるかは、実習生がどれだけの経験と能力をもっているかによる。

　基本的な医療面接法と身体診察法が身についているのであれば、まず実習生に単独で診療をさせて、その後のPrecepting（後述）で知識の確認や議論をしっかりと行なうとよい。ただし、臨床経験の乏しい学生やまったく経験のない症状や疾患の場合には、診療が要領を得ず、患者への負担が増え、診療効率の低下につながりやすい。実習生自身にも不安が募って効果的な学習が阻害されてしまうかもしれない。

　そうかと言って、実習生にとって容易なことばかりをさせてしまうと新たに学習できることが少なくなり、不満が募るかもしれない。そこで図表5をイメージしながら実習生のレベルに合わせてそれぞれの患者について、図表6の

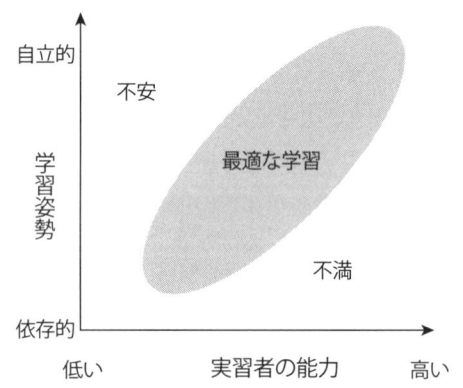

能力が十分なことについて見学させたり詳しく教えたりする（依存的な学習）と不満が募り、能力が不十分なことについてひとりで診察させたりする（自立的な学習）と不安が募りがちとなる
図表5　最適な学習環境

レベル1	指導医が診療し、実習生に観察させる（Shadowing）
レベル2	実習生に診療させ、指導医が観察する
レベル3	観察なしで実習生に診療させ、その後指導医が確認する（Precepting）

図表6　実習の3段階

どのレベルで実習させるかを考える。

〈レベル1〉

忙しい外来では実習生がまったく経験したことのない症状や疾患についてはレベル1を用いる。診療の仕方についてまず指導医の診療を実習生が観察させる。この際単に観察させるだけでなく、診察や手技などの手伝いをさせることも効果的な学習となり、次のレベルへと進めるのに役立つ。実習生が指導医に影のようにくっついて動くがゆえにShadowingと呼ばれている。

一度観察させれば、次回からはそれに沿った形で実習生が自ら診療を行なうよう促す。実習生に観察させる際も、漠然と観察をさせていては指導医が教えたいことが伝わらず、診療の際に期待した通りに行なってもらえない場合もある。よって、診療を始める前に特にどこに注目して観察をしてほしいか実習生に伝えておくとよい。

〈レベル2-3〉

基本的な知識と技能が確認できている分野については、基本的に実習生に診療をさせることである。このとき、実習生の能力・経験によってレベル2か3を用いる。経験の乏しい分野やとくに医学生の場合には、初めから診察をひとりでさせるのは患者への危害(不快感を含め)のリスクが大きくなるため、観察下に診察をさせるほうが安全である。

しかしながら、医療面接から診察までをはじめからさせると、かなりの時間がかかってしまい診療が遅れがちになってしまう。そこで段階的に、例えば最初は医療面接だけ、ここでは身体診察まで、次は検査だけと絞って行なわせると診療の遅れを最小限にできる。また学習者も一度に多くのことを学ぶよりは、何か一つに絞ったほうが確実に学習できるものと思われる。

診療の一部だけの短い観察を何度か行ない、ある程度要領を得てくれば病歴聴取から身体診察を通した長い観察を行なうとよい。長い観察を行なって、ひとりでもほぼ問題なく診察が行なえると思われれば、単独で診察をさせ、Precepting を行なえば、診療を効率よく進められる。

4　外来実習の進め方〈II〉〜学習効果をあげるには〜

1）相手に合わせたフィードバック

　レベル2の実習で観察した事項についてはできるだけ間を開けずにフィードバックしたほうがよい。この際のフィードバックの方法については図表7のように3つのレベルがある。

　指導医はこれらのレベルも使える必要があるが、成人学習者は低いレベルのフィードバックほど受け入れられやすいため、レベル1のフィードバックを特に用いるようにする。

　レベル1は「人間ビデオテープレコーダ」ともいわれるように、学習者に指導医が見た'ありのまま'の行動を実習生に伝え、自分の行動の見直しをさせる。成人学習者はそれにより自分の良かった点、良くなかった点、改善できる点について自ら多くを気付くことができる。

　はじめから「君のここは悪かった」「君はここでこうすべきだった」と言ってしまうと、ネガティブに受け止めたり、そんなことは言われなくても分かっていると反発を招く場合もあり、実習生の学習意欲を削いだり、実習生と指導医の無用な衝突や感情的なあつれきを生じさせたりする懸念もある。

　可能であれば、フィードバックはレベル1にとどめ、実習生が自らの気付きがあるかを観察あるいは確認するようにする。しかしながら、いつもレベル1のフィードバックで十分ということはない。気づきが足りないと思われれば、レベル2のフィードバックを行なう。

　ここでは観察した行動に対する指導医の感想を述べ、それにより実習生の気付きを促す。最終的にその行動が何をもたらすか気付かなければレベル3のフィードバックを行ない、その行動がもたらすであろう結果について伝える。

レベル1	自分が見たものをそのまま伝える（人間ビデオテープレコーダー）
レベル2	見たものに対する自分の感想を伝える（意見ではない）
レベル3	観察した行動のもたらす結果について自分の予想を伝える（自分の経験に基づく適切性、有用性に関する意見）

図表7　フィードバックの3段階

9章　外来診療現場での臨床指導―家庭医の視点から

　全体を通して、良くなかったとかこうすべきだという意見は控えつつも、最後にいかにすれば次回'より良い'行動ができるのかのアイデアが実習生自身に浮かばないようであれば、そこで指導医が提案する。以下にフィードバックの3段階の例を示す。

〈フィードバック3段階の例〉

指導医：さっきの診療を終えて感想は？
実習生：ええ、話がなかなかまとまらなくて困りました。
指導医：どうしてそうなったんだろうね？
実習生：患者さんの話が要領を得なかったので。
指導医：そうだね。それもあるけど、他にはどうだろう？
実習生：……（無言）
指導医：患者さんはいろんな問題を訴えていて、君はそれぞれの問題の間を行ったり来たりしていたよ。【レベル1】
　患者さんの問題を漏れなく聞けたのはよかったよね。けど、患者さんのペースに引っ張られすぎているように感じたよ。【レベル2】
　だからなかなか話がまとまらなかったんじゃないかな？　こうなると、どの話も中途半端になってしまって、どれも解決しないまま終わってしまうこともあるよね。【レベル3】
　どうしたらいいと思う？
実習生：最初に一つだけ重要なことを話すようにお願いしとけばよかったんでしょうか？
指導医：そうだね。最初に患者さんが今日話したいことをリストアップして、優先度の高いものから一つずつ聞いていけばなおいいんじゃないかな。一つだけだと本当に重要な問題を聞きのがすかもしれないしね。時間が足りない時には優先度が低いことは後日より詳しく話を聞く約束をすれば、患者さんもちゃんと話を聞いてくれたと感じるはずだよ。【指導医の提言】

2）Precepting の手順

　実習生にはできるだけ図表6のレベル3の方法（Precepting）で実習できる

169

ように配慮する。この場合、実習生の診察直後に指導医と一対一で症例について議論し、検査や治療の方針について決定する。その際に実習生の診療の不適切な部分や不足している部分がないかを確認し、場合によっては指導医が実際に患者を短く診察する。それをもとに実習生に対し指導を行なうが、これをPreceptingと呼んでいる。

実習生には自分が得た情報を診察後に発表してもらい、その評価と計画を述べてもらう。このときに実習生にはその思考過程を簡潔に説明するように伝えておく。しかし、身体所見を述べてすぐに、Differential diagnosisも挙げないまま検査プランを述べたり、診断名もないまま対症療法を述べたりといった発表で終わるような場合もある。そういう場合には、思考を整理させるためにProblem listを述べさせたり、Differential diagnosisを挙げさせたり、具体的にそう考えた根拠を述べさせる必要がある。そのあとでさらにその診療での実習生のパフォーマンスへのフィードバックを行なう。

ところが、指導医側がこの手順について要領を得ていなかったり、詳細に議論を行ないすぎると学習ポイントがぼけてしまったり、また時間がかかってしまって診療効率の低下につながる。そこで5つのマイクロスキル（4章参照）というPreceptingの手法がある。これを用いるとコンパクトに実習生の評価からフィードバックを効率的に行なうことができ、「1分間指導法」と紹介している文献もあるくらいである。これについては多くの記述が他にあるのでここでは詳細を省くが、診療効率への負の影響を最小限に抑えることができる[5, 6, 7]。

3）実習生に教えさせる

図表2の学習のピラミッドからしても教えることが最大の学習効果のある教育となりうるので、実習生に教えさせる機会を作るようにするとよい。またこのことが、指導医の診療や教育の負担を軽減して、指導医への大きな利益となる。実習生に教えさせる対象は大きく二つ、患者と指導医である。

患者に対しては、様々な教育的指導を実習生にさせるとよい。たとえば不眠患者への睡眠衛生の確認と指導など、一旦覚えれば問題なく行なえるものが多々ある。これらを実習生に行なってもらうだけで、教育に費やされた指導医の時間を取り戻すことができる。

また、患者教育は口頭だけでは難しく、教育用パンフレットなどを用いるとより効果的なわけだが、指導医が口頭で行なっていたような内容をパンフレッ

トに作成してもらうというのも、実習生の学習効果を高め、指導医の利益にもなる教育内容の一つとなり得る。

実習生に指導医を教えさせるのも実習生と指導医が直接利益を得ることのできることの一つである。経験豊富な臨床医でも、毎日いくつかの分からない臨床上の疑問があると言われる。これらの疑問を、適切な文献を検索し、あるいは同僚や専門医に意見を求め、得られた情報を吟味して日常診療に適用する能力が臨床医には求められる。

疾患の診断や治療法は月日とともに変化しうるものであり、これらを覚えさせるよりは臨床上の疑問をいかに解決していくかといった能力を身に着けさせるほうがより普遍的で、むしろより重視されるべきものかもしれない。

そこで筆者は、実習生にはその日に生じた臨床上の疑問を何か一つピックアップしてもらい、それについて自ら情報収集して解決する試みをさせている。そして翌日以降にその内容を発表してもらうとともに、情報収集の方法、および情報の解釈が適切であるかを評価し、信頼のできる情報のより効率的な検索の仕方などを指導している。これにより、指導医は自ら情報収集する時間を節約し、また日々情報をアップデートする上で役にも立つ。

4 うまくいかないときには……

ここまで、とりあえず外来実習を始めるにあたっててっとり早く、効率的・効果的に行なうための方法を述べてきた。内容的には、文章を読むだけでは分かりにくい部分もあるかと思われるが、外来実習の指導に当たりながらこの章を振り返ればなるほどと思えてくることと思う。また経験を積むにつれて自分なりのそれぞれのスキルの使い方が身についてくる。

しかしながら、うまくいかないことも多々ある。特に、成人学習者とは言ったものの、先述したように医学生については初めからそのような学習を期待できない場合も多い。実習生としての役割をしっかり確認させるとともに、実習の中で自ら問題解決することの面白味や新たなことを学ぶことの楽しみを体験させる必要がある。毎日の振り返りで自分の行動が患者の健康の役に立っている事実を確認させることによって、より成人学習者としての学びが促されるものと思われる。

日本の医学生は実際の臨床経験が少なく、実習先ですぐに使える知識や技能

に乏しいといわれる。これについては卒前教育でより早い時期からできるだけ多くの臨床体験ができるようにしてほしいものだが、それができていない場合は実習する内容についてあらかじめ資料を配布したり、図書を指定したりして学習させておくのも手である。

筆者の場合は、医学生に対しては1週間という短い期間の中でできるかぎり実際の診療をしてほしいので、毎月大学に出向き、筆者のところで実習を希望する学生を中心によくある症状の患者へのアプローチについてレクチャーし、患者、医師役に分かれて模擬診療をさせている。ここまですると、忙しい開業医や教育病院の外来担当医になるべく負担をかけずに臨床教育を担当してもらうという考えに反するが、より効果的に外来診療教育を行ないたいと考える方にはぜひ参考にしていただきたい。

また、そのほかにも様々な問題が見えてくるであろう。その際には、外来教育の方法を詳述した下記参考文献が非常に役立つので、ぜひ参照いただきたい。

まとめ

- 外来診療教育においては開業医を含む外来担当医が果たす役割が大きい。特に家庭医の養成において、外来診療での実地教育の充実は重要な課題である。
- 「成人学習者は自立して、実際に問題を解決する中で学ぶのであるから、すべてをこちらから教えようとする必要はない」。(学生であれ、研修医であれ)実習生」を成人学習者と見なして教育にあたる。
- 実習生の実力や興味の範囲や程度は様々である。個々に応じて目標を設定し、効果的な学習経験ができるよう配慮する必要がある。指導側の期待と実習側の要望を明確にすることが重要である。
- 診療効率を下げないためには、実習生に実際の仕事をさせ、一部に絞った観察や5つのマイクロスキルなどを用いてフィードバックを行なう。
- 実習生に教えさせることが最大の教育効果を生むとともに、指導医にとっても診療の効率化と知識のアップデートといった利益にもなる。
- 実習がうまくいかないときには、実習生が成人学習者となれるように問題解決の楽しみや患者への貢献の気付きを促し、足りない知識や技能を補う。

参考文献

1) Society of Teachers of Family Medicine PEP2 Committee: PEP2 Workbook/Preceptor Education Project, Second Edition: A Guide for Teaching in Your Practice. STFM, Shawhee Mission, KS,1999.
2) Paulman S, Susman J, Abboud C. Precepting Medical Students in The Office. The Johns Hopkins University Press, Baltimore, Maryland, 2000.
3) Frances E. Biagioli, Kathryn G. Chappelle. How to Be an Efficient and Effective Preceptor. FAMILY PRACTICE MANAGEMENT, May/June, p18-21,2010.
4) Knowles ME: The modern practice of adult education. Cambridge/Prentice Hall, Englewood Cliffs, NJ, 1980.
5) 日本医学教育学会監修. 医療プロフェッショナルワークショップガイド. p50-5, 篠原出版新社,
6) マイク D. フェターズ, 吉岡 哲也, 佐野 潔, ケント J. シーツ. プライマリ・ケア医の外来診療教育への参加——米国・家庭医療学教師会プリセプター教育プロジェクト. 医学教育 2004,35（2）:83-88.
7) マイク D. フェターズ, 吉岡 哲也, 佐野 潔. 家庭医療外来実習を最大限に活かすコツ STFM プリセプター教育プロジェクトに基づく方略. 家庭医療 2003,10（1）:9-16.

応 用 編

10章
倫理・終末医療カンファレンスでの指導

平岡栄治

　倫理カンファレンスとは倫理的に意思決定が困難な症例を持ち寄り議論するカンファレンスです。終末医療カンファレンスもその一つではありますが、特に人生の終末期（End of life）を議論したり、教育したりすることが目的です。

　筆者は2001年から2004年にハワイ大学内科レジデントをするまで、日本で内科・循環器内科を9年間していましたが日本ではまったくそういった教育を経験せず、自己流で常に重荷に感じながら過ごしていました。医師は医学部や卒後教育で医学を学びます。その間、生きている間いかに健康に過ごすか、またいかに長生きするか、長生きさせるかについてはトレーニングを受けますが、"死にゆく過程"を診断し、ケアをすることに関しては日本では教育をされていません。多くの施設では皆無といってもいいのではないでしょうか。

　日本人も実は価値観が多様です。特に死に方、終末期のケアに関しては、その多様な価値観に合わせたものにすることが大切です。

　まず症例をあげます。よくある高齢者の栄養の問題を抱えた症例です。

〈症例〉

　85歳女性、10年前にアルツハイマー認知症と診断。次第に身体機能や認知機能が低下。1年前から寝たきりになり、6カ月前からは二語しか話さなくなった。3カ月前からはほとんど食事をとらなくなり、口に食べ物を入れても舌で外に出すようになった。この1カ月はまったく発語がなくなった。入院にて点滴加療が施行されたが、これらの状況は変わらなかった。

　主治医より今後のプランとしてポートキャスを入れるか、胃瘻（Percutaneous endoscopic gastrostomy: PEG）を作成するか選択肢を迫られ、家族はポートキャスを選択した。施行3日後から発熱。さらにショック状態になり、救命治療のため当院に転院。集中治療部にて加療し血行動態が安定

> した。
>
> ──今後のプランとして、緩和ケアのみ、PEG, もう一度ポートキャス、胃管チューブがあるがどうすればよいか。
> 本人は元気なうちから、なるべく家にいたいといつも言っていた。

よくある問題ですが、おそらく多くの医師（筆者自身も含め）、研修医、看護師、家族がどうしたらいいか迷う場面です。こういった症例をどう考えるか学ぶこと、研修医に学ばせることは大切なことと考えます。

原則論や決まった方法を紹介したいと思います。もちろん他にもいろいろ意思決定のプロセス、考え方はあるでしょうが、筆者が米国で学んだ方法を紹介します。

1 意思決定に必要な要素

色々な考え方がありますが、筆者はエビデンスによる意思決定（Evidence-based medicine: EBM）の考えを用いています。EBMというとエビデンスを用いてどの人にも同じ治療を行なうなどと誤解される可能性がありますが、実はそうではありません。

EBMを提唱したDr. Sackett[1] やJAMA user's guide Evidence-based medicine[2]、ACP journal club[3] によりますと、EBMは、医学的なエビデンスと、患者の価値観・好みと環境因子を組み合わせて「目の前にいる患者」にどのようなことを行なうのがベストかを考える手法としています。つまり医学的なことを「目の前の患者」に個別化する手法です。

これらを統合して目の前の患者に医療を行なうにはもちろん"医師の臨床能力、臨床経験"が必要となるわけです（4つ目の要素）[3]（図表1）。まずはこの4つの要素について概説します。

(1) 医学的な要素

ここでは目の前の患者の診断、予後、治療法の選択肢・アウトカムを医学的根拠（つまりエビデンス）に基づき吟味します。予後予測とよく似た概念ですが、Disease trajectory curve、すなわち病気の自然経過を知ることが大切です

Clinical state and circumstance
患者の状態と環境

臨床能力

Patientpreferences and actions
患者の好み・価値観・行動

Research evidence
エビデンス

図表1　エビデンスに基づく臨床上の意思決定（Clinical expertise in the era of evidence-based medicine and patient choice[3]より引用）

（コラム「Disease trajectory curve を描こう」p.198 参照）。

　医学的選択肢 A, B, C があったとして、それを行なったときの良い点（アウトカムとそうなる確率）、悪い点（副作用、合併症）、やらなかったときの良い点、悪い点を挙げること、それを行なうのに患者が負う負担や苦痛を明確にすることもここでの大切な作業です。次に挙げる患者の価値観や好みに合致したアウトカムが得られるかどうか吟味することも重要事項です。

(2) 患者要素
　最初に考えなければならないのは、患者の意思決定能力です。後述する「倫理4原則」でも解説しますが、倫理的であるには、患者の自己決定権を尊重しなければなりません。そのためには患者自身に意思決定能力のあることが条件です。

　もし高度の認知症であったり、意識の低下で意思決定能力がなければ、意思決定代行人の助けを借りたり、リビングウィルや事前指示書などを参考に「もし患者に意思決定能力があれば何を希望するだろうか」と考え決定することになります。この"患者の価値観に沿って意思決定を行なう"という原則は知っておく必要があります。

　さらに意思決定代行人は日本では"キーパーソン"と呼ばれていますが、どのような人がなるべきかきちんと患者や家族にアドバイスをすることが大切です（コラム「意思決定能力判定法」「リビングウィル、意思決定代行人」p.201-3 参照）。

　「すべての情報を知りたいのか」「特に悪いニュースに関し、知っておきたい

のかどうか」患者の希望を聞いておくことも大切です。もし知りたくないなら、"なぜ知りたくないのか？"なども重要な事項です。どの程度意思決定に関わりたいのか、関わりたくないならどういった理由なのか、それは解決可能な理由か？　本当に意思決定に関わりたくないなら誰が意思決定代行人になるのか？なども吟味する必要があります。

　もう一つ患者に関して知っておかねばならないことは、患者の価値観・好みです。患者が何を大切に思っているのか知っておかねばなりません。一分一秒でも長生きすることが大切なのか、症状がないことが大切なのか、意識があること、家族と一緒にいることが大切なのか、家族と会話できる状態でいることが大切なのか、仕事ができるくらいの体調の維持が大切なのか、など価値観を明らかにしておくことが大切です（コラム「価値観が大切」p.205 参照）。これは患者の Quality of life（QOL）に影響を与えます。

　図表1の行動の要素とは、例えば患者は"医師の勧めている薬を飲むことが大切"と考えているとします。しかし、実際はアドヒアランスが悪く飲むことができないといったことが生じます。その理由は、コストが高い、1日3回なので飲み忘れが多い、仕事が忙しく定期受診が困難である、などの因子があります。環境因子とも重なりますが、こういったこともここでの吟味事項になります。意思決定には非常に大切な要素です。

（3）環境要素：その医療を行なえる環境か

　環境因子とは、たとえば、末期心不全で左室補助心臓（Left ventricular assist device：LVAD）が QOL や死亡率を改善するエビデンスがありますが、日本ではまだまだ一般的ではありません。心臓移植もドナーが足りません。エビデンスがあっても、それができる環境になければ同じことです。

　家族の思い・事情も大切です。患者の希望が在宅であっても、家族に受け入れる態勢がなければ不可能となります。お金の問題、つまり日本の医療費問題や個人の経済状況も意思決定に重要な役割を果たすでしょう。法律、宗教の問題が重要になってくる局面もあります。エビデンスと本人の希望だけでは意思決定はできないわけです。もし環境因子が原因で患者の希望を叶えることができないなら、どうすればかなえられるか。ソーシャルワーカーや家族と話し合うことも大切です。

（4）臨床能力

4つ目の要素は、これらの三つの要素を統合する力、すなわち臨床能力です。エビデンスと患者のこと、患者の価値観・環境因子を考え、現実的なゴール設定を考え、患者や家族とともに決定していくことが大切です。ただこの臨床能力を身に着けるのは難しく、然るべきトレーニングが必要です。米国卒後医学教育認可評議会（Accreditation Council for Graduate Medical Education：ACGME）の提唱する"医師にとって必要な6つの能力（Six competencies）"というのがあります。すなわち臨床知識・技術 Medical knowledge、患者ケア（患者をよく知る能力）Patient care、システムをよく知り利用する能力と改善する能力 System-based practice、自己改善能力 Practice-based learning and improvement、コミュニケーション能力 Interpersonal and communication skills、プロフェッショナリズム Professionalism ですが（p.41, 218参照）、そのうちのどれがかけても"臨床能力"はレベルの低いものになります。

　患者の価値観や好みを知るためにはコミュニケーション能力が非常に大切となります。エビデンスを知り、それを行なう経験・技術がなければエビデンスを実行することはできません。患者の経済状況や家族のサポートを得られるかどうか、患者の医療へのアクセスが可能かどうかなども考慮して、"目の前の患者"にとって一番よい方法を患者とともに考える力が必要になります。

　これらをトレーニングする方法としてぜひとも倫理カンファレンスや終末医療カンファレンスを利用してもらいたいと思います。

　これら三つの項目に関して吟味し意思決定を行なうプロセスが EBM の考え方ですが、患者の項目の中の QOL の部分を別項目に扱い、医学的なこと、患者の好み・価値観、QOL、環境と4つの枠組みにした方法を Siegler、Jonsen らは提唱しています[4), 5)]。

2　倫理4原則

　医療倫理4原則は、患者の自己決定権（Autonomy）、無危害（Non-maleficence）、善行（Beneficence）、そして公正・正義（Justice）です[4), 6)]。米国では倫理的に正しいかどうかを議論するときこの4つについて議論します。ここで少しそれぞれの定義を説明しておきます。

(1) 自己決定権

患者が自分で意思決定を行なう権利を意味します。それが他人に重大な損失を与えないかぎり尊重しなければならないといった原則です。

意思決定権を尊重するためには、患者に適切に情報を開示しこれから行なう医療について理解してもらうことが大切です（インフォームドコンセント）。ただし、患者から重要な決定を下すために援助を依頼されたら、医師として援助することも大切です。

(2) 無危害

(3) 善行

患者をケアする際、利益を与え、害を与えないようにしなければなりません。これがすなわち善行原則、無危害原則と呼ばれているものです。ここでの利益とは患者の価値観に沿った治療ゴールを達成することを指します。ただ、ある医療行為をする際、副作用、苦痛、負担を負ってもらわなくてはなりません。それ自体は無危害原則に反します。

そこで今から行なう医療行為が患者にもたらす利益と害を天秤にかけてよく吟味し、患者に説明する必要があります。

(4) 正義・公正

医療資源（人、金、時間、場所）を公平に分配するといった原則です。意思決定には医学的なこと、患者のこと、環境の三つの要素を考えることが大切と書きましたが、公正・正義は「環境」に当たります。

正義や公正はややあいまいな定義です。例えば高齢者で寝たきりの患者の多臓器不全患者と若年の多臓器不全患者がいたとしてICUが1床しかないとき、どちらをICUへ入院させるべきかという困難なシチュエーションがあったとします。

限られた医療資源をまだこれから人生が長い若年者に優先しようとする公正もありますが、高齢者にも希望する人には等しく医療を受ける権利があるという公正もあります。すなわち価値観や立場で正義・公正の意味が異なる場合があります。

倫理的なこと、医学的なこと、法律的なことを分けて考えることが大切

　日本でも病院内に倫理委員会が開かれていると思いますが、倫理のことを話し合っているのか、法律のことを話し合っているのか、医学的なことを話し合っているのかを明確にすることが大切と思います。例えば、挿管された終末期患者の気管チューブを抜くのかどうか、といったことが倫理委員会で話されるとしましょう。いま自分が述べている意見は倫理・法律・医学的なことのうちのどれを言っているのかを認識しておく必要があります。そうでないとおそらく議論はかみ合わないでしょう。

・**医学的なこと**

　呼吸回数/1回換気量（L）＜105ならば、抜管しても再挿管のリスクが低いなどいろいろな指標があります。こういった抜管基準を満たしているのかどうか、基準を満たしていなければ、どれくらい再挿管のリスクがあるか。ここではそれらの詳細なエビデンスは割愛しますが、そういったことが議論されます。

・**倫理的なこと**

　やはり4原則にのっとって考えねばなりません。

　ⅰ．患者の自己決定権を尊重し、「患者はこのような事態になればどのようにしてほしいのか」、それを確認するには「現在患者に意思決定能力はあるのか」「リビングウィルはあるのか」「普段から言っていることと矛盾はないのか」「（そういったことを）かかりつけ医や家族に確認したのか」といったことが議論になります。

　例えば医学的には80％くらい抜管が成功と予測されるが、もし20％の確率で再挿管の必要性が出たときに「患者は再挿管を希望するか」「再挿管ではなく治療のゴールとして緩和ケアを希望するか」などが倫理的な議論になるところでしょう。

　ⅱ．善行原則・無危害原則にのっとり、これから抜管することは患者にとってよいことか（喉の痛みがとれる/声が出せる/ひょっとしたら寝たきりで生きていくことはつらくはないか、など）、悪いことではないのか（抜管により寿命が縮まる可能性は？/逆に挿管を続けると苦痛ばかりが続く可能性もある）。一体、どのように考えられるのか。

181

ひょっとすると、宗教的な背景から悪いことと善いことが逆転する場合もあるかもしれません。エホバの証人における輸血などはその例でしょう。

　ⅲ．公正原則に照らし合してみる。社会全体的なことでいえば、植物状態の患者に医療資源を投入すると、「他の患者に医療資源を分配できなくなる」「ICU の一床が他の患者に使用できなくなり医療の恩恵を分配できなくなる」といった意見も出てくるでしょう。

　一方で家族の立場での公正であれば、どんな患者でも、年齢にかかわらず、等しく医療を受ける権利があるという公正原則も成り立つかもしれません。先ほど述べたように立場によっても公正であることの意味が変わる可能性があります。

・**法律的なこと**

　医学的には抜管基準を満たす⇒倫理的にも挿管・人工呼吸器依存で生きていくことは本人の希望や人生観に反する⇒自己決定権を尊重するには抜管をすべきとしたときに、ではそれをもって抜管したものの自発呼吸に耐えられず、しかも再挿管できずに患者が死亡した場合に法律的には罰せられるのかが議論になります。

　一方で、本人の許可を得ないで医療を行なうこと自体が医師法に反する行為という意見もあるかもしれません。針を刺すのも、チューブを体に入れるのも患者や意思決定代行人がその良い点、悪い点を理解し、同意をするからこそ犯罪にならないとされます。

　このように医学的なことを言っているのか、倫理的なことを言っているのか、法律的なことを言っているのか区別しないと、話がかみ合わなくなります。のちに述べる倫理カンファレンスでも、このプロセスを研修医に学ばせることが大切です。

3　症例提示と議論

　では最初に出した症例に戻り、実際、カンファレンスで出された意見の一部を紹介し説明していきます。

1) プレゼンテーションした研修医の抱いた疑問

　今後のプランとして、①緩和ケアのみ：患者の症状を吟味しその症状を軽減させることを治療のゴールとする、② PEG を作成する、③もう一度ポートキャス、④胃管チューブの挿入、があります。
　特記すべき点として、①を提示してもよいのかといった疑問が出ました。

　終末期における点滴、経腸栄養には様々な問題があります。家族にとっても、医師にとっても、看護師にとっても「心の負担」が非常に大きい問題です。すなわち「点滴をしないと患者にはより苦痛があるのか」「空腹感があるのか」「点滴をしないと何もしていないのではないか」「患者を見殺しにすることなのか」といった苦悩です。
　日本にはおそらく"点滴神話"があります。昔から何かあれば点滴、ブドウ糖の注射、ビタミンの点滴が行なわれていましたし、今も行なわれています。風邪で点滴を求める患者も少なくありません。疲れているからビタミンを注射するといった医療も実際見たことがあります。
　点滴をしないと犯罪になるのではと考えている人もいるかもしれません。その考えにとらわれ、十分血管が見えず、静脈ライン留置が困難なため何度も穿刺を繰り返したり、やっとのことで入った静脈ライン、しかしすぐに漏れるのでさらに穿刺し直すといった状態でも点滴を続けたりする場面が見受けられます。さらに患者本人は認知機能が低下しており、静脈ラインを嫌がり自己抜去しようとするので両手を拘束される、などといったことも行なわれています。
　こうしたことを研修医が現場で経験し、「点滴や PEG、胃管チューブをしないという選択肢はないのか？」疑問としてもったようです。

　ここでも医学的なこと、患者のこと、環境因子をもとに意思決定について議論します。実際、カンファレンスでは以下の意見が参加者から出されました。

(1) 患者要素
　- 患者の意思決定能力は？
　- 意思決定能力がなければどうする（リビングウィルはあるか？　意思決定代行人は決まっているか）

- 適切な意思決定代行人をどうやって決めるか？　意思決定代行人と協力して本人の価値観に沿った意思決定を行なう
- 価値観が十分とれたか？　つまり目の前の患者は何を大切に思っているか

ここで大切なのは、「意思決定代行人とはどういう人がなるか」「どういう人がなるべきか」です。

息子はいるがほとんど疎遠になっている。20年一緒に暮らしている内縁の妻が存在し、患者が彼女を意思決定代行人に指名した場合などは"内縁の妻"が意思決定代行人になることが倫理的には正しいかもしれません。

どちらがキーパーソンになるべきか、議論してもよいでしょう。

(2) 環境要素

選択する医療が行なわれる環境なのかを吟味します。
- 家族の負担（身体的負担、心理的負担、経済的負担）はどうか
- これまで主治医とどのような話がされたのか（それによっては今後出される治療選択肢を受け入れない場合もあるかもしれません）
- 患者本人は家に帰りたいといっているが家族の思いは？

家族の思いは大切です。点滴をしなければ、点滴をしてほしいと期待している家族の心に負担が生じたり、何もしてもらっていないといった誤解が生じたりする可能性もあります。意思決定にかかわるすべての人（英語ではStakeholderと言われています）、すなわち患者、家族、現在の主治医、場合によっては今までの主治医、今後の主治医、コンサルタント、コメディカルが共通の治療ゴールを共有することが患者や家族が惑わないために重要なことです。

また、患者が自宅での療養を望んでも、家族のほうでは、自宅で患者をみる時間的・精神的余裕がないときがあります。特に患者が弱ってきて、ADL（日常生活動作）がひとりでできなくなり、結構なケアが必要になってきて自分たちではきちんと面倒をみられない、昼間仕事にいっていて誰も家にいない、介護サービスを利用する金銭的余裕がない、面倒をみる体力に自信がない、介護サービスを使用する金銭的余裕はあるが愛する人の死を見届けるだけの心の余裕がない場合などもあります。

こういった場合、どういったサポートを入れたら患者の希望を叶えることができるか、なども考えなければならないでしょう。

(3) 医学的な要素

- 認知症の予後は？
- 予後を改善する治療法は？
- どのようなアウトカムであれば患者は満足できる（してもらえるか）？
- 治療の選択肢はどんなものがあるか？

治療の選択肢としては、①緩和ケアのみ：緩和ケアに役立つ検査、治療を中心に行ない、緩和に役立たないことはなるべく行なわない、②点滴栄養（中心静脈栄養（TPN）、末梢静脈栄養（PPN））、③PEGや胃管チューブで経腸栄養、が考えられる。

それぞれの良い点、悪い点は？（することの良い点、悪い点、しないことの良い点、悪い点）、それぞれの治療のゴール・目的は？ 患者が負うべき負担・苦痛は？

採るべき選択肢として、経鼻胃管チューブ、PEG、ポートキャスからTPNなどがあるでしょう。個人的にはポートキャスからのTPNはありえない選択肢ですが、それを選択肢に出す医師はいます。そのそれぞれの良い点、悪い点、患者の負担といったものを明確にする訓練は必要です。

以下、実際にカンファレンスで参加者から出された意見をまとめます。

経鼻胃管チューブ

良い点	悪い点
- 栄養状態がよくなるかもしれない	- 鼻が痛い
- 褥瘡が改善するかもしれない	- 副鼻腔炎になりやすい（48時間以上たつと50％に副鼻腔炎）
- 空腹感がなくなるかもしれない	- 挿入する際に肺に入り気胸を起こす可能性がある
- 口渇感がなくなるかもしれない	- 引き抜くのを予防するためにミトン（手袋）などによる拘束の可能性
- 誤嚥性肺炎は減るかもしれない	- 嘔吐・下痢が増加するかもしれない
	- 尿量が増えるかもしれない。それにより股間に不快感。おむつを交換する負担
※上記の効果が得られるかどうかは、文献検索をしてエビデンスを吟味する必要があることをカンファレンスで研修医にアドバイスする	- 浮腫が増悪する
	- 入れ替えに伴う苦痛。特に日本ではラインが閉塞してもいないのに2週間おきに入れ替えている施設も散見される

1部　優れた臨床指導医になるために

　PEGになると、挿入時に胃カメラをする苦痛や、意識状態が悪ければ気道確保にリスクを伴う可能性があります。場合によっては挿管が必要にもなり、その分患者には負担をかけます。

TPN, PPN

良い点	悪い点
- 栄養状態がよくなるかもしれない[※1]	- ライン感染により寿命を縮める可能性
- 空腹感が減るかもしれない[※2]	- ラインが入っていると自由に寝返りが打てない
- 口渇が減るかもしれない[※3]	- ラインを入れるときの痛み
	- TPN開始後、電解質や血糖チェックのため採血をされる苦痛、特に血管が出ない人は苦痛が大きい
- 家族（と医療従事者）の不安が解消され満足感が増すかもしれない（家族と医療従事者の不安神経症の治療！）	- ラインが漏れたときの苦痛
（実際、入院中の患者で点滴もなく、心電図モニターや酸素モニターもなく、酸素も投与されなかったら、家族だけでなく医療従事者も不安になるだろう。医療従事者の不安の原因としては、「患者に何もしていないという不安」「家族からクレームが来ないか？　家族が裁判に訴えはしないか？」「何もしていないととられるのではないか？」といったことがある。）	- 末梢ならライン感染予防に72時間おきに穿刺する必要がある
	- 副作用チェックのための採血
	- ライン感染が多い。発熱すると血液培養をされる（医療を行なうのならDo not harmの原則にのっとり、医原性チェックは必要）
	- 消化液が増加して下痢・嘔吐が増加する可能性？
※1〜3 これらの効果が得られるかどうかは、文献検索をしてエビデンスを吟味する必要があることをカンファレンスで研修医にアドバイスする	- 浮腫
	- 胸水・腹水の増加

　病院に入院すれば点滴をするものと考えている研修医には、医学的なエビデンスについて質問をし、経鼻胃管チューブやTPN、PPNを行なう合理性・目的を考えさせるのが大切と考えます。その上で、発表した研修医に医学的エビデンスを講義するとより効果的になります。

食べることができなくなった時点で寿命とする選択肢

良い点	悪い点
- 本人の希望に添える？	- 点滴をするときと比べ寿命を縮める可能性[※1]
- 緩和ケアのみ行なう	- 栄養状態が悪くなる可能性[※2]
- 症状緩和につながる治療のみ施行する	- 褥瘡が増える？[※3]
- 症状緩和につながる採血、画像検査はするがそれ以外の検査はしない	- 空腹感が出る？[※4]
- 点滴から解放される可能性が高い（ただし疼痛、呼吸困難が出現するなら麻薬投与のため静脈ラインや皮下注射などを行なう）	- 口渇が増える？
- 点滴がなければ、引き抜く心配もなく拘束することがなくなる	- 家族の不安の増加？（これは我々との会話で解消できないか？）
- ミトンなどといった手袋から解放される	- 医療従事者の不安？
	※1〜4 これらに関しても、文献検索をしてエビデンスを吟味する必要があることはカンファレンスで研修医にアドバイスする

　医学的なことは実際の文献で検証する必要があるのは言うまでもありません。カンファレンス前に、指導医と発表する研修医は十分議論をし、エビデンスをまとめておく必要があります。

　カンファレンスは「かわいそう」「そんなことをするのはどうかと思う」などといった感情論的なカンファレンスにならないよう十分議論のポイントを事前に作っておく必要があります。

　こういった終末医療に関する論文は多くあります。*Annals of internal medicine* や *Uptodate*, *JAMA*, *NEJM* など主だった内科雑誌にも頻回に取り上げられています。ちなみに *Uptodate* に "End of life" と入れると表Aのようなトピックスが出てきます。

　"Ethics" と入れると表Bのようなトピックスが出てきます。こういったことからも医師、研修医は学ぶ必要があります。

1部 優れた臨床指導医になるために

表A　キーワード　終末医療（End of life）

- 緩和ケア：疼痛以外の一般的症状マネジメントの概要	- 心不全患者に対する終末期の考慮事項
- 終末期医療：特定の症状の評価へのアプローチ	- 集中治療室（ICU）の倫理：無益なまたは不適切かもしれない治療法の要求への対応
- 終末期ケア：栄養および水分補給の停止	- ホスピス：治療理念および適切な利用
- 終末期医療の法的側面	- 緩和ケアにおける疲労、脱力および無力症の概要
- 終末期ケア：症状評価の一般原理	- 小児緩和ケア
- 終末期医療：効果的な疼痛マネジメントにおける倫理的問題	- 高齢者の病院でのマネジメント
- 緩和ケア：患者評価の概要	- 緩和ケアにおける呼吸困難の評価とマネジメント
- 宗教、精神性および終末期医療	- 最後の数週間における疼痛の評価およびマネジメント
- 緩和ケア：ケアの利益、サービスおよびモデル	- 終末期における心理社会学的問題
- 終末期における倫理的問題	- 安楽死および医師幇助自殺
- 集中治療室（ICU）の倫理：生命維持の休止および離脱	- 終末期医療：うつ病の評価およびマネジメント

表B　キーワード　倫理（Ethics）

- 終末期における倫理的問題	- 終末期医療：効果的な疼痛マネジメントにおける倫理的問題
- 集中治療室（ICU）の倫理：生命維持の休止および離脱	- 終末期医療の法的側面
- 集中治療室（ICU）の倫理：無益なまたは不適切かもしれない治療法の要求への対応	- 終末期ケア：栄養および水分補給の停止
- 集中治療室（ICU）の倫理：インフォームドコンセント	- 死後生殖（Posthumous assisted reproduction: PAR）
- 末期腎不全患者のケアにおける倫理的問題	- 肝移植における倫理的問題
- インフォームドコンセント	- 妊娠中絶の心理的側面
- 宗教、精神性および終末期医療	- 透析からの離脱および休止

　終末期の点滴や人工栄養が役に立つのか、どのようなアウトカムが得られるのかについて発表した研修医が以下のことを調べてきてくれました。こういった医学的なことについて、当然医師は知っておかねばならず、そうでなければ

患者や家族にアドバイスできないはずです。終末医療カンファレンスを通じての、各疾患の予後予測や各疾患の緩和ケアなど医学的側面も重要です。
　研修医がまとめてきたエビデンスの一部を紹介します。これらはカンファレンスの最後に研修医が教育的レクチャーとして発表しました。

2）プレゼンテーションした研修医のレクチャーより

　認知症の予後予測に FAST Staging があります。米国では認知症のホスピス入所基準として使用されています。
　Stage 7a〜c すべてできなければ、71%が6カ月以内に死亡します。平均寿命が4.1カ月、7c 以上の場合、Tube feeding を施行してもしなくても寿命は変わらないと報告されました[7]。Stage 7C+ 病気一つ以上としたホスピス入所基準に関して大規模研究で下記のクライテリアの6カ月以内に死亡する感度が20%、特異度が89%と報告されました[8]。

Medicare Hospice benefit Guidelines for determining prognosis in dementia

ホスピスに入るには次の二つのことを満たす必要がある。
Stage 7a, b, c のすべての特徴を満たしている。
さらにこの1年以内に下記の疾患に罹患した既往がある。

Functional Assessment Staging（FAST）
Stage 1：客観的にも主観的にも機能は低下していない。
Stage 2：物忘れがあるとの主観的報告がある。
Stage 3：仕事仲間から仕事上での機能低下があるといわれる。行ったことがないところには旅行できなくなる。
Stage 4：複雑な過程を要する仕事ができなくなる（例：お客さんに夕食を準備する／ファイナンスを扱う）。
Stage 5：TPO に適した服装を自分で選べなくなる。
Stage 6a：服の着脱が自分ひとりではしばしば困難になってくる。
Stage 6b：入浴が自分ひとりではしばしば困難。
Stage 6c：排尿・排便が自分ひとりでは困難。
Stage 6d：しばしば失禁。

> Stage 6e：しばしば失便。
> Stage 7a：意味のある言葉を5つ以下しか話せない。
> Stage 7b：意味のある言葉を一つしか話せない。
> Stage 7c：自分では移動できない。
> Stage 7d：自分で座位ができない。
> Stage 7e：笑顔ができない。
> Stage 7f：自分では頭を保持できない。
>
> 疾患：
> 誤嚥性肺炎　腎盂腎炎や他の上部尿路感染症　菌血症（Septicemia）　ステージ3〜4の褥瘡　抗菌薬中止後に発熱が再発
> 生きるのに必要な水分や栄養を自分では摂取できなくなる（もし経腸栄養しているなら、半年で＞10％の体重減少、またはアルブミン＜2.5g/dL）

（1）寿命が延長するかどうか？⇒⇒⇒

観察研究ですが、進行した認知症で経管栄養により寿命は延びませんでした[9]。

（2）栄養状態は改善するか？⇒⇒⇒

改善しません[10), 11)]。

（3）褥瘡予防になるか？　治療になるか？⇒⇒⇒

栄養状態は改善せず、褥瘡予防になりませんでした。また、治療効果も見られませんでした[12]。

（4）感染症（誤嚥性肺炎以外）は減少するか？⇒⇒⇒

経管栄養は感染性、非感染性の下痢が増加します。経鼻胃管チューブは副鼻腔炎や中耳炎を増加させます[13]。

（5）経管栄養は有害にはならないか？⇒⇒⇒

経管栄養をすると、しない群に比べ電解質異常、拘束の必要性、下痢が増加すると報告されています[14]。

拘束のもつ問題点は知っておかなければなりません。必要なときには、患者

にその苦痛を受け入れてもらわなければなりませんが、上記のようにあまり利益がないのに、行なった医療を継続するための拘束、ミトンをするのは問題です。体幹拘束中に嘔吐して、窒息することもあるかもしれません。

(6) 誤嚥性肺炎は減少するか？⇒⇒⇒

減りません[15]。

(7) 口渇や空腹感は認知症末期でもあるのか？ それは輸液や経腸栄養で改善するのか？ つまり緩和ケアに役立つのか？⇒⇒⇒

おそらく多くの患者の家族は、「点滴をしなければ脱水症になり口渇でつらいのでは？」「経腸栄養をしなければ空腹でつらいのでは？」と心配し、輸液や経腸栄養を望まれるのでしょう。

病気が末期になるといろいろな症状が出ます。脱水に関与している可能性の症状には、倦怠感、口渇や、せん妄などがありますが、これらは病気そのものでも起きますし、緩和ケアで使用した薬剤でも出現する可能性があります。元気なときは、脱水と症状は相関するでしょうが、病気の末期では相関しないという報告もあるようです[16,17]。

Randomized controlled trial（RCT：無作為化比較対照試験）はありませんが、ある研究では末期認知症で点滴や経腸栄養を中止してもはっきりわかるような苦痛は増加しなかったと報告されています[18]。点滴をしても口渇が減少しないとする報告もあります[13]。

癌や脳梗塞の末期で食べることができなくなってきたとき、点滴や経腸栄養がなくても空腹や口渇を感じないといった報告もあります。口渇空腹を感じる患者もいることはいるのですが、ほんの少し口に水分を含ませたり、氷のかけらを口に入れたりすることで解消されたそうです[20]。逆に、ALSの患者では経腸栄養を開始したほうが空腹や吐き気が増加し、さらに人との接触時間が減少したという負の影響も報告されています[19]。

以上、患者要素、環境要素、医学的な要素に分けて実際カンファレンスで出された意見を紹介、説明してきました。

倫理カンファレンス、終末医療カンファレンスは、どの選択肢が正しいとか間違っているとかを議論するカンファレンスではありません。意思決定までの

過程を間違わないようにすることを学ぶためのカンファレンスであるということをここで伝えておかなければなりません。

また、患者やその家族の選択が尊重されなければならないのは言うまでもありません。結局、この症例においては、家族と話し合いPEGを作成、往診医確保のうえ自宅退院となりました。

4　カンファレンスを成功させるには

すべてのカンファレンスに共通することですが、カンファレンスの目的とゴールを示すことが非常に大切です。それがないとカンファレンスの参加者は何を期待されているのかわからず戸惑いますし、場合によっては退屈なものになるでしょう。現場での意思決定を行なうために多職種カンファレンスをすることもありますし、研修医の教育のために行なう場合もあるでしょう。以下に筆者のカンファレンス法を示します。あわせてその流れを図表2に表わします。

ステップ1：総論の説明（5分）

筆者は、毎回"医師にとって必要な6つの能力（Six competencies）"の話をします。このカンファレンスでは特に、患者ケア能力、プロフェッショナリズムを学んでほしいことを説明します。意思決定の三つの因子（医学的な要素、患者要素、環境要素）、倫理4原則（自己決定権、無危害、善行、正義・公正）を説明し、その後、実際の症例を研修医にプレゼンテーションしてもらいます。

ステップ2：研修医が症例をプレゼンテーション（10分）

症例のプレゼンテーションは、通常行なっている診断や治療といった医学的なことを話し合うカンファレンスのためのものではなく、終末期医療や倫理問題を議論することを目的に準備する必要があります。そのため社会的背景や家族背景なども大切になります。事前に当日の司会（指導医）と十分議論しておくことが大切です。

ステップ3：質問リストの作成（1分）

その後、研修医が倫理的に疑問に思ったこと、意思決定が困難であったことを挙げます。

1. 司会者から医師に必要な6つの能力、医療倫理4原則の説明
2. 研修医から症例の提示
3. その症例のマネジメントに関する疑問の提示
4. 意思決定の三つの要素を中心にグループ討論。各グループでファシリテーター、プレゼンターを決めるよう指示しておく
5. 各グループから討論の内容を発表
6. まとめ
7. 実際、この症例ではどうしたか、プレゼンテーション
8. 教育的レクチャー

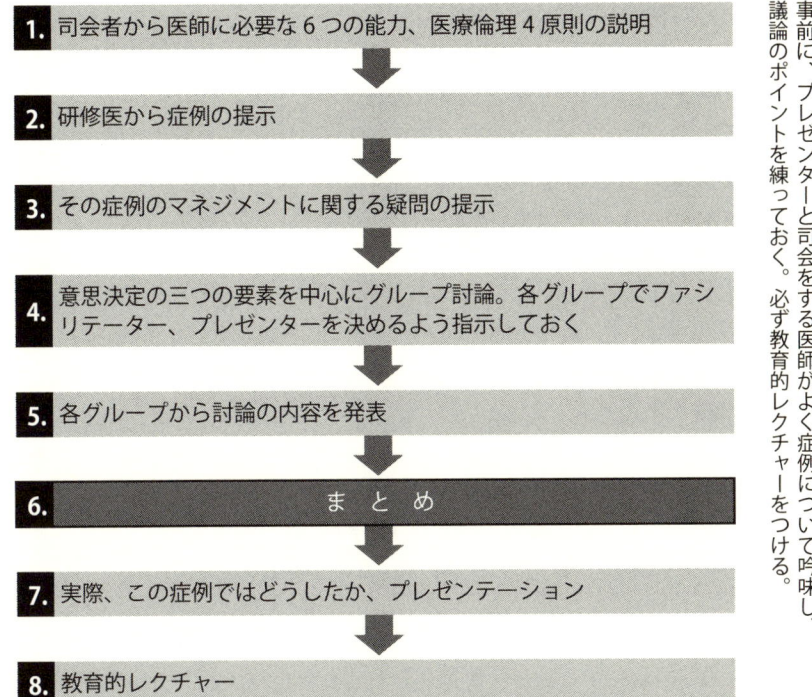

【成功のコツ】事前に、プレゼンターと司会をする医師がよく症例について吟味し、議論のポイントを練っておく。必ず教育的レクチャーをつける。

図表2 倫理カンファレンス・終末医療カンファレンスの流れ

ステップ4：グループ討論（15分）、総合討論（15分）

8人くらいのグループに分かれ議論します。各グループでファシリテーター（Facilitator）、プレゼンター（Presenter）を決めるよう指示しておきます。それぞれに指導医または上級研修医がいて議論を促進するようにします（ファシリテーターの役割）。

約15分議論したあと、三つの要素についてそれぞれ意見やさらなる疑問（患者に関する情報、医学的疑問、環境要素に関する疑問）を作成します。例えば、患者家族の詳細な情報、経済状況など、それがなぜ意思決定に重要なのかも合わせて研修医に発表してもらいます。

ある参加者からは、症例の患者の身体機能や認知機能のTrajectory curveが質問として出されたりします。これらを司会が板書し意見をまとめていきます。

ステップ5：実際にどうしたか、プレゼンターから提示（5分）

ステップ6：教育的レクチャー（10分）

症例に関する終末医療、倫理問題、緩和ケアなどに関するレクチャーを研修医に準備・発表してもらいます。以下に例を列挙します。

> 〈レクチャートピックス例〉
> 提示された疾患に関する予後予測：
>   - 認知症の予後予測
>   - COPD（Choronic obstructive pulmonary disease：慢性閉塞性肺疾患）の予後予測
>   - 心不全の予後予測
>   - 肝硬変の予後予測
> 緩和ケア：
>   - 疼痛コントロール
>   - 呼吸困難に対する治療のガイドラインの紹介
> などなど

なかなか、議論がまとまらない可能性があるので、事前にプレゼンテーションする研修医と司会をする指導医が打ち合わせを行ない、どの部分を議論するか、どの部分を教育的レクチャーにするか、学ぶべきポイントを絞って司会が誘導することが大切と考えます。

以上、倫理カンファレンスや終末医療カンファレンスについて解説しました。ここで筆者が述べたことは、終末期に決してPEGを作成してはいけないということでも、点滴をしてはいけないということでもありません。こういったことをする、しない――その個別化が大切で、個別化をする過程（理由付けReasoning）をトレーニングする方法を紹介したということです。

皆さんの施設でもぜひ教育の一環として、こういったカンファレンスをしてもらえれば幸いです。以下、今までカンファレンスに出された症例の一部とそれに関する倫理的疑問を提示します。

症例1

60歳女性。末期腎不全で22年間透析して、腎のう胞感染にて入院。腎のう胞感染の治療も維持透析も拒否している患者（理由は「十分生きたから」）。

透析を継続すべきか、中止すべきか？

症例2

70歳男性。10年前に拡張型心筋症。EF10%。心停止歴・心肺蘇生歴あり。埋込み型除細動器（ICD）が埋め込まれた。今回消化管出血にて鮮血の下血。大腸カメラをすべきかどうか（大腸カメラをしないという選択肢はありか？）。大腸カメラの結果、大腸がんが見つかった。

手術をしないという選択肢はありか？ 緩和ケアのみを希望した場合、ICDを停止することはありか？ [21), 22)]

症例3

75歳男性。COPD増悪にて来院。1年前の一秒量は750mL。気管拡張薬やステロイドを投与するも高度の呼吸困難が持続。

緩和ケアをゴールにする選択肢を出すべきかどうか？ 緩和ケアにはどのような選択肢があるか？ 麻薬を使用すると血圧がさがったり二酸化炭素がたまったりする可能性があるので選択肢として提示してはいけないか？ [23)]

症例4

56歳女性。乳癌にて他府県の専門病院に通院中。1カ月前から疼痛、倦怠感により家でベッドにいることが増えてきたが、まだ化学療法をやめることや緩和ケアを中心にすることなど告げられていない。今回、肺血栓塞栓症で入院。

長期展望を考えると、DNR（do not resuscitate：蘇生措置拒否）のことや、緩和ケアをゴールにする選択肢を提示するのが妥当と考えている。どうしたらいいだろうか？

症例5

80歳女性。ひざ関節術後、感染しこの2カ月でかなり衰弱してきている。

今回、誤嚥で ARDS（急性呼吸促迫症候群）になり内科 ICU 入室依頼。
栄養状態も悪く、ICU に入らず一般病棟で緩和ケアを中心にという選択肢も提示してはどうかと考えている。どうしたらいいだろうか？

症例 6

75 歳男性。生来健康、肺炎で入院。抗菌薬を使用しているにもかかわらず呼吸状態が悪化し、救命には人工呼吸器が必要な状態。臨床的には間質性肺炎、特に急性好酸球性肺炎が疑われている。入院時に心肺停止時 DNAR（do not attempt resuscitation：心肺蘇生を行なわない）にしてほしいと患者は希望していた。
主治医は一時的に人工呼吸器は必要だが元の健康な状態に戻る可能性があると考えている。どうすべきか？

参考文献

1) Sackett DL, Sharon E. Straus, W. Scott Richardson, William Rosenberg, Haynes RB. Evidence-Based Medicine. 2nd edition: Churchill Livingstone;2000.
2) Gordon Guyatt, Drummond Rennie, Maureen O. Meade, Cook DJ. Users' Guides to the Medical Literature: A Manual for Evidence-Based Clinical Practice 2nd Edition: McGraw-Hill Professional;2008.
3) Haynes RB, Devereaux PJ, Guyatt GH. Clinical expertise in the era of evidence-based medicine and patient choice. ACP J Club. 2002;136(2):A11-4.
4) Wright MT, Roberts LW. A basic decision-making approach to common ethical issues in consultation-liaison psychiatry. Psychiatr Clin North Am. 2009;32(2):315-28.
5) Siegler M. Decision-Making Strategy for Clinical-Ethical Problems in Medicine. Arch Intern Med. 1982;142（12）:2178-2179.
6) Beauchamp T, CJ. Principles of Biomedical Ethics. 7th Edition: Oxford University Press; 2013.
7) Hanrahan P, Raymond M, McGowan E, Luchins DJ. Criteria for enrolling dementia patients in hospice: a replication. Am J Hosp Palliat Care. 1999;16(1):395-400.
8) Mitchell SL, Miller SC, Teno JM, Kiely DK, Davis RB, Shaffer ML. Prediction of 6-month survival of nursing home residents with advanced dementia using ADEPT vs hospice eligibility guidelines. JAMA. 2010;304（17）:1929-35.
9) Teno JM, Gozalo PL, Mitchell SL, Kuo S, Rhodes RL, Bynum JP, et al. Does feeding tube insertion and its timing improve survival? J Am Geriatr Soc. 2012;60（10）:1918-21.
10) Finucane TE. Malnutrition, tube feeding and pressure sores: data are incomplete. J Am Geriatr Soc. 1995;43(4):447-51.
11) Callahan CM, Haag KM, Weinberger M, Tierney WM, Buchanan NN, Stump TE, et al. Outcomes of percutaneous endoscopic gastrostomy among older adults in a community setting. J Am Geriatr Soc. 2000;48(9):1048-54.
12) Teno JM, Gozalo P, Mitchell SL, Kuo S, Fulton AT, Mor V. Feeding tubes and the pre-

vention or healing of pressure ulcers. Arch Intern Med. 2012;172(9):697-701.
13) Finucane TE, Christmas C, Travis K. Tube feeding in patients with advanced dementia: a review of the evidence. JAMA. 1999;282（14）:1365-70.
14) Mitchell SL. A 93-year-old man with advanced dementia and eating problems. JAMA. 2007;298（21）:2527-36.
15) Finucane TE, Bynum JP. Use of tube feeding to prevent aspiration pneumonia. Lancet. 1996;348（9039）:1421-4.
16) McCann RM, Hall WJ, Groth-Juncker A. Comfort care for terminally ill patients. The appropriate use of nutrition and hydration. JAMA. 1994;272（16）:1263-6.
17) End of life care: Stopping nutrition and hydration. UPTODATE 2012.
18) Pasman HR, Onwuteaka-Philipsen BD, Kriegsman DM, Ooms ME, Ribbe MW, van der Wal G. Discomfort in nursing home patients with severe dementia in whom artificial nutrition and hydration is forgone. Arch Intern Med. 2005;165（15）:1729-35.
19) Scott AG, Austin HE. Nasogastric feeding in the management of severe dysphagia in motor neurone disease. Palliat Med. 1994;8(1):45-9.
20) McCann RM, Hall WJ, Groth-Juncker A. Comfort care for terminally ill patients. The appropriate use of nutrition and hydration. JAMA. 1994;272（16）:1263-6.
21) Goodlin SJ. Palliative care in congestive heart failure. J Am Coll Cardiol. 2009;54(5):386-96.
22) Berger JT. The ethics of deactivating implanted cardioverter defibrillators. Ann Intern Med. 2005;142(8):631-4.
23) Lanken PN, Terry PB, Delisser HM, Fahy BF, Hansen-Flaschen J, Heffner JE, et al. An official American Thoracic Society clinical policy statement: palliative care for patients with respiratory diseases and critical illnesses. Am J Respir Crit Care Med. 2008;177(8):912-27.

コラム

Disease trajectory curve（弾丸ライン）を描こう

予後の予測を立てるときに時間軸をもとに考えることが大切です。すなわち身体機能、認知機能を縦軸に時間を横軸にとり病気の自然経過と患者の経過を比べ患者がどのステージにいるか考えることが大切です。

大まかな Trajectory curve は以下の通りと考えます。すなわち、誕生後、寝返りを打てるようになり、立てるようになり笑顔を覚え話ができるようになります。

Trajectory curve は上向きになり、20〜30歳でピークになります。その後、体力が低下して、20歳でできていたことが40歳では不可能になってきます。全力疾走で100m走ることができていたのにできなくなります。40歳のときにできていたことが60歳、70歳となるにつれてできなくなってきます。すなわち、ある人は脳梗塞で会話ができなくなったりします。

どんなに高血圧の治療をしようが、健康診断を受けようが体力、認知力は次第に低下していきます。最期は期間の長短はありますが、突然死をしなければ寝たきりになり終末期をむかえ死亡していきます。

ついで、病気を得た場合にたどる Trajectory curve（の経過）を見てみましょ

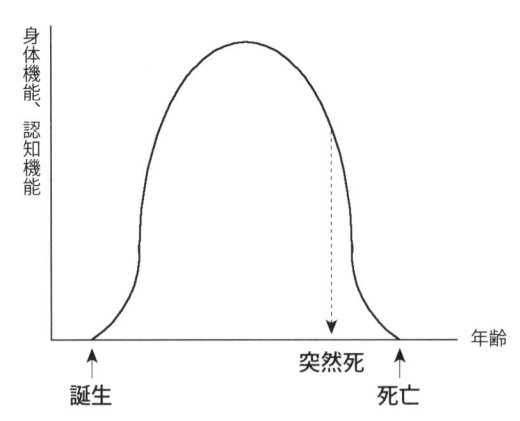

図表3　人間の Trajectory curve

う。

　図表4の上は癌のTrajectory curveです。進行癌でも身体機能が保たれている時期があり、ある時期から急速に体が弱っていきます。

　真ん中は、心不全やCOPD（Chronic obstructive pulmonary disease：慢性閉塞性肺疾患）患者のTrajectory curveです。病気自体はゆっくりと進行しますが、時々急性心不全やCOPD増悪などや、関係のない急性疾患イベントが起きてそのたびに体の機能が低下していくことがわかります。

　下は認知症患者のTrajectory curveで、5年から10年かけてゆっくりと身体機能・認知機能が低下していきます。

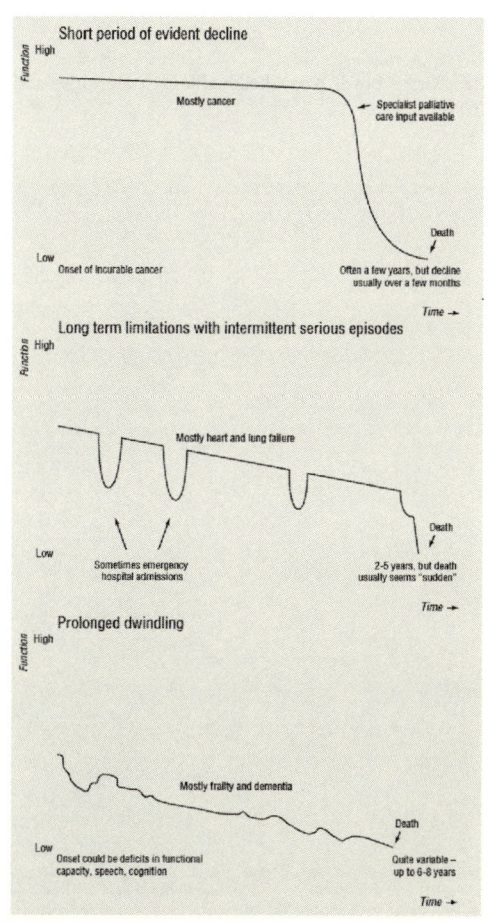

図表4　癌、心・肺疾患、認知症のTrajectory curve (Illness trajectories and palliative care[1]より引用)

目の前の患者のTrajectoryを理解し、Disease trajectoryのどこの段階にいるかを考えることが大切です。
- 身体機能、認知機能に関し1年前にできていたこと
- 6カ月前にできていたこと、3カ月前にできていたこと
- 1カ月前にできていたこと、2週間前にできていたこと

終末期にいる患者や家族と現実的なプランを立てるとき、一緒にこの確認作業をすると納得が得られやすいかもしれません。

参考文献
1) Scott A Murray MK, Kirsty Boyd, Aziz Sheikh. Illness trajectories and palliative care. BMJ 2005;330(7498):1007-11.

○○○ コラム

意思決定能力判定法

　意識決定能力があるのかどうかの判定は時に迷うことがあります。多くの論文では以下のポイントをチェックすることを勧めています。

> 〈チェックポイント〉
> 1. 選択肢を言うことができる
> 2. 診断、治療の選択肢の良い点、悪い点、アウトカムを説明できる
> 3. それを選択した理由を説明できる
> 4. さらにその選択肢が患者の価値観に合致している

　これらがすべて満たされれば意思決定能力があると見なせます。しかし、すべての項目ができずどれか一部しかできないときでも、意思決定能力がまったくないとは言えません。意思決定能力は All or nothing ではなく、細かい各論は決定できなくても原則的なことは決めることができるかもしれません。つまり、患者に「まったく意思決定能力がない」と判定するのは稀となります。

> 例：意識がなくて生きていきたいか？といった大まかなことは判断できても、胃瘻（PEG）を作成するかどうかは判断できない。

　意思決定能力が不完全と思われる患者が意思決定をした場合、以下のことが確認できればよいとされます。
　　- それが患者の価値観と一致しているか？
　　- それが患者の普段いっていることと矛盾しないか？
　そのためには家族や友人、普段診察しているかかりつけ医や看護師にも確認の必要な場合があります。かかりつけの医師は普段から終末医療に関する患者の価値観を話し合っておくと、患者も医師も医療がやりやすくなるかもしれません。

　余談ですが、筆者の患者の中には、「元気なうちに、もし回復不可能な疾患

になったときにどうしてほしいかという希望を話せてよかった」と言われる方もいます。

参考文献

Appelbaum PS. Clinical practice. Assessment of patients' competence to consent a treatment N Engl J Med 2007;357:1834-40.

コラム

リビングウィル、意思決定代行人

　意識がなくなり、自分でいろいろ決めることができなくなったときどうしてほしいかといった希望を事前に示しておいてもらうことが大切です。米国では主治医が積極的に患者と話しておくことが大切と教わりました。実際、ある病院の患者カルテには終末医療についての患者の考えを記載する欄がありました。文書にしたものはリビングウィルと呼ばれており、入院と同時にそれを持参する患者もたくさんいました。
　特に認知症、心不全（例：拡張型心筋症）、慢性呼吸器疾患（例：肺線維症、肺気腫）などゆっくり進行する場合、病初期でまだ意思決定能力を有しているときから終末期になったときにどのように過ごしたいのか、家族を交えて主治医と話し合っておくことが大切です。
　認知症なら終末期になり食べられなくなる可能性がありますが、PEGを作るか、食べることができなくなればそれで最期と思えるのか、など本人の意向や価値観をできれば家族も一緒に聞いておくことが大切です。
　症状緩和のみを治療のゴールとして設定にするのか、一分一秒でも長生きすることをゴールにするのかなど事前に話し合い、リビングウィルを作成する手伝いを主治医はすべきかもしれません。そうすれば家族もまた心の準備が可能かもしれません。
　患者に意思決定能力がなく、リビングウィルもない場合、家族の代表のキーパーソンと話し合います。キーパーソンは米国では"Surrogate decision maker（意思決定代行人）"と呼ばれていますが、その内容は日本の一般的なそれとまったく異なるように感じます。
　意思決定代行人は患者に成り代わって「患者ならどうしてほしいか」と考えることができる人、すなわち患者のこと、患者の価値観をよく知っていてそれに沿って決定できる人です。あくまでも患者自身の"自己決定権"を重要視した考えです。できれば患者に意思決定能力が残っている間に自身の意思決定代行人を決めてもらうのがよいと考えます。
　本人に意思決定能力がなく、さらに意思決定代行人を指名していない場合、

上記のことを家族に説明し、"本人の価値観を一番よくわかっている人"を意思決定代行人にしてもらうことが大切と考えます。医師はこれらを患者、家族に説明する義務があります。

家族が家族自身の価値観・希望で決定すれば家族が後々後悔したり悲嘆にくれたりする原因になる可能性もあります。意思決定能力がなくなっていたとしても本人ならどうするか、本人の価値観に照らし合わせてベストの選択肢はどれか、意思決定代行人とともに考えるのが大切です。

筆者が勤務する施設でも倫理カンファレンスで倫理4原則を説明し、その後、意思決定代行人は誰がなるべきか研修医に考えさせる機会を与え、教育することも行なっています。

参考までに米国での意思決定代行人のヒエラルキーを挙げておきます[1]。

1.	Durable power of attorney for health care：すなわち患者自身が指名した人	5.	両親
2.	配偶者	6.	兄弟（18歳以上）
3.	法律上に定められた保護者	7.	親友（ある州のみ）
4.	18歳以上の子ども		

参考文献
1) Amanda L. Caisse CZ. Palliative care Chapter 216: Structure and process: communication 1786-1791.

コラム

価値観が大切

患者の価値観の多様性について少し述べておきます。
　　救命、延命 / 緩和：痛くない、苦しくない… / 意識を保つこと / 寝たきりにならないこと / 会話ができる状態でいること / まだまだやり残したことがある / ……

　価値観についてといっても、どういうことを議論すべきかわからないかもしれません。しかし、患者が大切に思っていることは個々によって違います。ある患者はどんな状態でも、一分一秒でも長生きすることが大切でしょう。特に幼い子どもがいる場合などです。しかし、子どもが成人し独立している高齢者ではそうしたケースは少ないかもしれません。
　逆に、家族の負担（人的、経済的）にだけはなりたくないといった価値観をもった高齢者はいます。それはそれで尊重すべきです。ただ、社会的資源を利用すればあまり家族の負担にならないこともあるので、吟味することが大切でしょう。
　苦痛さえなかったらいい、苦しいのだけは嫌といった価値観の人も多いと思います。家族と会話ができることが大切な人もいるでしょう。そういった人に気管切開をして声を奪ったり、鎮静・鎮痛で意識低下を引き起こしたりすることは逆に苦痛が増すかもしれません。また、大好きな妻と自宅で過ごしたいといった男性もいました。そうすると家族にそういったことを説明し社会的資源を利用したり、看取りをしてくれる往診医を探したりといったことが必要になります。そういったことが可能な環境にあるかどうかが議論になります。
　まだまだやり残したことがある、という価値観もよくあります。ただ、現実的にそれが可能な状況かどうかは治療を行なう前によく議論すべきです。ある患者は「半年後にモーターショーを主宰するがそれが可能なくらい元気になるならどんな苦しい治療も受けるが、それができない、ただ生きているだけの状況になるなら、それは自分にとって生きていることにはならない。緩和ケアだけをしてほしい」と明確に"自分にとっての生きていることの定義"を示され

205

ました。

　患者の価値観と、患者が、どこまでの負担・苦痛なら受け入れられると考えているのか、十分理解する必要があります。

　よく「このままじゃ、かわいそうだから手術をしましょう」（たとえばですが、顔面腫瘍で来院。脳への浸潤で意識低下した88歳女性で、「このまま顔面に腫瘍ができたまま亡くなるのはかわいそうだから放射線をあてましょう」）といった話を聞きますが、かわいそうと考えるのは誰の価値観か。医師の価値観？　看護師の価値観？　家族の価値観？　本人がそう思っているのか？をよくよく考えてみる必要があります。
　本人の価値観に沿って決めるのが大切であることは、患者の自己決定権の尊重に沿った考えからです。
　「自分の価値観を押し付けすぎてよけいな苦痛を与えてやしないか」「目の前の患者の治療ゴールに本当に必要なのか」よく考える必要があります。
　倫理カンファレンスや終末医療カンファレンスで、十分に全員が留意しなければならないことです。

　目の前の患者の価値観が十分に聞きだせたか、自分たちの価値観を押し付けすぎてはいないか——立ちどまる機会に、このカンファレンスを利用してもらいたいと思います。

2部

日米の指導医に聞く
――優れた臨床指導医育成の条件とは

1章

町 淳二

臨床研修のグローバルスタンダード化
: 日本開国を目指して

> **ポイント（およびキーワード）**
> * 国民に対する責務：患者・社会が求める医師（標準的な能力をもつ）を全国的に育成する
> * ACGME に見るサイエンスとアート教育のバランス
> * 医のアート（Art）、Narrative-based medicine の実践
> * 成長の三段階（Active learner－Passionate teacher－Caring physician）
> * Basic skill と Generalist

　医療も教育も動いている。進化している（Ever-evolving）。それを悪化させるか、現状維持か、改善するかは医療者や教育者・指導者そしてその現場にいるすべての人に依存する。改善するためには、①確固とした目標を定め、②現状の把握→分析→評価→フィードバック→（目標に向かって）改善、そしてその繰り返しが必須である。

　「繰り返し」が必須なのは、多くの因子によって現状は常に変化（進化）しているからで、一度「目標」を達成したからといってそれに安住してはならず、常に［（再）評価→（再）フィードバック→（再）改善］を継続せねばならない。

　最善の医療を提供するために「どのような医師を患者・社会が求めているか」、そしてそのような医師育成にはどうすべきかを、［アメリカから見た日本の現状把握→分析→評価→フィードバック→改善］という形で考えてみたい。また、グローバルな視点からどのような目標を定めるべきかを提唱したい。

1　30年前のアメリカが今の日本

「先生の施設の研修プログラムの達成目標は何ですか？　それは隣の施設の目標と同じですか？　国全体ではどうですか？」。30年ほど前のアメリカの答えは「うちのプログラムのゴール・研修医の達成目標・卒業時点の臨床能力は○×△△×○です。隣の施設は何かあるのでしょうが、△△××□□のようですからうちとは別です……。違っていても外部から監査や干渉されることはないのでそれでよいでしょう」であった。

今の日本はどうであろうか。（厚労省が定めた初期臨床研修ではなく、その後の後期研修について言うと）30年前のアメリカと同じであろう。現在、日本の（後期）研修はまったく規制がなく、強制力をもった外部からの評価や監査がない。したがって外部からの認可もない。すなわち日本国全体で研修を標準化していない。これで、国民の健康を守るべき医療提供者として、「患者・社会が求める医師を全国的に育成する」「標準的な能力のある医師を育成する」という国民に対する責務を果たしていることになろうか。

もちろん、そのような規制や外部監査・認可システムがなくても日本では個々の医療人の勤勉さとモラルの高さによって、大多数の医師は個人的には国民への責務は果たしているのであろう。ただ、個々の努力や自律に頼ることには危険性があることは否めない。なぜならば、個人の努力や情熱は過酷な環境になればなるほど疲弊やミスをするリスクがあり、個人の自律能力には個人差が大きいからである。

また、医師育成（医学教育や卒後研修）が教育という観点から世界と比べ日本ではどうなっているのか、国際的に見て標準あるいは高いレベルなのか、より優れた教育法を海外からも導入する姿勢・可能性はあるのか、など多くの疑問が頭をよぎる。

30年前には医療も教育・研修も各国それぞれ独自に実施していたし、それで良かったのであろう。しかし現在（2014年度）は30年前とはまったく異なる。医療でも教育でも、世界はグローバルに動いている。さらに、医師はより良い医療提供者となるためにはただ知識をつけ（試験にパスし）診療能力を学ぶだけでなく、医療全体（それは日本国内の医療だけでなく世界全体の医療）についても知っておく必要がある。すなわちこれからの将来の医療を担う皆さんは、日本だけでなくグローバルな視点からの目も養わなければならない。

そこで、日米の医療や教育の相違を考えてみたい。グローバルな視点からちょっと極端な例を挙げてみよう。数年前に日本の大河ドラマで「鎖国日本」の開国時代を生きぬいた「坂本龍馬」が人気を呼んだが、実は現在もアメリカから見ていて日本の医療・医学教育はまだ「鎖国」状況にあるのではないかと危惧している。

この時代にそんなことはないでしょう、と思う方も多いだろうが、日本は医療や教育が長年（戦後の経済成長と並行して 30 年前にはある程度当時の高レベルに）確立し一定の成果を達成してしまった。そのために逆に、アメリカ・欧米を含めたグローバルに目を向けるハングリーさに欠けてしまい必要な改善を怠ってきた。

他のアジア各国を見ると、自国では達成できていないためにアメリカの医学教育や卒後研修の優れた面を輸入しようという強い意気込みがある。医学教育「鎖国日本」はこのままでいくと、10 年後には教育の後進国になりかねない。そんなことを考える人はたぶん国内では少ないのだろうし、海外生活が長くなって日本の情勢を知らない私の偏見もあるかもしれないが、アメリカでの経験がある方々は同様の意識をもっているはずである。

グローバリゼーション（Globalization）は、政治経済や商業企業活動などでは広く取り上げられ、日本の医学・医療界でもその意識は多少芽生えてきてはいるようだ。しかし現在でも閉鎖性の強さ、「日本の常識、世界の非常識」が見え隠れする日本の医学界・医療体制に対し、グローバルな視点からは懸念せずにいられないことが多々あり、以下その視点を述べていきたい。

2 求められる医師像：医学教育のゴールとしてのサイエンスとアート

医学教育・研修・さらには生涯教育の実行には、まずその「目標」を見定めることが重要で、しかも卒前から卒後そして生涯教育までその目標は一貫性がなくてはならない。それは言い換えれば最終的には、患者・家族そして社会・国家にとって「求められる医師像」を達成するという目標である。

では「求められる医師像」とは何か。それを「医のサイエンスとアート（Science & Art）」の観点から考察してみよう。医学は学問としては科学だが、患者を診療する医療は「サイエンス（科学）であり、アート（芸術：個性や感情をもった創造的なヒトの活動）でもある」と言われる。

医のアートとは感覚的に医療者は意識してはいるものの、なかなか一言では定義しにくい。ちなみに「Science & Art」ということばは、百年以上も前にWilliam Osler博士が述べていることには感激する。

　　"Medicine is a science of uncertainty and an art of probability."
　　　　　　　　　　　　　　　　　　(by Sir William Osler, 1904)

「安全で標準的な（その時点で最も有効と皆が認める）医療、患者・家族に満足してもらえる医療を実践できる能力」の習得が、医師育成のゴールである。その能力は、医のScience & Artの両面から分析できる。サイエンスは、科学的に証明された医学知識や根拠、それに基づき標準的な診療を行なう能力。一方アートは、患者の個性や背景（家庭的、社会的、文化的、宗教・信条的、教育的、経済的背景など）を考慮しサイエンスを的確に1人ひとりに応用することであり、医師の責任感・倫理観、洞察力・理解力、対人能力・コミュニケーション能力などが必要で、その根底では医師本人の個性や品性が関わる。サイエンスはエビデンスを基盤にすることが多く、昨今EBM（Evidence-based medicine）と言われる。一方、EBMに対応するNBM（Narrative-based medicine）がアートを実践する上での基盤と言えよう。

さらに（やや極論ではあるが）両者を区別して理解するためには、サイエンスが病気のキュア（Cure）を目指すのに対して、アートは患者・家族のケア（Care）を目指すとも言えよう。全人的医療といわれる診療は、このアート面を重視したケアに重きが置かれる。

医療にはサイエンス面・理論性は不可欠だが、それだけでは到底十分でなく、患者個人のケアに際しては最終的にはアート面がより重要になろう。ただ注意すべきことは、アートだけでは真の医療はできず、医療者は常に日々切磋琢磨してサイエンスを学習しUpdateする責務も当然ある。「真に求められる医師像」はサイエンスとアートのバランス（ハーモニー）のとれた能力と結論できよう。

3　日本の強みと弱み

ここで、［現状の把握→分析→評価→フィードバック→改善］を図るために、日本の現状をまとめてみたい。アメリカにも日本にも、優れた面・長所（強

1.	低医療費
2.	国民健康保険：皆保険
3.	フリーアクセス
4.	受療の平等
5.	伝統的な"模範的"な患者：良い医師−患者関係
6.	高度先進医療

図表1　日本の医療：長所

美しい日本の医療（医療のアート、思いやり）
勤勉、モラル
和：融和、調和、和合、平和
東洋医学−自然からの発想・発展：地球エコ（グリーン）
きめ細やかさ、修正・修繕能力

図表2　世界（グローバル）へ発信できる日本の良さ

み）と弱点（弱み）がある。

　日本の医療上の長所（図表1）やグローバルにも発信できる良さ（図表2）は、アメリカから見ると羨ましくなる現状がある（もっとも今後は高齢化に伴う医療費高騰や社会保障費の限界など問題・困難はあろう）。ちなみにアメリカでは、図表1の諸点がほぼ欠損していることが大きな短所である。医のアート面からの視点でも、日本人には図表2のような優れた諸点が掲げられる。

　これらの日本の優れたことに関しては、すでに出版した『美しい日本の医療──グローバルな視点からの再生』（町淳二・津田武・浅野嘉久編著、金原出版、2008年）を参照いただきたい。大枠ではあるがアメリカに対比し、医療面で日本は多くの長所がある一方、医学教育・医師育成において弱点が指摘できる。アメリカのそれと比較しながら、日本の弱い現状を考えてみよう。

・スタンダード化・標準化の有無および差異

　日米の医学教育（研修）を見ていると、「スタンダード化・標準化」の有

無・差異に気付く。これは医療や教育にかぎる話ではなく、アメリカは多民族国家であるがために、スタンダードを設定しておかないと大変な事態になりかねない。一方、日本では比較的均一な民族的・文化的背景に加えて日本人の勤勉さとモラルの高さゆえ、スタンダードをつくり監査などしなくても秩序や活動（医療や教育を含む）が安定していたようである。

　従来は、日本古来のやり方が日本国内で通用していれば日本国民は医療を含めた十分な生活が保たれていた。ところが昨今は様々な（医療以外）分野でグローバル化や国際基準化、海外からの日本への進出など、まさに黒船襲来、鎖国日本の開国要請といったことを感じるのは、海外から日本を見ている私だけではないはずである。

・第三者機関による監査・評価の有無

　スタンダードがありそれが実践・監査・認定されるか否かで、研修方法や内容には大きな違いが発生する。「監査」がすなわち「評価→フィードバック（Evaluation and feedback）」である（そのことを日本の指導的立場の人は気が付かねばならない）。スタンダードを設定し実践することは、アメリカでは必須（常識）である一方、日本ではまだ十分浸透しているとは思えない。

　実はスタンダード設定という観点から、約30年前にアメリカでは医療・医師教育において大きな変革が起きた。その背景は医療提供者・医師会などの医療提供団体が、社会や国民に責任をもてるようにするためであった。個々の能力や努力は重要であるが、それには常に格差が生じやすい。またProfessionalとして自律・自己改善は必要なことではあるが、とかく自己評価・自己改善には限度や差異がある。そこで外部・第三者からの評価・フィードバック・改善指導という規制の必要性が認識された。そして、少なくともアメリカでは（というより国際的には）現在はそれが必須となっている。

　組織の質の管理改善に第三者の監査・評価を受ける、これは組織としては受諾しにくく面倒で時にはプライドを傷つけられ、抵抗も多いのであるが、あえてそれを受容し、スタンダード化を図っている。それが医療提供者としての国民・社会への責務と理解するからである。

　約30年前の1980年頃アメリカでは医療や教育面で、ACGME（Accreditation Council for Graduate Medical Education：米国卒後医学教育認可評議会［卒後臨床研修システムの標準化を監査認可、このような組織やプログラムを認可す

ることを Accreditation と呼ぶ〕)、Board-system (学会主導ではない各専門科の個々の医師の臨床能力の認定、このような人個人を認定することを Certification と呼ぶ)、JC (Joint Commission：病院の評価監査認可)、ER-system (独立した救急部でのプライマリ・ケアすべてを診られるシステムとその認可)、といったシステムが次々に発足・始動し始めた。

　自己努力だけに頼らず第三者の監査に権力を与えることでスタンダードを広く定着させる (提供する医療や育成する医師らのバラツキをなくす) ためである。そして、そのスタンダードは、時代時代の医療のニーズの変化や社会・国民への責任から常に進化 (Evolving) する。

　昨今、アメリカのこのようなシステムの優位性を認識し世界各国がその導入に力を入れ始めている。国レベルで考えれば極端に言えば「第三者国からの評価」が強いられる時代になってきている。

　研修に関しての一例として、この10年くらいに起きた ACGME によるスタンダード改革を挙げると、"Six competencies"(後述)の明確化がある。「医はサイエンスと同時にアートである」ことは皆に認識されていたが、それを実践する医師育成にも Medical knowledge や Patient care といったサイエンス面ばかりでなく、Professionalism、Self-improvement、Interpersonal skills、System-based practice (詳細は下記) といったかなり医のアート面も確実に教育し評価しないといけない。

　医師個人レベルではこれらの能力を Board-system が専門医認定として担当するが、研修を提供するプログラムには ACGME がこれらすべての項目を監査し、これが実施されていないプログラムは大学病院であろうと認可しない。このシステムによってアメリカの研修レベルは全米どこでも一定のスタンダードに保たれるようになっている。

　Duty-hour regulation (研修医の労働基準) もスタンダード化された (これも厳しく監査され、この規制に従わないプログラムは認可されない)。これは American Academy of Sleep Medicine の出した寝不足状態下の研修医は判断力や手技能力が減退する (よって医療ミスや患者へのリスクが高まる) というエビデンスなどをもとに、医療と患者安全を第一目的として全米でスタンダード化されたものである。

　このようなアメリカの常識的スタンダードは日本の現状では採用しにくいこともあり、たぶん日本の非常識なのかもしれない。が、今後このようなスタンダード化は、日本でも常識化する必要があるのではないであろうか。アジア各

国は安全で最良の標準的医療を国民に提供するために、そのようなスタンダード化を始動しはじめている。

・Change しようという決意・意欲

「求められる医師像」「患者中心医療でかつ患者・家族に満足してもらえる優れた医師」を普遍的に（バラツキなく）標準的（スタンダード）に育成することが、今後の医学教育・医師育成のカギである。

残念ながら、現在の日本の医師育成システムはこの目的達成のために十分ではない。これは、日本の学生や研修医・教官や指導医の能力が劣っているからではない。むしろ日本の学生や研修医・教官や指導医には優れた医師育成のポテンシャルは十二分に存在する。問題は、教育システムとそれをサポートする教育環境にある。

ただ現在はほとんど、政府も含めた教育提供者・管理者にはこれらのシステムや環境を Change しようという決意・意欲は感じられない。個々にその意識はあっても、組織・システムとして大きな Change をできる状況が整っていない。

4　ACGME の強み（優位性）

では、スタンダード化を 30 年前に開始し現在も継続しているアメリカの教育システムとはどういうものなのか。

医師育成には卒前医学生教育、卒後研修医教育、そしてその後の生涯医師教育が含まれる。アメリカでは、卒前教育を LCME（Liaison Committee on Medical Education：医学教育連絡委員会）、卒後研修を ACGME、生涯教育を ACCME（Accreditation Council for Continuing Medical Education：医学生涯教育認定評議会）が、最終的に同じ医師育成の目標に向かって、かつ一貫性をもって全米を対象にスタンダードな方法で実施している（図表3）。

一人前の医師を育成する上で、特にレジデンシー（Residency）とフェローシップ（Fellowship）と呼ばれる卒後臨床研修は、ACGME によって厳重に監査・評価され、その役割は極めて重要である。ACGME には全米すべての各専門科プログラムの監査・認可・更新、さらには定員の管理、研修内容の管理

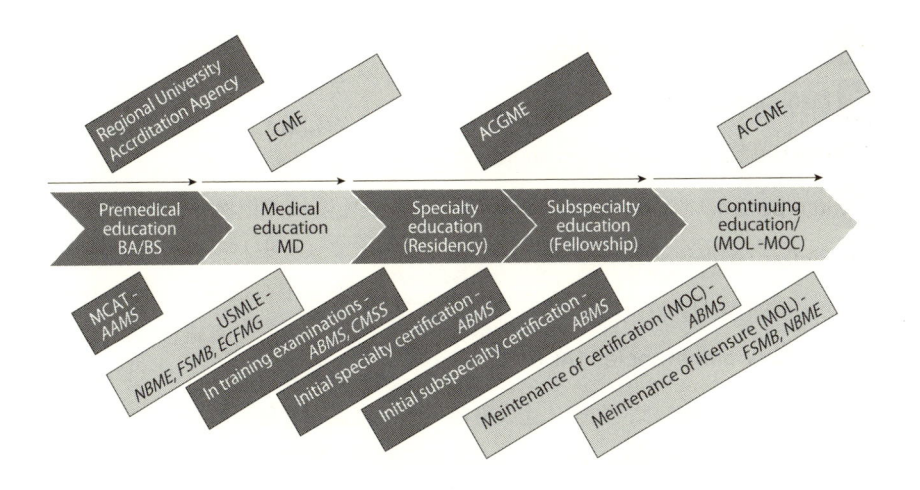

1章　臨床研修のグローバルスタンダード化：日本開国を目指して

図表3　Accreditation of the Programs in the Continuum of Medical Education（ACGMEのCEO、Dr. Thomas Nascaの提供・好意と許可にて使用）

を行ない、研修プログラムをコントロールする権限が与えられている。それを通して、アメリカにおける臨床研修の標準化と質の保証に大きく貢献している。

そこで、アメリカの教育のスタンダード化とはどういうものかを具体的に理解してもらうために、その目標・ゴールの詳細を記してみたい。ACGMEの歴史的・社会的背景や組織の構成・運営、活動（監査認可活動）方法などに関しては、その詳細は下記（http://www.acgme.org/acgmeweb/）を参照されたい。

1981年にACGMEは、アメリカ医師会（American Medical Association：AMA）がリーダーシップをとって専門医資格認定理事会（American Board of Medical Specialties：ABMS）、専門科学会協議会（Council of Medical Specialty Societies：CMSS）、アメリカ医科大学協会（Association of American Medical College：AAMC）、アメリカ病院協会（American Hospital Association：AHA）、そして研修医代表や一般市民代表を構成メンバーとして、政府からのトップダウンではなく、社会の現場からボトムアップのために発足した。

それまでは、アメリカでも医学教育・医師育成の方針は一貫性を欠いていた（冒頭の30年前のアメリカに質問—答えのような状況）。そこで「社会に出てくる医師の能力は一定水準・スタンダードであってほしい」という患者・社会のニーズから、ACGMEの始動とともに卒後臨床研修（日本の後期専門科臨床研修にあたる）が自由選択から必修となった。

その後、その目標・ゴール達成・維持のためにACGMEは何千という

217

1. Patient care (including Technical skills)
2. Medical knowledge
3. Practice-based learning and improvement
4. Interpersonal and communication skills
5. Professionalism
6. System-based practice

図表4　Six competencies (ACGME)

(2013年度では約9,000近い) 全米のすべての研修プログラムに対して、監査・指導・認可・認可更新 (すなわち、[現状の把握→分析→評価→フィードバック→ (目標に向かって) 改善]) を強力な権限をもって実施してきた。

教育機関・研修プログラムの教育能力の評価には、明確／達成可能／測定可能な評価基準が必要である。それによって各教育機関・研修プログラムに教育の標準基準 (達成目標) を認知させ、実施させ、それを定期的に監視し、条件を充たせば再認定する。しかも、設定した評価基準は下げない (医師会、各学会や専門医認定機関の利権などに左右されない)。評価基準を充たさない場合、ACGMEはその施設の教育プログラムの改善がみられるまで研修医の採用を許可しない。その目的は、真に社会に役立つ良い医師・求められる医師に育てるという責任を教育機関・研修プログラムに遂行してもらうことである。

ACGMEの優れる点は、時代とともに変化する医療や社会のニーズにすばやく対応し、教育の標準基準 (達成目標) を適時適切に改善し続けていることである。その例として、上述のごとく、10年くらいでスタンダードとして設定した「各専門科の壁を越えた全科共通の研修医の臨床能力の枠組みである6つの能力 (Six competencies)」の明確化がある (図表4)。

この6つの医師の能力は、教育の達成目標・標準基準という観点からまさに「医のScience & Art」の両面を確実に包括し、この基準にしたがって現在アメリカのあらゆる研修は実践され、評価されている。全科共通の基本目標があるが、研修教育の現場では各科の特徴によりその内容は修正・適正化されている。

5　改革案：日本研修開国

アメリカのACGMEのようなスタンダード化のためのシステムから学ぶことは多い。それも含めて、まだ鎖国状況にあるとも見てとれる日本の医学教育・研修の改革案を述べてみたい。改革案は改善法の原則である[現状の把握

→分析→評価→フィードバック→（目標に向かって）改善」に則る。真に国民・患者のためになる医師育成には、①教育システム、②医師自身、それぞれの改革が必要となる。しかも、一緒に同時に並行しての改善が求められる。

医学教育・研修システム改革〈その1〉

・メディカルスクールの創設

「医師の育成」システムの改革には、医学部入学選抜、医学生教育、卒後研修さらには生涯教育のあらゆるレベルでの考慮が必要で、かつそれらが一貫性・統合性を有しなければならない。特に医師の適正・資質（アート面の能力）を考慮すると、医学部入学者の選択は優れた医師育成にとって大きなポイントとなる。「患者・社会に求められる医師」を育成する最も cost-effective な方法はそのような能力のある、ポテンシャルのある医学生を選抜することから始まるとも言えよう。

現在日本の医学部は、高校卒後の6年間の教育である。入試の選別は、成績本意のことが多く、医師になるために必要なバランスのとれた人格が形成されていない、あるいはその資質が十分でないこともありえる。一方、アメリカを始め多くの国では、4年制大学を出てから（中には社会に一度出てから）4年間のメディカルスクール（大学院大学）があり、面接重視の医学生選択が行なわれている。メディカルスクールの優位点は学生の成熟度の高さと多様性、高いモチベーション、明確なキャリアゴール、優れたコミュニケーション・対人関係、責任感・倫理感などであり、医師のアート面の能力で優れることが多い。

もちろん、日本の現行の6年制医学部卒業生の能力を否定するわけではない。ただ日本でも、4年制大学卒後や社会人になったあとに、医師を志望する優れた資質をもつ若者は多数いるはずで、このような人たちが医師を目指せる新しい医学教育システムとしてのメディカルスクール創設を日本でも強く推奨したい。また、グローバル化の進む中、日本でも（アメリカ同様）海外の学生が日本人に混じって日本の医学部に採用されるようなシステムも検討すべきではないか。特にアジアでのリーダーシップをとれる日本は、医学生の時代から海外の学生と学ぶ環境を創るべきと考える。

卒前の医学生教育以上に、日本では卒後臨床研修（各専門医を育てる後期研

修）が標準化されていない、スタンダードな監査認可システムがないことに大きな問題がある。このことが育成される医師の能力の個人格差ばかりでなく、いくつかの科の専門医不足、医療の地域格差、救急医療の不備など現在の多くの医療の問題点の原因ともなっている。優れた卒後研修を独自で実施している病院は多々あるが、現状のままだと研修病院・研修プログラム間の研修レベルの格差はあまりにも大きくなってしまう。

卒後臨床研修評価機構が初期臨床研修病院の評価、専門医制度・評価認定機構が後期（専門科）研修後の専門医の評価承認を行なっていることは（「専門医の在り方に関する検討会」の活動なども）賞賛に値するが、まだ施設側の自発的な監査受け入れであり、日本全国に権限をもって研修プログラムを監査認可するには至っていない。厚労省はといえば、初期研修の認可を行なっているが、後期研修を認可するような現状ではないようである。

アメリカのACGMEは全米すべての研修プログラムを対象としており、監査を受ける側からすると大変なのではあるが、このシステムが「医師育成の質と数」を保証しているといっても過言ではない。

・日本版ACGMEの必要性

具体的には、ACGMEは教育施設と研修プログラムそのものについて、以下の4つの項目を評価することにより教育能力を監査認可している。
　　#1　専門科と施設の構造基盤は十分か？：例えばベッド数、コメディカル・スタッフ数、救急室・集中治療室の機能、安全危機管理など
　　#2　研修プログラムの研修内容はACGMEが定めるスタンダードに則って実施されているか？
　　#3　症例数と症例の種類は十分か？
　　#4　指導医の数と臨床能力は十分か？　そして指導医の教育能力は十分か？

上記4つの視点でその教育施設のプログラムの認定と採用される研修医の数が決定される。研修病院・プログラムはスタンダードな研修が可能（指導医の数や指導能力、症例数から自ずと研修可能な人数は規定されるはずである）な範囲の研修医の数しか採用できず、これを全米のマッチングシステムで毎年実施している――あえて苦言を呈するが、日本の研修（一部であろうが）のよう

に無責任に研修医を制限なく採用することはありえない。

　ACGMEは各専門科の専門医の人数を計画的には規定していないが、その教育施設の教育能力に応じた数の研修医の採用を指示することで、間接的には専門医数を規定する結果となっている。またこのプロセスを通して、アメリカ全体の各専門科の専門医の数の需要と供給のバランスと保っている。

　まとめると、社会・国民・患者・家族への責任として育成する医師の質の担保のために、卒後医学教育の質の保証は必須であり、そのためにはアメリカのACGMEから学ぶところは多い。

#1 診療現場・教育現場の代表からなる民主導の強い権限をもった第三者外部組織による監査・認可
#2 それを継続するための認可更新性
#3 特定の組織（学会、大学、医療団体など）の利権をこえた「患者中心」「研修医主役」をゴールとした全国統一の研修・教育の標準化
#4 そのような評価認定組織活動のための人的・財政的サポートと継続性の確保

　ACGMEは教育・研修内容を統制することに主眼があるように思われがちである。しかしながら、その大前提に「患者ケアの質と安全の確保」があることは強調されるべきである。ACGMEの教育の卓越性とそれによる患者ケア向上というミッションは、全世界からもグローバルな教育の標準化という観点から近年注目されている。その現われとして、現在ACGME-I（ACGME-International）が、シンガポール・中近東など海外の教育の国際認可を展開し始めている。

　医学生・研修医を教育する指導医不足、指導医の能力格差も現在日本で大きな問題となっている。これも指導医育成のシステムが確立していないためで、研修医教育には、適正な指導医の確保、そのための研修施設への予算も含めた国家や地域レベルでのサポート、指導医の待遇改善をはかったうえでの指導医育成が国家レベルでの急務と考える。

　さらに医師ばかりでなく、看護師などすべての医療従事者の育成や生涯教育など広いビジョンで改善が求められる時代にあり、グローバルな視点に立ったこのようなビジョンを日本の医学界全体で建設すべきであろう。

医師自身個人の改善：自立・自律を目指して〈その1〉

・成長の三段階

　医師それぞれの医師像や「求められる医師像」達成のための方法は、個人個人見解の相違はあろうが、私はそれを三つの段階で捉えたい。
　第一段階は、Active learner「能動的な学習者」。どんなプロでもそうであるが医師の場合特に、勉強は一生続けねばならない。しかも passive に知識を詰め込むだけではなく、active に学んでいく姿勢が求められる。自分で問題点を見つけ、適切なリソースから自ら答えを探したり、あるいは同僚や先輩と議論しながら解決していくといった学び方である。
　第二段階は、Passionate teacher「熱意ある教育者」。Doctor のラテン語の語源は「教える」という意味であることからもわかるように、医師は Physician であると同時に Teacher でなくてはならない。これは後輩の医師の指導をすることもさることながら、患者・一般国民を教育・啓発することも含める。しかも、情熱をもってそれを実施したい。
　最終の第三段階が Caring physician「ケアのできる医師」。病気を治すだけでなく全人的に患者のケアができる医師、真に Science & Art のバランスのとれた医師である。

・アート面の果たす役割

　Active learner から Passionate teacher かつ Caring physician となるためには、どうすればよいのであろうか。まず学ぶことを enjoy・楽しめなければならない。必要に迫られていやいや学んでいるようでは Active learner にはなれない。臨床の問題点を解決するプロセスを enjoy できる医師になってほしい。また Learner の時期に、優れたメンターとのめぐり合い、ロールモデルをもつことも大切である。日本にもそのような先輩医師・指導医はたくさんおられる。
　アメリカ留学経験者が声をそろえて述べているように、アメリカはそのような人が非常に多い。アメリカで真面目に努力さえしていれば、必ずそのようなメンターに目をつけてもらえる。そして、メンター、ロールモデルを見つけ自

らが成長すれば、いつの日か自分が今度は若い後輩医師のメンターになり、ロールモデルといわれる存在になることを目指すのであろう。最終的には、日本にせよアメリカせよ、学んだことを診療でも教育でも、日本・世界にTeacherとして還元してほしい。

Caring physicianになるには、前述の医療のアート面をことに強調したい。医療のサイエンスの部分はほぼ学習量に比例して伸びるが、アートの部分は勉強すれば身につくというものでもない。その人の個性や資質に関係している。これを高めるには、若いうちから医療にとどまらず広く社会に関心をもち、様々な世界の人とかかわり、人格そのものを磨いていく必要がある。

個々人に人間として優劣はないが、それでも医師に向くヒト・不向きなヒトはあろう。医師としての職業に適した個人の資質は生来もっている部分もかなりあるが、医師と自覚したなら（医師になると決意したなら）自ら患者・家族・社会のために医のアートを意識して学ぶ姿勢が重要であろう。

6 「医のアート」から見たGeneralistの育成

医学教育・研修システム改革〈その2〉

　日本においてもアメリカにおいても医学教育・臨床研修も含めた医師育成過程を考える際に、医師の専門性を論じる必要がある。どの分野であれ専門家になるには卒前教育、卒後教育そして生涯教育まで一貫した教育が不可欠である。繰り返しになるが、日米の大きな違いは、日本では高等学校卒業後6年間の一般教養・医学教育、2年間の卒後初期研修、そして後期研修があるのに対し、アメリカでは高等学校卒業後4年の一般大学（Undergraduate 理科系・文科系）、4年の医学部（Medical school）、そして卒後臨床研修（ResidencyとFellowship）があり、アメリカの医学部3～4年（臨床医学）のClinical clerkshipが年齢的にも学習内容的にも、必須化された日本の初期研修に相当する。

・日本の医療の改善と安定に必須なGeneralistの育成

　「医療はサイエンスでありアート」であるべきであるゆえ、医師育成もサイ

エンス面とアート面の教育が含まれて然るべきである。特に医師としてのProfessionalismや対人能力などは医療におけるアート面が強く、専門科にかかわらずあらゆる医師にとって不可欠な資質・能力と言える。また、どの専門科の医師であれ、Basic skillと言われる病歴・身体所見（History and physical examination: H&P）のとり方、それを基盤とした臨床推論の仕方、コミュニケーションスキル、プレゼンテーションスキルなどを習得すべきである。これらはGeneralistであれSpecialistであれ、医師として習得し実践すべき基本である。

ではGeneralistとSpecialistの差異を考えると、Specialistが特定の疾患を深い知識と専門的なSkillをもって治療するのに対し、Generalistはより広い疾患に対して幅広いSkillをもって治療する。しかし、その基本となる患者に対するアート面での医療やBasic skillは、GeneralistにもSpecialistにも不可欠なはずである。その違いは、アートやBasic skillの基盤に立った疾患への最終アプローチの差異に過ぎないとも言えよう。したがってあらゆる専門家は、的確な患者診療のアートをもってBasic skillを含めた基本となるGeneralな能力を有しなくてはならず、その意味ですべての「医師はまずは基本的にはGeneralist」であるべきと言ってよいのではないであろうか。

医師育成過程でアメリカは、まずサイエンス面でのBasic skillとアート面での医療を学ぶべく、医学生のClerkship（日本の初期研修に相当）で患者のベッドサイドでの診療にStudent doctorとして参加する。さらに、卒後の臨床研修（日本の後期研修に相当）では、研修医は原則としてまずgeneralの教育を受ける。すなわちこれがGeneral internal medicineやGeneral surgeryなどのResidency trainingである。卒後すぐに循環器内科とか心臓外科とかの研修（これはFellowship）に直接入ることはない。それはGeneralの研修を通して、内科系・外科系などの幅広い分野でのBasic skillや医療のアートをまず習得し完成するためである。

日本においても今、プライマリ・ケアやGeneralistへの認識・関心が多少は高まり、必須化となった臨床研修でも、「臨床研修は、医師が、医師としての人格をかん養し、将来専門とする分野にかかわらず、医学及び医療の果たすべき社会的役割を認識しつつ、一般的な診療において頻繁に関わる負傷又は疾病に適切に対応できるよう、プライマリ・ケアの基本的な診療能力（態度・技能・知識）を身に付けることのできるものでなければならない。」（厚生労働省・医師臨床研修制度のホームページ～「新制度の概要」～より）と基本理念が明記されている。これはまさに、アメリカでの医学部後半の臨床医学でのベ

ットサイド Clinical clerkship での教育に一致している。

　この時期の教育では、救急も含め日常頻繁に診る疾患を対象とすればよいのであり、細かな診断や治療ではなく、頻繁な疾患を通して、正確な H&P のとり方、鑑別診断（Differential diagnosis）と疾患の病態生理を考えながら臨床推論する能力、患者・家族とのコミュニケーションおよび対応さらに啓発、他の医療者とのコミュニケーション、症例のプレゼンテーション、などを学習する、しかも受動的にではなく能動的に問題を解決する能力・態度を学ぶ（Active learner になる）ことに重点を置くべきである。

　初期研修後には、後期研修で数年間をかけてまず general をさらに教育することである。さらに Specialty を望む者には Specialist の研修（例えば、循環器内科、心臓外科など）を 2–3 年間ほど実施すればよい（これがアメリカの Fellowship）。何も皆が Specialist 化しなくても、general の Residency 修了者は、一人前の Generalist という専門家として患者診療を開始することもできる（私自身も General surgeon として大学で臨床・教育・研究を行なっている）。

　一人前の医師として安心して世の中に送り出せる Generalist 育成が今後の日本の医療の改善と安定に必須と考える。殊に現在問題になっている地域医療や救急医療を充実させるためには、今後 Generalist 育成が急務であろう。

　このような医師育成体制を確立すれば、Specialist として診療に当たるようになっても、卒前教育や卒後研修（Residency）で Generalist としての能力（Science & Art、殊にアート面）を有していることになる。また、そうでなければ本来なら真の Specialist としての臨床ができないはずであろう。

　必須化した日本での初期臨床研修の見直しと改善が図られているが、初期研修は Generalist としての第一歩であると捉えてほしい。そして、将来どの専門家になるにせよ Generalist としての能力は必須であり、然るにすべての医師はまずは Generalist を目指すべきと考える。

・independent な医師の育成

　アメリカでは、医療自体の変遷や医療形態・社会のニーズの変化に対応した新たな Specialty（Hospitalist、Acute care surgeon などなど）も誕生する中でも、原則として「まずは general」の基本理念は維持されている（これが ACGME の基本的な理念であり、30 年間この理念は変わっていない）。

　外科ではそれが General surgeon であり、非常に幅広い外科領域を扱う。そ

してACGMEで決められたGeneral surgeonの研修を通して、5年間でサイエンスはもちろんのことアートも実践できるindependentな外科医を育成している。しかも全米どこの研修プログラムで教育を受けても、そのプログラムがACGME認可のもとで研修を承認されているので、一定レベルの能力をもったGeneral surgeonが誕生することになる。すなわち、研修内容の質が保たれ、研修修了生の質のバラツキが少ない（多少の差異は、患者に責任をもてる許容範囲内である）。

アメリカではACGME規定に則って、この研修を「一定期間内」に終了させる（General surgeonは5年）。研修修了後、さらに様々な外科の専門分野にFellowとして進む者が多いが、一人前のGeneral surgeonとして臨床家、指導医として生涯活動する外科医も多い。ACGMEのガイドライン下に研修中のサイエンスと同等にアート面を学んだことにより、independentに外科臨床（診療）ができる。さらに、（指導医の育成という観点からは）研修中に「下を教えることも学ぶ」ので、すぐに指導医としての活動も可能である。これもFaculty development・指導医育成という観点からのアメリカ研修教育の優れた点である。

医師自身個人の改善：自立・自律を目指して〈その2〉

・Narrative-based medicine（NBM）の実践

個人のレベルでの「医のアート」の教え方・学び方については、すでに前述した如くActive learner「能動的な学習者」→ Passionate teacher「熱意ある教育者」→ Caring physician「ケアのできる医師」の3段階が必要と考える。医師になる前の生来から思春期頃までの個人の資質が、医師としての職に適しているヒトはたくさんいる。したがって、医学部の学生選考でそのようなヒトを選別することがまず非常に重要であろう。そして医師と自覚したなら（医師になると決意したなら）、自ら患者・家族・社会のために医のアートを意識して学ぶ姿勢が必要である。

その具体的な方法は、医師になることを決意した皆さんに委ねたい。一つ言えるのは、医のアートは座学やITで学べることではなく、患者・家族へのケアを通して学ぶことが多いということだ。学生時代や初期研修医時代には、机

に座ってばかりおらず、患者・家族のそばで NBM を実践してほしい。そこから学ぶことは本書の執筆者がことばで教えられる以上の価値があると信ずる。

7　グローバルに視る、受け入れる、そして発信する

　アメリカの ACGME などの教育システムをグローバルに視ることは、今後の日本の医療を担う医師育成・医学教育に役立つ。Globalization の波は世界に広まっており、日本もそれには逆らえない時代に入って久しい。ただここで重要な考え方は、Globalization は日本の Americanization でもなく日本がその荒波に一方的に呑まれる必要もない。そのためには、まずグローバルにものを視る、そしてそれを受け入れる必要がある。

　日本国内の現状に安住せず「開国」するには、情報は自由に開かれている現代 IT 時代、その情報を正しく分析・導入し現実に活用する、さらに自ら海外に出る・出すことを継続的に実践すべきであろう。

　一例を挙げれば、医療や教育の基本原理やシステムに関しては、アメリカの医療は日本の 5-10 年ほど（良い面でも悪い面でも）先を走っている。逆に考えれば、アメリカに注目していれば日本にはアメリカの医療の悪い面を避け、良い点を採り入れられるという機会・チャンスがあるのである。

　将来の医療や教育を背負って立つ若い人には特に、是非一度アメリカでもどこでもいい、海外に出ることを強く勧めたい。アメリカという国は不可解なこと／悪い面もあるが、Diversity（多様性）を認め、協調する文化はすばらしい。異なる背景をもった人々と交じり合い、多様な価値観に触れ、刺激し合うことで、ヒトとしての感性を磨き、人間としても成長できる。すなわち、医のアート面を学ぶ絶好の機会ともなる。世界に飛び出し、自ら交じり合う機会（家族とともに cross-cultural な経験）を求め、将来のゴールと夢に向かって自分の可能性を広げてほしい。

　日米それぞれ、長所短所はいろいろある。医師育成・医学教育の分野では一言で極言すると、「アメリカには（日本にない）優れた教育システム」があり、「日本には（海外に見られないほどの）勤勉さ・モラルの高さ」がある。グローバルな視点からアメリカなどの優れたシステムを導入し、日本人の勤勉さ・まじめ・高いモラルをそこに置けば、世界でも屈指の Best & Brightest が生まれるはずである。

日本には医療面などで優れたシステムが多々ある（図表1参照）。また個々のレベルでは医のアート面など日本人に勝る人種はいないのではないかとも、アメリカから見ていると感じる。このような日本のすばらしい面（図表2参照）を世界に発信し世界でスタンダード化することこそ Globalization と捉えてほしい。

　日本の良いスタンダード・システムを世界のスタンダード・システムにする、そんなグローバル化時代になっていくべきである。医療でも医学教育でも、スタンダード化やシステム化は "Never-ending, Ever-evolving" であるから。

追記：
　野口英世記念米国財団法人野口医学研究所は2013年に創立30周年を迎えたが、「国際的にも通用する医療人育成」をミッションとして日米医学交流活動、日本の学生・研修医・医師・その他の医療者のアメリカ留学を支援してきている。そこで育った野口アラムナイを結集し野口研修プログラム（NKP）を2009年に創設し、公益法人地域医療振興協会との提携で2012年に東京ベイ浦安市川医療センター（Noguchi Hideyo Memorial International Hospital）で、アメリカのACGMEのスタンダードに則った卒後臨床研修を開始している。

参考文献・情報

- 町淳二、他：美しい日本の医療、金原出版、2008
- 町淳二、他：国民主役医療への道、日本医療企画、2006
- 町淳二、他：楽楽研修術、三輪書店、2009
- ドーリック・リトル：Dr. リトルが教える医学英語スピーキングが素晴らしく上達する方法、羊土社、2013
- ACGME 指導医と日本の卒前・卒後医学教育専門家との会談報告．吉村仁志．町淳二．日本医事新報　4559：32-35：2011．
- 卒後教育を標準化し優れた医師を養成する：ACGME 理事長を迎えた講演会の話題から．週刊医学界新聞　2011年1月17日　2912：2：2011．
- ACGME（Accreditation Council for Graduate Medical Education、卒後医学教育認可評議会）
  http://www.acgme.org/acgmeweb/
- ABMS（American Board of Medical Specialties、アメリカ専門医資格認定理事会）
  http://www.abms.org/About_ABMS/
- CMSS（Council of Medical Specialty Societies、専門科学会協議会）
  http://www.cmss.org
- 野口英世記念米国財団法人野口医学研究所
  http://www.noguchi-net.com/
- 野口研修プログラム（NKP）
  http://www.noguchi-net.com/img/topics/JADECOM-NKP/JADECOM-NKP.pdf

付録：一般外科の Six competencies（ACGME Outcome）

Medical knowledge

1. 一般外科の広範な知識を習得できる。一般外科の領域としては、消化器系、腹部全般、乳腺・皮膚と軟部組織、内分泌、頭頸部、外科集中治療領域、外傷・熱傷・救急外科領域、臓器移植、小児外科、血管外科、腫瘍外科、低侵襲外科、胸部外科、形成外科、内視鏡などが含まれる。脳外科、整形外科、泌尿器科、婦人科、耳鼻科の（特に救急に関わる）基本知識も習得できる。
2. 知識はエビデンスやガイドラインに則った、また臨床上国際的スタンダードとして現時点で認知されたものである（個人の経験のみに依存したものではない）。
3. 外科に関わる臨床的知識ばかりでなく、生物医学的（病態生理）、社会行動学的、疫学的知識も習得できる。
4. 特に、基礎医学としての解剖・病理・生理の知識習得を通して、基礎知識を臨床に応用できる。
5. 習得した知識を臨床問題解決に応用すべく分析できる。
6. 知識を習得する方法（IT・インターネット、文献検索など）を身につける。知らないことを認識しすぐに学習する仕方、また知識を常に Update することを身につける。
7. 5年間の一般外科研修修了時に、日本外科学会専門医試験、ならびにアメリカ専門医資格試験（American Board of Surgery, Qualifying exam（筆記試験））にパスする知識を習得できる。
8. 自らが研修中に経験する症例を大切にし（問題意識をもち）、常に問題点を検索・分析すると同時に、適切と認められればそれを臨床報告・臨床研究として報告することができる。

Patient care

1. 知識のサイエンス面（EBM: Evidence-based medicine）を個々の患者・家族にアート（NBM: Narrative-based medicine）をもってあたり、キュアばかりでなくケアを目指せる：入院患者ならびに外来患者のケアができる。
2. 診療は患者・家族との共同作業と理解し、対等の立場でケアをできる。患者への敬意をもったコミュニケーションができる。
3. 救急も含めた外科疾患に対して、病歴・身体所見（H&P）を正確かつ的確（状況に応じて迅速）にとることができる。
4. H&P から鑑別診断（Differential diagnosis）をリストし、病態生理の理解を通して臨床推論することができる。
5. 検査は常に経費対効果（Cost-effectiveness）を熟慮してオーダーできる。経費には、検査の価格のほか、副作用・安全性、侵襲性、疼痛も含めた負担、時間などが含まれる。
6. 検査結果からの診断を行ない、その理論的背景を説明できる。それに基づいた治療計画を的確に立て、患者と共有できる。
7. 患者・家族に十分な情報を提供し、治療の判断・決定について承諾を得ることができる。Informed decision, Informed consent.
8. 特に救急の場合には、優先順位（Priority）を考慮し、的確な外科的判断を下すことができる：外傷・熱傷、救急外科、術後合併症など。
9. 診療上の（コメディカルとの）チームケアのリーダーとして、各職種のプロとしての能力を尊重しそれを活かし、患者中心のチーム医療を提供できる。
10. 研修教育上の（研修医らとの）チームケアのために、適切なコミュニケーション・明快なプレゼンテーション・正確な記載を実施できる。
11. 上級研修医は下の研修医の指導・教育とともに、患者・家族への教育・啓発にも参加できる。
12. 診療・研修での上下間での相互評価を、患者ケアの観点から行なうことができる。
13. ベッドサイドでの基本手技に精通できる。
14. 術前での的確な外科的判断（手術の適応など）を行なえる。
15. 一般外科での各手術技術を習得する：開腹・開胸術（Open surgery）、腹腔鏡手術・低侵襲手術（Laparoscopic surgery, Minimally invasive surgery）、

内視鏡。これらの外科手術を執刀者として5年間に最低750例経験する。
16. 術中・術後合併症に精通し、その診断と対処・治療ができる。
17. スタンダードな手技習得はもちろんのこと、新しいテクノロジー導入にも参加できる。
18. 5年間の一般外科研修修了時に、アメリカ専門医認定試験（American Board of Surgery, Certifying exam（口答試験））にパスできる臨床能力を習得できる。

Interpersonal and communication skills

1. 患者・家族との良好な信頼関係を築き維持できる：最良の医師−患者関係を築き、医療という医師−患者の共同作業を遂行できる。
2. 患者・家族、さらには地域住民−国民−公衆とのコミュニケーション・啓発ができる。
3. 傾聴、言語的・非言語的（表情・身振り）伝達、質疑応答（質問技能）、明快な説明、情報提供、筆記・記録などのコミュニケーションの技術を習得できる。相手の考え・気持ちを受け入れる感受性・寛容性：共感、謙虚さをもつ。
4. 約束事項の責務貫徹、時間厳守、継続的な責務遂行、24時間（可能なかぎり）アクセス（他の医療提供者ばかりでなく患者・家族からのアクセス）できる：特に救急時での対応と説明ができる。
5. 良い知らせと同様、悪い知らせを人間的思いやりやをもって患者・家族に伝えることができる：精神心理面、感情面を考慮。医療のアート面の鍛錬をする。
6. 特に術前・術後での患者・家族との密なコミュニケーションを行なえる。Informed consent や Second opinion を正しく遂行できる。
7. 診療上のチームケアでのコメディカル、研修上のチームケアの研修医・指導医との対人関係を築き、チーム医療・研修活動を保つことができる。
8. 他の医師、コメディカル、その他の医療提供者との効果的なコミュニケーションができる。特に手術場や救急室でのリーダーとしてのコミュニケーション能力。
9. 他科の医師との効果的なコンサルト活動。さらに、他の医療提供組織や医療政策組織（担当者）とのコンサルト・対人関係。場合によってはメディ

アとの適切な対応もできる。
10. 正確で明瞭な医療記録、紹介状やコンサルトレポートの記載ができる。
11. 教育回診やカンファレンスでの的確なプレゼンテーション、逆に適切なフィードバックを提供できる能力を獲得できる。
12. 日本語での診療・研修に加えて、英語でのコミュニケーション能力を身につけられる。

Practice-based learning and improvement

1. 自らの研修・診療活動を分析できる：ローテーションでの指導医らの評価、研修行動に対する常なる評価・フィードバック（Evaluation and feedback）受諾、手術執刀症例・ケースログ、ABSITE（American Board of Surgery In-Training Examination）などでの他者や標準との比較。
2. 分析を通してACGMEの6つのCompetenciesでの自分の強い点・弱点を認識し、強い点を伸ばし、弱点を改善する方法を検討できる。改善のゴールを設定・企画し、改善策（研修・診療活動の革新的変化）を実行できる：自己学習の能力。
3. 評価の分析、改善策検討にはエビデンスを適切に活用できる。研修・学習過程を最善に保持するためにITなどのテクノロジーを利用できる。
4. 手術に関しては、Simulationなどの活用により基本手技をまず習得できる。外科手術執刀に当たっては、症例ごとに十分な準備（手技のレビュー）を行ない、各手術から技術のコツを学べる。より多くの手術に積極的に参加できる。指導第一助手（Teaching assistant）の役割も果たせるようになれる。
5. 自己の限界を知り、必要な助けや助言を適切に求められる。知らないことを相手（医療提供者や患者・家族）に隠さず伝えることができる。
6. 常に自己を振り返り、反省に立った継続的自己学習の習慣をつけられる。
7. 問題点を自ら見つけ解決できる能動的学習者（Active learner）となれる。生涯学習者を目指す。
8. 他（後輩・同輩、コメディカルなど）への教育活動を積極的に行ない、教える（フィードバックやポジティブな批評も含める）ことから学べる。同様に、患者・家族への教育・啓発にも参加できる。
9. チームケアのリーダーとしての役割を果たすことで、そこから医療・研修

に関しての改善方法を習得できる。
10. 臨床情報を収集・分析・管理する能力を養える。
11. 外科医・医師としてだけでなく社会人・人間としての自己改善に常に努められる。
12. グローバルな語学としての英語を、診療でも研修でも使えるよう勉強できる。

Professionalism

1. Professionalism とは何かを述べられる。そして、プロフェッショナルの資質を習得できる：診療・研修において患者ケア能力と対人・コミュニケーション能力を培うことを通して、また医療での倫理や法的理解を通して、①医師としての専門能力を習得・向上（卓越性）とそのための意欲と情熱、②自己規制・自律をもって人間性（ヒューマニズム）を向上、③相手や社会への説明責任・行動責任、④自己のためでなく他や社会のために活動（他利主義）ができる。
2. 責任感をもって責務を遂行でき、他（患者・家族など）の要求に最善をもって適切に対応できる。
3. 医師としての倫理観を保持し、患者中心・患者第一の利益を追求できる。
4. 患者・家族への尊敬・敬意、誠実、正直、素直、思いやり・共感、使命感を常にもてる。
5. 患者の様々な背景（年齢・性、家庭・身体障害状況、社会的・経済的・文化的・宗教的・人種的背景）を考慮して対応できる。
6. 患者・家族のプライバシーと自立性を尊重することができる。
7. 医療のプロとしての能力の向上を常に追及し、患者ばかりでなく社会全体に対しても医師としての責任を自覚し行動ができる。
8. チームケアの他のメンバーに対する尊敬の念・謙虚さ、配慮ある扱いができる（同等関係であり上下関係ではないことを認識している）。
9. 自らの能力の限界を知り、正直に伝え、助けを適切に求められる。
10. 医療行為などで自らの誤り・ミス（手術でのミスやそれによる合併症など）を認め、正直に伝え（公表し）、即座に的確な対応策を考えられる：患者・家族、病院・地域組織に正確に伝え、取るべき責任を取り、また自らも反省し、同様の誤り・ミスの再発防止対策をとる。

System-based practice

1. 医療行為が患者・家族ばかりでなく、より広い医療システム（病院、地域、学会、保険制度、医療費・医療経済、医療政策など）から影響を受け、逆に影響を与えることを理解し、それに基づいた行動ができる。
2. 患者個々の医療だけでなく、種々の地域医療活動や公衆衛生活動などに参加することができる：特に予防医学や公共啓発、集団教育などの立場から。
3. Cost-effectiveness 上の分析のもとに医療活動を実施することができる：医療経済・医療資源や医療費への認識を通して医療費削減への貢献。
4. 患者個人の医療の質（Quality of care）、生活の質（Quality of life）同様に、常に医療全般の質の維持と向上と、医療システムの質（Quality of system）の改善を心掛けられる。
5. チーム医療をリードすることで、患者の安全の確保と危機管理を遂行できる。
6. 医療事故・ミスの認識・発見・予防活動に参加できる：特に手術前後・手術中の事故。
7. 事故・ミスの発生し得る各医療システムの弱点を見つけ改善することができる：研修のチームケア、診療のチームケアでの弱点など。
8. 外来・病棟での（診療活動だけでなく）管理活動も理解し、必要に応じて（入退院などでの）管理にも参加できる。外科とその他の科の協力・協同関係を構築できる。
9. 研修プログラムのガイドライン・システムを理解し、最善の研修教育の実践に務めることができる（研修医の労働基準など）。
10. 外部第三者機構からの監査・評価・フィードバックを受け入れ、診療および研修ともに国内・グローバルなスタンダード（標準）以上を維持（それに協力）することができる。
11. 臨床研究・発表活動への参加と実施ができる。
12. 国内だけでなく、国外にも目を向け、グローバルな動向に精通し、広いものの考え方を身につけることができる。

2章 これからの日本の家庭医療・総合診療とその教育

佐野　潔

> **ポイント（およびキーワード）**
> * 日本の医療の"ガラパゴス化"は外来診療やプライマリ・ケア分野において顕著
> * 家庭医療学、総合診療学は、医学教育の核ともなって医学教育を推進していく
> * 家庭医・総合診療医は患者の一生に関わっていく専門医である
> * 家庭医養成における家庭医療クリニック・センターの必要性
> * ロールモデルとなる海外で研修した家庭医たちの存在
> * 2017年から始まる"総合診療専門医"養成の将来は？

　家庭医療・総合診療の教育はただ単なる知識技術の伝授ではない。人間関係を重要視するこの領域は、患者を取り巻く医療・文化・社会を知らなければならない。医学は Natural science かもしれないが、医療は Social science でもある。その中で、"人を診る"科学としての家庭医療・総合診療の指導・教育は様々な手法や工夫が必要とされる。

　本章では、家庭医療学（Family medicine）、総合診療学（General medicine）がどのような学問大系であるかを正しく理解し、その指導法などについて歴史のある英米の指導方法について知ることを目的とする。今後わが国においてこれらを大胆に採り入れていく上での一助としてもらいたいと願う次第である。

日本医療のガラパゴス化に警鐘

　日本の医学は、蘭学が入ってくるまではほぼ漢方を主とした医療と祈祷に頼るものがほとんどであった。そして長崎出島を通して蘭方医学の到来とともに、

その正確さ、外科手技に注目が注がれた。多くの医学徒が蘭方医学のもとであったドイツ医学を学び、また一部は英国に学んだ。

医学書の翻訳が進むと同時に、日本語で医学書が書かれるようになっていったが、しかしその元となるエビデンスを生み出す臨床研究は独自には長い間なされてこなかったため、それぞれの分野の教授らの経験や海外の研究成果の紹介などをもとに教科書が書かれ、そのまま日本独自の発展の道を歩んできた。

第二次世界大戦後、日本の大学医学部は英米にシステムを学ばず、戦前からのドイツの医局講座制を基盤としたシステムの中で、実践臨床よりむしろ基礎医学の研究者を育てるシステムを重視した。戦後マッカーサーの影響でインターン制が敷かれたものの廃止。今に至っても大学では研究者養成を主眼においており、いまだに臨床医を育てるのとはほど遠い教育をしている。

日本的文化に根ざした上下関係を重んじるピラミッド型徒弟制、ヒエラルキーを主体とする医局制がとられ、教授の学位審査裁量権による権力の保持が行なわれている。そのために、他（国、施設、医療者同士）との臨床上の十分なディスカッションが行なわれないまま、扉を閉ざした鎖国状態が長く続いてきた。日常の臨床医学は、科学的事実ではなく個人の経験と権威に基づいた、西洋の実証医学からかけ離れた医療が行なわれ、医療の内容が、それぞれの権威を主張する教授らによって一方的に決定され、権威者間では徹底した議論がなされないままに存続してきた。

今でもその名残りが様々なところに見られる。また最近マスコミで取りあげられている製薬会社との癒着。そのためにどれだけ効果の不確かな薬が日本で発売され、日本の医師しか使わないような薬がいかに市場に溢れているか。海外で医療を経験してみないと、なかなか実感が湧かないにちがいない。こういった医療が日本の医学をガラパゴス化し、またどれほど医療費を浪費したか計り知れないものがある。

"欧米のエビデンスは日本では通用しない"あるいは"日本には日本にふさわしいやり方がある"といった"日本は特別"的論理。これが世界とかけ離れてしまったガラパゴス化した日本の臨床医学なのである。そしてそのやり方が長年にわたって疑問視されないまま継承されると、結果としてそれが日本での通例、慣例、常識、伝統と言われるようになる。まさに悪貨が良貨を駆逐した状況が現代の日本の医療の中身である。誤ったことでも意識しないまま時間を経ると、絶対的存在力をもち恒常化され、「慣例→伝統」という恐ろしい力をもつに至る。

医療におけるガラパゴス化は外来医療やプライマリ・ケア分野において顕著で、その理由として診療時間の不十分さや医師の説明力やコミュニケーション下手が大きな要因に挙げられる。"忙しいから""時間がないから"を言い訳に、なすべき正しい医療がなされないまま長年日本の医療界は見過ごされてきた。そして今それが外来臨床研修の乏しさに反映されている。現在、外来診療指導は学部教育、卒後初期研修を含めわが国ではほぼゼロに等しい。

前置きが長くなったが、これからの日本において患者中心の医療を教えるにあたっては、サイエンスである医学と、それに基づいた最新の標準医療（ガイドライン）を教えなければならない。行なうべき教育の本質論に基づいて医学教育を考え、ガラパゴスを世界の進化に近づける必要があると思われる。

特に若い医学生・研修医には、世界に共通な医療のスタンダードを習得させることを第一にすべきである。そのためには、システマチックな問診と診察、論理的な診断法、鑑別診断（Differential diagnosis）、スタンダードな治療をしっかり身につけさせることが重要である。そのあとから経験に基づく各論の勉強をすればよい。研修の初期では広く全科にわたって様々な症例に触れて、しっかりとした情報収集の技術を身につけること、患者の訴えに対して主要鑑別疾患名が挙げられること、基本的治療法を知り生活指導もできることなどが目標とされるべきである。加えて、医療におけるヒューマニスティックな部分を教えることも必要である。

家庭医療学、総合診療学は、医学教育の核となって医学教育を推進していくものであると筆者は確信している。

1　家庭医療学、総合診療学の正しい理解

1）英国型 General medicine と米国型 Family medicine

英国における二層医療は、基本的に General physician（GP）と Consultant の分業によって成り立っている。病院医療は Consultant が、診療所医療は GP が担うという役割が明確である。そして人口割で GP が何人その地域に必要であるかが規定にしたがって算出され、配置される。

これは医療が国営であり、医師、看護師、その他すべての医療従事者が国の組織であるNHS（National Health Service）に属する公務員であるからこそ可能である。一方、米国においては自由経済に基づいて医療も自由診療が基本で、医師の数、診療場所、料金、専門など過去においてはすべて自由であった。

　第二次世界大戦前まで米国では、当時国じゅうに乱立した医学校を卒業して1年間の全科ローテーション研修さえ済ませれば、GPと名乗って開業は自由で、どんな医療もすることができた。戦後、医療の専門分化が急速に進みサブスペシャリティーの専門研修が乱立・増加するにしたがい、多くの若手医師は分化した分野専門医への道へと競って入り、そこには高額収入のインセンティブも保証されていた。その結果として、専門研修を受けていないGPと専門研修を受けたスペシャリストというふうに優劣の差別意識が生じてしまった。

　こうしてGPは二流医師と見なされ、結果としてGPのキャリアに進む者が急激に減少していった。このように、世界じゅうどこの国でもGPは二流医師、ただの何でも屋とみなされていた。

　米国では1969年、英国では2005年にそれぞれFamily physician（3年）、General physician（3年）として専門研修を受けた後、試験に合格して専門医を名乗るよう制度化された。基本的には英国系GPも米国系Family physician（FP）も全科を対象にしていることは同じで、患者家族動態・背景により注目しContext（背景）を重視したほうがFamily medicineで、一方地域の保健医療的要素がGeneral medicineでは強い。

　入院管理はまったく行なわず往診など外来医療に特化したのは英国、往診は少ないが入院治療にも携わるのは米国の家庭医療専門医（以下、家庭医）の特徴である。基本的には名称は異なるが、ほぼ同一内容の専門分野として、今では世界の多くの国で認知され、診療技能の幅広さと、その知識技術の深さがなにより求められている。

　日本における無責任な診療科自由標榜制の弊害として、誰しも家庭医を名乗れるような形からはもう脱却しなければならない。世界では家庭医療学、総合診療学は確立された学問の一領域として、専門分野と認識されて久しい。経験からの叩き上げ家庭医、自称家庭医というレベルでは家庭医の医療の質を均一して到底国民に保証できない。すなわち、家庭医ならば医療のレベル（質）を最低ここまで保証するというものをもっていなければ専門医とは言えない時代になっている。

　21世紀の医療は、量ではなく質を充実していく制度に基づいて発展してい

かねばならない。そしてそれに準じた形で医学教育は行なわれる必要がある。

2) プライマリ・ケアにおける家庭医の専門性

　現在、日本では総合診療医（以下、総合医）という言葉が、病院総合診療医と家庭医とに分かれているが、今後は世界がそうであるように家庭医に一本化されていくであろう。また専門医というのは、特定のある分野の診療をする医師を指すのではなく、特定分野の知識技術が、特別の研修や試験によって社会的に保証されている医師を言うのである。学会に数年籍を置いて会費を払っているから専門医、大学の専門分野に数年いたから専門医などと呼ぶものではないように思う。

　日本ではこの部分を明確にし、診療の幅で規定するのでなく、質を保証する本当の意味での専門医を養成しなければならない。

　"自分は感染症の専門医だが、患者を総合的に診ているので総合医・家庭医です"などということはありえない（総合医・家庭医の専門医だけが総合診療医・家庭医を名乗ることができる）。21世紀の医師は自分の医療の質の保証（すなわち専門性）を明確にする必要があると思われる。

（1）家庭医療における多次元的アプローチ

病気を人間社会における一現象ととらえ、それに対して多次元的にアプローチする。

　　一次元：単発する病気の診断治療
　　二次元：病気の合併症、多疾患管理、共存する疾患、二次予防
　　三次元：コンテクストベース（context-based）、心理、社会状況、アドボカシー
　　四次元：疾病予防、健康維持、ライフステージ、健診

　同じ診断であっても、沖縄と網走では生活指導は異なる。東京のサラリーマン家族と長崎の漁師の家族、さらには寝たきり老人を介護する家族と妊婦を抱えたニューファミリーでは診断名は同じだとしても生活指導は大きく異なる。

　今後社会が複雑化すればするほど、相手の背景を考えた医療は必要とされる。学生や研修医時代にそれを教えておくのは重要である。

(2) 医療の横切り

　医療には、臓器・器官など生物科学的分類で切る見方（縦切り）と、女性、小児、思春期、スポーツ、職業、性、年齢など社会的機能で切る見方（横切り）とがある。これまで医学は縦切りで分化してきた。この分類で研究、臨床を行なってきた医師にとって横切り医療は非常に不都合である。すぐに専門という壁に打ち当たって、何もできなくなるからである。

　しかし、社会的生活をする人間を機能的な面で見つめ直す必要が、現代社会にはあるように思える。Innovation時代、次元や視点の異なる医療アプローチが必要とされている。老人医療などはすでに縦割り医療では対処できない状態にある。チームでアプローチし、横のコミュニケーションをとっていかなければおそらく破綻するであろう。家庭医療・総合診療はそこに対応しうる唯一の専門分野なのである。

(3) 家庭医はスーパーマンにはならない

　何でも診る家庭医という言葉は往々にして誤解されるだけでなく、他の専門医らによって批判される。家庭医療が目指すのは、よくある疾患（Common diseases）の85～90％にはひとりで対処をし、残り15～20％は他科の医師の助けを借りて患者に継続的に関わっていくことである。米国では家庭医は手術場を使う医療はしないという原則がある。一部例外はあるが、ほぼそういって間違いはない。しかし一方、外来で行なえる処置手技は家庭医がその多くをできるようにするという目標がある。

　家庭医はチーム医療の中で、医療のオーガナイザーとしての役割を望まれている。それゆえ、家庭医がひとりで糖尿患者の食事栄養指導から、運動指導、インシュリン指導までする必要はない。在宅、終末医療にしても、すべて家庭医がひとりで行なう必要はない。老人医療の専門家や、在宅専門看護師、在宅作業療法士、在宅専門薬剤師、褥瘡専門家などが役割分担をすればよい。

　英国の医療の如く、医療の第一線に家庭医・総合医が立ち、その後方支援に各分野の専門医が重要な役割を果たす。そういったシステム作りがいま必要である。

3）総合的視野で診るということ

　家庭医療、総合診療の他分野との大きな違いは何だろうか。ただ診療範囲が

広いだけでは決してない。患者を総合的視野で診る、地域・家庭といったContextで診るという点である。加えて、疾病予防、健康維持、ライフサポート・患者へのアドボカシーに継続して取り組むといった点であろう。

家庭医・総合医は救急医療においても診療の幅広さから役に立つが、"一期一会"の救急とは目指すところはまったく異なる。急性期医療には家庭医・総合医として関わることはできるが、救急の専門医でなければ対処できない重症疾患は存在する。急性期を脱すればかかりつけ医、すなわち家庭医の元に戻され、そこから家庭医療が継続されていく。

救急医は急性期における救命にその専門性があり、家庭医・総合医は患者の一生に関わっていく専門医である。

〈ケース〉
12歳男児、頻回の喘息発作
47歳男性、心窩部痛、胃潰瘍歴
45歳女性、動悸、寝汗、いらいら

家庭医として診療していると、この3人の誰が家庭医療の入口になるかわからない。仮に、夜間時間外で喘息発作の12歳の男児をあなたが診るとしよう。スパイロでピークフローを見て重症度を評価し、吸入、気管支拡張剤スプレーを処方して翌日もう一度受診するよう指示するかもしれない。かかりつけ家庭医としてはどのようなマネジメントをしたらよいだろうか。

教科書通りにすれば、発作時βアゴニスト、予防としてリューコトリエン剤、必要ならばステロイドスプレーの処方が考えられる。予防の観点からは、例えば喫煙者（父親？）、ストレス、友人（学校問題）、部活の運動、アレルゲン、予防接種の推奨（インフルエンザ、肺炎など）まで様々なアドバイスを行なうことが考えられる。

翌日、今度は47歳の男性（男児の父親）が胃痛と黒色便で受診。大量出血はないもののEGD（Esophagogastroduodenoscopy：上部消化管内視鏡検査）で十二指腸潰瘍と診断。話を聴くとタバコ20本/日、ビール1缶/日、帰宅時間は夜11時、それから夕食を摂り1時に床に入り6時起床。朝食抜き、会社でコーヒー2杯。こんな生活を送っている。その上、息子の喘息発作で、ここのところ夜間救急に車で受診させている。さらに聴くと、最近奥さんの機嫌が悪く夫婦喧嘩が絶えないため眠れていない様子。そのため心理的にも非常に

疲弊している。H2ブロッカーを処方し、睡眠安定剤、禁酒禁煙、軽る目の食事を規則正しく摂ることなどアドバイス。血液検査で、高脂血症、肝機能異常、軽度糖尿病が見つかる。PHQ-9（Patient health questionnaire：こころとからだの質問票）の結果、うつ傾向も見られる。

次の週、男性の奥さん（45歳）が受診。話を聴くといろいろ悩みや心配事があり、GAD（Generalized anxiety disorder：全般性不安障害）、更年期症状も見られる。肥満、境界型高血圧症、高脂血症と診断。最近よく感情的になり夫や子どもに当たってしまう自分を嫌だと思っている。ほてりもあり、どうにかならないかという相談。あなたなら、どうするであろうか。

これら3人の患者を、小児科、内分泌科、産婦人科、精神科、禁煙外来、栄養士などに申し送るという最も安易なチョイスはある。しかし家庭医療・総合診療の専門医としては、彼ら3人の医療を総合してひとりで管理していかなくてはならない。だからこそ総合医であり、一家のかかりつけ家庭医なのである。

ここまでですでに明解だと思うが、家庭医の管理する範囲は広いというか医学医療のすべてである。小児科全般、産婦人科、精神科、もちろん内科全般等々に広く及ぶ。少なくとも外来で治療可能な疾患は総合医・家庭医で管理できなければならない。

その医療の横幅の広さに加えて、家庭医療特有の背景に関わる医療、つまり家庭環境や家族内での人間関係などを理解してのアドバイス、生活指導、疾患予防、健康維持教育も重要である。

今の家族のケースで言えば、喫煙者であり心臓脳血管障害のハイリスクな両親と、喘息、不登校の息子という家族構成のなかで、うつ、更年期障害、夫婦不和など多様な問題を抱えて毎日生活しているわけで、この家族を健康にし、将来の健康リスクを減らし、いま必要な予防処置を行ない、必要ならば家族カンファレンスをしていくことが求められる。

男児の学校の先生との話し合い、父親の禁煙指導、うつ不安に対しての認知行動療法、夫婦カウンセリング、母親の乳がん・子宮がん検診、家族の予防接種、低カロリー・低脂肪食指導、運動推奨——これらに時間をかけて家族3人と長くつき合って医療をしていくのが家庭医なのである。

2 家庭医療専門医養成上の問題

1）家庭医のもとでしか学べない技能

　研修医に家庭医療の特徴的アプローチを教えるには、全科ローテーションするだけではまったく不十分である。それぞれの科の指導医はその分野の中だけでしか思考回路も働かないので、全体像を見てアプローチできない。教えるには家庭医療の指導医がやって見せるしかない。

　いくら本を読んでもコミュニケーションスキルはつきにくい、だからこそ模擬患者（Simulated Patient: SP）を使ったロールプレイが必要であり、ディスカッションを通して皆で問題解決の筋道を考えていく。

　米国では研修プログラムに行動科学の専門家がいることが必須になっている。わが国でも今後是非必要とされる。研修期間中、研修医には患者を家族単位で診る経験を積ませることが重要で、このためにも家庭医療の場である家庭医療クリニック・センターは必須である。そこでは家庭医のロールモデルとともに実際のアプローチを学び、グループ診療の方法論も学ぶ。通常4-5人から7-8人の家庭医のグループ診療の場を指す。

　こうして養成した新しい家庭医療後期研修専門医には、他のプライマリ・ケア分野の医師（内科医、小児科医、産婦人科医）とは一線を画した秀でた技能があることを自覚させ、自信をもたせる必要がある。

　過渡期として、これまで特定の専門分野でやってきた医師で、家庭医になりたいという者を拒む理由はどこにもない。しかし、今後の質の高い家庭医の育成の妨げになることは避けなければならない。そこで、過渡期の措置として、家庭医療専門医試験受験資格を一定期間与える、あるいは、1年間の家庭医療プログラム研修を必須とするなど何らかの再訓練は是非とも必要に思われる。

　家庭医療の指導医のもとで身につける家庭医療的診療というものはあり、全科にわたる基本的診療手技を一度見直す必要もあるように思う。婦人科検診、小児・乳幼児健診およびカウンセリング、小外科、整形など、内科専門医では経験できないものが多くある。

2) 指導医が身に付けるべき指導法

　指導医は全科における基本的診察術に熟知していなければならない。また、家庭医として家族を中心にその中のイベントとしてメンバーの疾患をとらえ、管理していくPatient centered/Family centered careができなければならない。現時点ではqualifyする家庭医療指導医は非常に少ない。そのほとんどは海外で研修をしてきた者である。この事実を念頭において、今はしっかりした将来の指導医を養成するつもりでFD（Faculty development）も研修医の指導に採り込れる必要がある。研修の一部として後進を教える機会を多く与え、教育者としての訓練（FD training）を積ませることも必要である。FD trainingにはSTFM[1]、HANDS-FDF[6]など多くの学ぶ場がある。

（1）日々の振り返り（Reflection）

　多くの家庭医療クリニック・センターでは、毎朝のサインイン・モーニングカンファレンス、ランチョンカンファレンス、夕方のサインアウト・カンファレンスを行なっている。

　朝は前夜当直した研修医のための振り返りで、入院患者のプレゼンテーションを中心に討論をする。ランチョンカンファレンスでは、ゲストスピーカーや指導医（Attending）による講義や研修医によるレクチャーをする。サインアウト・カンファレンスではその日に診た患者の症例報告または当直への申し送りをする。

（2）ポートフォリオ

　英国では開業GPの質の向上のため、免許・専門医資格更新のための必須要項としてポートフォリオの作成が義務づけられている。自分の診療上の活動の事例報告とそれに対する自己反省や評価を、日常から絶えず行なうことで日々の診療能力の向上に繋げる目的で行なわれている。ちなみに、現在わが国の家庭医療専門医試験受験前の必須提出書類にすでになっている。今後、資格更新時に毎回提出が義務づけられるはずである。詳細については、学会ホームページの専門医認定を参照されたい。

（3）クリニカルリサーチ

臨床家は日常の診療の中で、日常の疑問に対して絶えずリサーチマインドをもつべきであるという信念から、米国では家庭医療研修中のリサーチが多くの研修プログラムで義務づけられている。

基本的には、質的研究法、混合研究法が使われ、日本でも混合研究の第一人者である John Creswell, Benjamin Crabtree, Michael Fetters らが指導をしている。家庭医療のアカデミズムを強調する目的で現在世界で盛んに行なわれている。臨床疫学や医学教育学、FD などの研究が多い（既述の STFM のほかに、NAPCRG[2]、QRMG[3]、Mixed method など）。

(4) 5つのマイクロスキル（1分間指導法）

米国で PEP1、PEP2（1999）と呼ばれる Preceptor Education Project の中の外来指導法の一つである。日本では1999年にミシガン大学家庭医学科のフェターズ、佐野によって紹介されたが、最近になりやっと知られるようになった。学生・研修医の診た患者の外来指導を短時間で行なう手法である（4章 P.68 参照）。

(5) イン・トレーニング試験

米国専門医認定試験の模擬試験。毎年各科の研修医全員に模擬試験を受けさせ、自己成長の目安にさせる目的で行なっている。試験に慣れさせる意味合いもある。

わが国でも、例えば最近設立された専門医認定機構（日本専門医制評価・認定機構）が専門医試験予備試験問題を作成し、研修途中の医師が試験を受けられるようにしてはどうであろうか。研修施設に対して研修医の受験を義務化してもよいと思われる。

(6) シミュレーションラボ

日本にも多くあるが海外ではより積極的に使われている。心肺蘇生から、あらゆる心臓疾患のシミュレーション、練習用ダミーを作り出せる。また内視鏡訓練のための大腸カメラ、胃カメラのシミュレーションもある。正常・異常分娩の練習もできる。

安全性の確保のために今後大いに採り入れられていくものと思われる。

(7) SPI（Simulated patient instructor：模擬患者インストラクター）

　模擬患者（SP: Simulated patient）を相手に身体診察を行ない、あとから患者としての感想や、手技の善し悪しの指導までを受けるものである。米国では医師国家試験において SP を使った手技を導入している。

　わが国の SP を SPI のレベルまで引き上げられればより有用である。

3　ロールモデルを求めて

　世界レベルの家庭医のロールモデルは日本にはなかなか存在しない。もちろん、日本においてもそれぞれの地域で、分野ごとに質の高い医療を行なっている医師は多くいる。彼らは家庭医ではないのだろうか。

　その答えは至って明快である。たとえ彼らが家庭医療の一部を立派にこなしていたとしても、新生児健診、乳幼児健診、予防接種ができない医師は家庭医にはなりえないし、子宮頸癌検診と膣内診ができない医師も家庭医としての機能を果たせない。不安神経症、うつ病の管理、単純骨折の管理も同様で家庭医と名乗る以上はできなければならない。できる・できないで決めてはならないと考えるかもしれないが、そこにこそ家庭医が専門医たる所以、価値があるのである。

　わが国ではこれまで、家庭医療専門医は育ててこなかったため、海外と同等のレベルの家庭医はいない。これは事実であり、現場叩き上げ医が「我こそは家庭医」というのとはまったく次元の異なる話である。ちなみに開業医（療）とは、経営母体が誰であるかの問題であり、医療の専門性を言っているのではない。"開業医"がみんな同じ医療をしているわけはないし、"開業医"であるからプライマリ・ケアの特別な研修を受けたわけでもない。そこが日本のこれまでの問題だったわけである。

　これからは、outcome-based な評価のしっかりした研修プログラムにおいて、世界と遜色のない家庭医を新たに育てていくことである。そうしないと、日本国民に身近なところで質の高い医療を提供できない。

　ではどこにロールモデルを求めたらいいのだろうか。さしあたっては、海外で正式に家庭医療学の研修を受けてきた医師たちに頼るしかない。現在わが国に 50 人ほどはいるが、彼らが主導する研修プログラムもあるので、一度はロールモデルに触れてみてはどうか。日本で様々な科を何年もかけて研修する

ことで家庭医療の幅広さをカバーしていた先輩医師を何人か知っているが、誰一人として、家庭医療の専門診療施設（家庭医療クリニック・センター）で家庭医療特有の診療を研修したわけではない。ここが唯一の弱点かと思われる。独りよがりな医療にならないのも重要なことである。

4　21世紀の赤ひげ医者を作る

テクノロジーの進歩とともに医師は機械の奴隷と化してしまった感がある。人情味あふれる赤ひげ医療は今も重要である。ITテクノロジーを仁術の道具として使いこなせる"21世紀の赤ひげ家庭医"がこれからは必要とされる。

1）米国：Patient-centered medical home（PCMH）

　オバマケアーの中心を担う家庭医を重用したプライマリ・ケアは、PCMHの概念のもとに着実に米国家庭医学会を中心に推し進められている。
　主なPCMHモデルの中核となる特徴として、
   #1　かかりつけ主治医として必要なかぎりの医療資源を活用する（チーム医療）
   #2　全人全科的アプローチをする
   #3　家庭医に一本化された医療を行なう
   #4　質と安全を強調した医療を行なう（電子カルテだけではなく予約システム、リマインダー、医療過誤防止……）

が挙げられるが、最近の米国では、家庭医や内科医による在宅ケアが復活、緩和ケアのさらなる導入も検討中である。
　現在PCMH認定が推進され全米各地に認定施設が増加中で、認定施設は公的保険召還において優遇される。日本においても似たものとして総合診療かかりつけ制度（2014年4月～）を通して推進されようとしているが、3人以上のグループ診療や24時間対応などが要件とされ、現状との解離が大きく、これにかなう医療施設はまだまだ少ない。

2) 日本：全科型総合診療医としての家庭医の養成

　2017年から日本においても"総合診療医"（正式名称）という専門医名称で認定が正式に始まる。最近の世界の動向は、全科疾患に対応でき、患者自身をその文化・社会背景から見直していく家庭医という名称に移行しつつある。General physician 発祥の英国でさえ、最近は Family physician という名称を盛んに使いだしている。WONCA（World Organization of Family Doctors：世界家庭医学会）でも共通言語は「家庭医」である。

　つまり日本の家庭医養成は米英の発展国に比べて30年は後れているのである。ガラパゴス日本の evolutional delay は家庭医療において30年。日本はいま世界がたどってきた道を、彼らの過ちから学ぶことなしに、ただ淡々と歩いてはならない。

　家庭医はこれまでの分化医のやれなかった医療を展開することが期待され、それをしなければそのアイデンティティーはない。現場における医療ニーズは様々で異なるため、どんな状況にも対応できる総合医を養成しなければならない。そのための研修であり、そこに全科を研修・修得する意味がある。

　少なくとも外来診療能力においては他科の医師の専門外知識レベルを遥かに超えることによって、診療における他科紹介を最小限にする必要がある。またヒストリー（病歴聴取）とフィジカル（身体所見）の感受性、特異性に熟知した evidence-based な、無駄を省いた検査治療の少ない医療を身に着ける必要がある。そうでなければ家庭医療の経済効果は強調できない。

　現在の日本プライマリ・ケア連合学会家庭医療後期研修プログラムでは研修施設認定として、病院総合診療、診療所総合診療、小児科、救急、内科を必須研修項目とし、その他にも産婦人科、外科、精神科、整形、皮膚科などを関連研修として奨励している。

　さらに、今後必須となる可能性として、家庭医療の外来研修がある。各科ローテーションで修得した知識技術を集約し、「家庭医療・総合診療」という形に組み直して実践および訓練する場としての外来研修は重要である。そこでは、ロールモデルの監督指導を受けつつ家庭医としての経験を積む。

　前述した3人家族の家庭医としての管理は、家庭医療クリニック・センターでなければできない。今後学会としての方向性の中には、軽症者の入院管理もできる全科対応可能な総合診療も視野に入っている。これはもう総合内科医と

はまったくアイデンティティーの異なる、新しい時代のプライマリ・ケアを担う専門医である。

　病院勤務医ばかりを作ってきた医学教育は、今後外来医療へと進路変更させられることは必須。わが国の医療体制が病院医療から診療所医療、在宅へと移行していくのは医療資源節約の国家方針から明らかである。それに準じて、医療費の無駄なく外来医療がしっかりできる医師、在宅診療のできる医師を数多く育成していく方向にすでに保険行政は舵を切っている。今後、未病対策として健診や疾患予防、生活指導などの一次予防に重点を置く医療が進んでいく。

　目指すのは、江戸時代の赤ひげ医療でなく、21世紀のIT時代の赤ひげ医療である。医療情報はスマートフォンを使ってアクセス、診断基準などはすぐに見られ、MI（Myocardial infarction：心筋梗塞）や脳梗塞リスクもすぐにパーセンテージ算出。文献検索は *UptoDate* や *DynaMed*、*PubMed* を利用。様々な医療系アプリを駆使して外来や病棟での診療が可能である。ただし、多くは英語の情報を使ったほうが確実である。情報のリソース源は圧倒的に日本語に比べ大きい。赤ひげの仁術と現代のITを結合させたのが"21世紀版赤ひげ"である。

5　家庭医のキャリアと医療の標準化

　家庭医のキャリアは様々である。地域で汗水流して、まさに骨を埋める気持ちでやっていくことも素晴らしい。しかし、家庭医療の多様性を利用して、海外援助医療、国際医療、災害医療、離島医療、また行政、WHO、医学教育、医療マネジメント業、在日外国人医療、海外日本人医療などに尽くすのも立派な仕事である。

　家庭医療のアカデミズムにおいても、教育、研究分野でもこれからキャリアは広がってくる。"Teacher-clinician""Researcher-clinician" という言葉があるように、診療をしながら学生や研修医を教える、自分の診療のデータをもとに臨床研究、疫学研究を行なうことはすでに世界で、そして日本でも広がりつつある。

　さらに、マネジメント（人的、経営）の分野でも臨床を知るリーダー、経営者はこれからますます必要となる。日本でもビジネススクールに進む家庭医が出てきている。家庭医療の指導者養成コースの中にLeadershipやProfessionalism があるが、これからは家庭医として身につけていなければならないコーディネーターとしてのマネジメント力を使ったキャリアも今後増加してくるであろう。医療の世界においても人の育成と能力開発、そして有効な人材活用が重要な時代になってくる。日本でも FD は言葉として知られるようになったが、その内容は teach how to teach に終始しており、人のマネジメント能力（Leadership、Professionalism、経営、問題解決能力、Innovation）の開発・教育にはいまだ至っていない。言ってみれば、わが国の教育はいわゆる"寺子屋式"小児教育（Pedagogy）しか行なってこなかったのである。

効率よくキャリアを蓄積する上で、グループを組み医療を行なうことは重要で、そうすることで個人の QOL が担保される。よく言われる、"地域医療をやるからにはじっくり地域に入ってそこに永住してやる気でないと務まらない"というのは精神論的誤解で、厚生労働省がいま推奨している家庭医が複数（理想的には最低 3 人）でグループを組むことで医師の QOL が担保されるし、医師の入れ替えも徐々に行なえ、長時間勤務を避けることもできる。

患者には医療を個人に依存するのではなく、グループとして依存するような体制を普段から作っておくとよい。医師は頼られる存在ではなく、患者に寄り添う存在であるべきである。

そのための体制作りとして、医療の標準化（Standardization）はこれこそが絶対に必要である。医師それぞれの医療内容が異なりその基盤が異なっているとグループは成り立たない。そして問題解決のシステムを構築しておくことも重要である。システムづくりがこれからの日本の医療のキーワードである。

家庭医の総合能力（医療、経営、マネジメント、Innovation など）は世界中どこに行っても重宝される。何をするにせよ、医療すべてが見渡せることは便利である。これから能力のある家庭医はどんどん様々な世界へ飛び込んで活動していってもらいたいものである。われわれ先人は、そういう医療人を養成しなければならない。

全人的教育の必要性

総合医・家庭医養成では、知識技術のみならず、倫理、人類学、コミュニケーション技能、IT を教えていく必要がある。そのためには、医学校入学前

の時点からの医師としての性格や適性が評価されなければならない。中学高校の部活状況から、ボランティア経験、リーダーシップ、発表能力、体力、言語力（コミュニケーション力）まで様々な評価がされることで、受験教科のみの学力測定による現在の受験システムを改革する必要が大いにある。

職業訓練学校といえども、意欲のない学習者に指導することは難しい。体力強化と積極性、責任感などの人間教育は臨床指導の中で育まれていく必要がある。家庭医療・総合診療の教師は、ただ単なる知識の教授、手技指導だけでは済まない。人と人とのコミュニケーション、信頼を武器とする家庭医療はまさに全人的教育を必要とする分野である。そして一生にわたって学習し続けていける医師を育てるべきである。

註
1) STFM : Society of Teachers in Family Medicine
   www.stfm.org/
2) NAPCRG : North American Primary Care Research Group
   www.napcrg.org/
3) QRMG : Qualitative Research Method Group
   http://hccedl.cc.gatech.edu/documents/120_Fisk_focus%20group%20research%202004.pdf
4) Journal of Mixed methods research : mmr.sagepub.com/
5) Evidence-based Office Teaching-The Five-step Microskills :
   www.stfm.org/fmhub/fm2006/March/Sarah164.pdf
6) HANDS-FDF : Home/Away 型 part time 指導医養成フェロー シップの試み」
   handsfdf.wordpress.com/

3章 大学、教員の生き残りをかけたFaculty development

佐藤隆美

> **ポイント（およびキーワード）**
> * 広義の FD、狭義の FD
> * "ガラス張り"の昇進基準
> * 狭義の FD：General FD program と Faculty mentorship
> * 「自分の努力で、自分を磨くことで、将来の給料、地位が決まっていく」システム

　ファカルティ・ディベロップメント（Faculty development：以下、FD）とは、「大学教員の教育能力を高めるための実践的取り組み」のことであり、大学教員個人の資質開発を行なうための大学全体での組織的な取り組みを指す。FDには一般に広義と狭義の解釈が成り立つ。
　広義には、大学教員の研究、教育、社会的サービス、管理運営の各側面の機能の開発であり、それらを包括する組織体と教員の両方の自己点検・評価を含む。狭義のFDは主に教育に関するFDで、教育方法、カリキュラム、技術などに関する教員の資質の改善を目的としている。
　日本では、1998年の大学審答申で出された『21世紀の大学像と今後の改善方策について』の中で、「全学的にあるいは学部・学科全体で、それぞれの大学の理念・目標や教育内容・方法についての組織的な研究・研修（ファカルティ・ディベロップメント）の実施に努める旨を大学設置基準において明確にすることが必要」とされて以来、政府主導でFDの普及が行なわれてきた。
　2008年12月の中央教育審議会『学士課程教育の構築に向けて』の答申では、FDの定義として、ID（Instructional development）、CD（Curriculum development）、OD（Organizational development）、PD（Personal / Professional development）の4つの重要性が提唱されているが、実際には、授業内容・教育方

法の改善を主に行なう「狭義のFD」が大学の教育開発センターを中心に実践されてきているのが日本の実情であると思われる。

一方アメリカでは、高等教育を推進するために1969年にアメリカ高等教育協会（American Association for Higher Education（AAHE）を前身とする現在のAmerican Association for Higher Education and Accreditation（AAHEA））が設立された。その後、The Professional and Organizational Development Network in Higher Education（POD）が1974年に設立されてから、このような組織を中心にFDの動きが活発化してきた。

そのような過程のなかで、授業を改善することや教育課程を改善することに力をおく「教授パラダイム（Insturction paradigm）」から、学生の学習を生み出すことを目的にした「学習パラダイム（Learning paradigm）」へ移行が起こり、学習成果（Learning outcomes）による出口管理、フィードバックが重視されるようになった。さらに、教員に対する修正的な意味合いをもつFDではなく、組織としての大学を見直し、その大学の教育環境を改善することを目的としたEducational developmentをこのような動きの最終的な目的とすべきという意見も出されてきている。

現在、アメリカの医学部にはProgram for Faculty Developmentのような担当部署が必ずあり、そこが特に若い教員を対象にいろいろなワークショップや、講義の年間計画を立て実施をしている。その主なテーマは、Effective teaching（効果的教育方法）、Information management（情報管理）、それにProfessional development（医学教育者としての人材育成）である。

このような日米のFDの発展の歴史をふまえ、日本とアメリカのFDの大きな違いは何かと考えると、FDが教員の将来に与える影響（Outcome）ではないかと思う。本章では、アメリカの医学部で働く医師教員の立場から——筆者が勤務するThomas Jefferson Universityを例にとりながら——、アメリカにおけるFDの実際を述べてみたい。

1　給与の仕組みとFD

アメリカの医学部での教員の評価、昇進の基準は日本とはかなり異なるので、まずそれをはっきり理解しておくことが、アメリカにおけるFDの実態を理解

する上で重要である。

　アメリカの医学部の教員、特に医師は、その給料を三つの異なるソースから得ている（図表1）。その第一のソースは、医学部の教員としての給料である。これは、教授、准教授などの地位により概ねの額が決まっている。すなわちこれは、医学生や研修医の教育を行なうことに対して支払われる給料である。主任教授などの上級職になると、それに管理者としての手当が上乗せされ、さらに所属する医師の人事権ももち、大学から預かる予算で自分の部門を管理する権限が学部長から与えられる。

　医師教員の給料の第二のソースは、患者を診ることによる収入である。患者を診察、治療している医師は病院もしくは、病院に属する医師の組織、もしくは自分の所属するグループブラクテイスから給料を得ている。多くの患者を診療している医師は、自ずと給料が高くなり、外科系や手技が多い消化器内科などの医師はたくさんの給料をこれから得ている。

　第三番目のソースは、研究のグラントである。National Institute of Health（NIH）などからの大きなグラントをもっている医師は最近少なくなってきているが、研究中心で大学に雇われている医師は、自分のグラントから自分の給料の一部と自分が雇っている研究員の給料を支払っている。

　その他に、大学や病院が、その教員を引き止めるために出す特別の給料（Incentive）、またその年度の業績によって支払われるボーナスなどが大学の医師教員の給料を構成している。したがって、教員の給料は一律ではなく、自分の努力次第で、給料が増減するシステムになっている。また、通常、雇用契約は

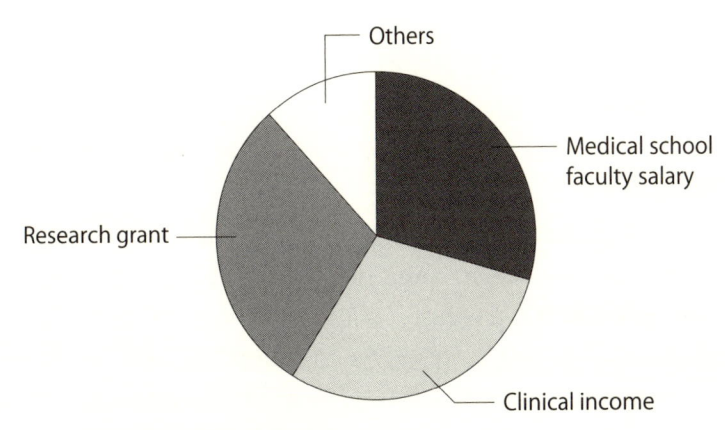

図表1　アメリカの医学部の医師教員の給料

1年から3年ごとに更新される。アメリカの医師教員が、常に上のポジションに向けて走り続けている理由がここにある。自分が努力しなければ、給料が下がり、いずれ大学にいられなくなるリスクを彼らは常に背負っている。

アメリカの医学部におけるFDの重要性は、その大学の教育の質を上げることはもちろんのことだが、さらに、その大学の教員が、特にその教育面で上のポジションに向けて走り続けることを支援することにある。すなわち、アメリカにおけるFD programの意義は、自分の大学の教員が、きちんとした教育ができるようになり、また、患者や他の医療機関から認められ、独立した科学者、医師となるように支援することにある。ひいてはそれが、若手教員の昇給、昇進につながるシステムとなっている。

日本と違って、教員の昇進が医局の主任教授の意向だけでは決定されず、個人の自助努力により自分の将来が切り開けるという魅力がアメリカの医学部にはある。ただ、60歳になってもグラントを書き、もしくは患者を毎日診察するような生活に耐えられない教員には、アメリカの医学部に安住の地はない。

2 定義された昇進の基準

最近は、日本でも医学部の主任教授などの選考基準がより明確化されてきていると聞くが、准教授、助教授の昇進基準はどうであろうか。アメリカでも医学部の教員の昇任には、主任教授の推薦状の提出が求められるが、その昇進の基準は明確に定義されている。

アメリカの大学の教員には、大きくわけてTenure trackとNon-tenure trackの教員がいる。Tenure trackにのっている教員はいずれその業績によりTenure professor（終身教授）の地位を得る可能性がある。この地位を得ると本人が大学に在籍しているかぎり、給料の一部が大学から支給され、大学からの雇用の継続が保証されている。

ただし、このtrackに乗っている教員は、Thomas Jefferson Universityでは8年以内にAssistant professorからAssociate professorに、そしてそれから10年以内にProfessorに昇進しなければ、雇用の継続が中止されるか、Non-tenure trackの教員に格下げになる。育児のための一時休職など何らかの理由がある場合は、2年間の猶予期間が与えられる。一方、Non-tenure trackの教員は、この権利を得ることができず、1年から3年ごとの契約更新を大学と一生行な

うこととなる。

　すでに大学に雇われている教員の昇進は、主任教授の推薦で、Promotions committee（昇進委員会）に昇任申請書が提出され審議されるシステムが確立している。最終的には、医学部長の承諾を得て、Board of trustees（評議員会）で昇進が決定される。一般的に上に行くほど、昇進の基準が厳しくなり、アメリカの医学部の教授は、国内・国外で認められた研究業績と教育実績を示す必要がある。

　このようにして採用された医学部の教員の種類には、さらに大きく分けてClinical track と Research track があり、それぞれに詳しい昇進の基準が決められている。例えばThomas Jefferson UniversityにおけるClinical trackの医師（主に患者を診察し、臨床教育に携わる教員、Clinical and educational scholarship track）の昇進の基準には、Credential（医学部卒業と医師免許）、Education（年間最低20時間以上の臨床教育、教師としての実績）、Clinical service（専門的技能）、Leadership（専門分野における研究、教育、診療における指導的立場を示すこと）、Scholarship（学問的実績）、Service to the University（大学の各委員会への参加、若い教員に対する指導）のそれぞれの項目について、各ランクにふさわしい実績を示していることを証明することが求められる。この意味で、昇進の基準が"ガラス張り"になっているといえる。

　このAcademic trackにいる医師は、臨床教育もやりながら、自分の研究を続け、その分野の専門家となることが求められる。そして、このような教員としての地位の確保、昇進に、FDが重要な役割を果たしているのである。なんでも「評価」の国アメリカでは、FDは医学生、研修医の教育の質を上げ、大学そのもののレベルを上げていくとともに、それに属する教員のレベルを上げ、彼らの大学での生き残りに大きな役割を果たしているのである。

3 Thomas Jefferson UniversityにおけるFDの実際

　Thomas Jefferson UniversityにおけるFDには、その教員の一般的なレベルを高めるGeneral FD programと、個々人にあわせて自分のMentorをもち、個人指導により教員としての質を上げていくFaculty mentorshipの二つがある。

(1) General FD program

　Thomas Jefferson University にも、他の多くの医学部にあるように、General FD program を担当する Program for faculty development という部署があり、そこが特に若い教員を対象にいろいろなワークショップや、講義の年間計画を立て実施をしている。このような教育プログラムには、講義形式のもの、ワークショップ、そして Website を通じた Online のコースなどがある。

　そのプログラムは、コンピュータープログラムの使い方の実習、カリキュラムの作り方、試験問題の作り方、ベッドサイドでの臨床指導の仕方など、実際の教育に役立つ方法論の教育から、医学部経営、病院経営、勤務時間の有効利用、グラントの書き方、ストレスの解消法、昇進の基準など、上のランクに上がるために必要な知識、経験の授与など、幅広い分野に及んでいる。

　このように内容は実に多岐にわたり、若い教員が、よい教育者となれるように、また学部長クラスの上級医師になれるように成長する過程を支援するプログラムがいろいろな角度から組まれている。図表2にそれぞれのランクに応じて推薦、提供されているワークショップの種類を示す。また、図表3に最近行なわれたワークショップの実際のテーマを示した。

　これらのワークショップへの参加登録は、すべて On line で行なう。言うまでもなく、それぞれのワークショップに参加した教員は、そのプログラムに対する評価をして Program for faculty development にフィードバックを送るシステムになっている。現時点では、そのようなワークショップへの参加が昇進の申請資格にはなっていないが、これは将来考慮される可能性もある。

　また、ワークショップによっては生涯教育（Continuing Medical Education :CME）のクレジットをもらえるものもあるので、教員はそれに参加することにより、その CME クレジットを医師免許の更新などに利用することができる。On line による自己学習プログラムや、On line tutoring のプログラムもあり、臨床が忙しくて参加できない教員が自己学習できるシステムも整備されている。

(2) Faculty mentorship

　一方、Faculty mentorship は、それぞれの教室で、若い教員とその教員が将来進む予定の分野で活躍している教授をペアに、個別指導をしてもらい、定期的にその実績を双方向で評価し、また、管理者側からも評価するシステムである。General FD program と比べて、それぞれの教員に対し、そのニーズに応

図表2 Thomas Jefferson University の教員に勧められる FD のためのワークショップ

Topic	Course director	Teacher	Clinical preceptor	Research preceptor	Beginning faculty
Teaching and learning theory	×	×			×
Curriculum/Course development and management	×				
Setting learning objectives	×	×			×
Preparation of instructional materials/aides	×	×			×
Essentials of effective lecturing	×	×			×
Teaching in the clinical setting			×		×
Teaching evidence-based practice	×	×	×	×	×
Use of simulation for teaching	×	×	×		
Cultural competency	×	×	×	×	×
Effective techniques for managing longitudinal learning groups	×	×			×
Interactive techniques for lecturing	×	×			×
Teaching in small groups	×	×	×	×	×
Team learning	×	×	×	×	×
Teaching interprofessional teams	×	×	×		×
Overview of assessment and evaluation	×	×	×	×	×
Competency based assessment	×	×	×		×
Evaluation of students in the classroom	×	×			×
Evaluation of students in the clinical setting			×		
Assessment problem-based learning					
Providing effective feedback	×	×	×	×	×
Student remediation	×	×	×	×	×
Dealing with the problem learner	×	×	×	×	×
Course/Curriculum evaluation	×				
Self evaluation/Critique	×	×	×	×	×
PowerPoint		×			×
Photoshop		×			×
Digital imaging/Photography					
Classroom, Online & Blended teacher competencies	×	×			×
Computer based teaching	×	×			
Computer based course management	×				
Computer based learning applications	×	×			
Audience response system	×	×			
Classroom management strategies	×	×			×
Classroom management systems	×	×			×

図表3　Thomas Jefferson University で行なわれている FD のためのワークショップ

Category	Focus	Title of workshop
Educator's toolbox	Curriculum for educators	・Manuscript development and the journal publication process ・Designing for active learning ・The art of facilitation: Enhancing results and maximizing individual contributions ・Active learning: Building your toolkit ・Feedback and remediation: A case-based approach
	Presentation skills and instructional technologies	・Adobe acrobat ・Audience response system Turning point ・Effective course management using blackboard seminar ・Effective presentations seminar ・Photoshop
Researcher's toolbox	Information searching and academic research skills	・Bibliographic management: Introduction to Refworks. ・Conducting research with knowledge-based databases, search engines and managing your citations with Refworks 2.0 ・e-books at Jefferson ・Introduction to Google forms ・Introduction to OVIDSP ・Professional PubMed searching ・RSS workshop - Manage your information intake ・Take advantage of the Jefferson digital commons for shameless self-promotion ・Twitter for beginners ・Using scopus & Internet search engines effectively
Career development toolbox	Professional and leadership development curriculum for faculty	・"That was time well-spent": Leading effective meetings and improving your participation when you are not in charge ・"Why do they act so entitled?": Bridging age differences to improve medical education ・Getting the most out of a mentor: A workshop for junior faculty ・Constructing your promotion portfolio: Tips and strategies ・How does unconscious bias impact your work and workplace? ・Conducting an effective performance appraisal ・JMC appointment and promotion tracks and guidelines: An overview for faculty in the clinical and educational scholarship track and the clinician educator track ・JMC appointment and promotion tracks and guidelines: An overview for faculty in the academic investigator track and the non-tenure research track ・How to get promoted as an educator

じたマンツーマンの指導ができるのが特徴である。そして指導者（Mentor）となった医師は、その結果を定期的に所属科の部長や主任教授に報告する義務を負っている。

私が所属する Department of Medical Oncology でも、Professional orientation, Development & Support（PODS）program というのがあり、新しく採用された若手の医師教員を、経験が豊かな教授が Mentor になって育てるシステムがある。

具体的には、担当となった教授が、若手教員に対し、彼らの将来進むべき研究領域に対する示唆を与え、臨床研究の指導を行なうとともに、学会発表や、論文の作成などをマンツーマンで指導するシステムである。

ある意味で日本の医局の徒弟制度に似ているが、教授の専門分野を押し付けるのではなく、若手教員の興味を中心に Career development を助けることを主眼にしていることに違いがある。また、本人が描く Career development plan が現実的でない場合には、それを修正するためのアドバイスも行なう。

(3) その他の program

Thomas Jefferson University には、このような Faculty mentorship と General FD program を組み合わせた Program もある。一つの例は、Family medicine の Faculty development research fellow program である。同様なプログラムは Family medicine の Fellowship program としていろいろな大学にあるが、Family medicine を修了した研修医が Family medicine の教員となることを目的にした非常に優れたプログラムである。

このプログラムでは、参加者が Family medicine の Fellow として診療を続けながら、自分なりの研究テーマを選び、Mentor からの直接の指導を受けながら研究成果を出し、それを論文として発表する活動を通じながら教育者、指導者となるのを推進するものである。

Thomas Jefferson University にあるもう一つのユニークなプログラムとしては、Clinical skills & Simulation center faculty development programs というものがある。これは、最近よく使われるようになったシュミレーションや模擬患者を使った教育を行なえる専門教員を養成するプログラムで、臨床技能を学生に教えるための方法論、それに必要な臨床場面の設定、シュミレーションを使った医師の再教育の仕方、チーム医療に対する教育の仕方などを教えることを目的にしている。

このプログラムを修了した教員はシュミレーションや模擬患者を使った教育ができるプロとして活躍することとなる。

4　Evaluation and feedback の重要性

　FD の成果を判定するためには、それぞれの教員の活動の評価とフィードバック（Evaluation and feedback）が重要である。Thomas Jefferson University では、それぞれの教員とその上司にあたる主任教授や部署の最高責任者との面談が年に1回必ず行なわれる。これに対しては、指定された面談の時間までに、Website の所定の場所にログインし、指定された項目別にその年の自分の業績を報告し、来年度の目標をたてて、あらかじめ記入しておく必要がある。その年に自分が発表した論文の目録は、秘書にあらかじめ送り、教室の業績目録に記載してもらう。

　このような face-to-face の面接、評価により、それぞれの教員は、自分がその前年に提出した到達目標に達しているかどうかの評価を受け、もし、それが達成されていない場合は、それを改善するための方法を上司や主任教授と相談する。時には、特別な FD program への参加を勧められることもある。このような評価が、ボーナスの支給や昇給、昇進につながり、また場合によっては解雇にもつながることは言うまでもない。

　プログラムの成果についての評価やフィードバックのない FD program は、何の拘束力もない絵に描いた餅になる可能性を秘めている。その点、アメリカの評価システムは、教員の生活を大きくかえるほどの影響力をもっているので、アメリカの医学部の教員たちは、常に自分を磨き、実績を残すという圧力の中で毎日を過ごしている。

5　広義の FD の必要性

　アメリカ、特に Thomas Jefferson University における FD の実際を述べたが、日本と根本的に違う点は、アメリカの医学部は、「自分の努力で、自分を磨くことで、将来の給料、地位が決まっていく」システムであるということであろう。

また、大きな昇給や昇進のために、実力のある医師は、他の大学の教員のポジションに応募し、大学を移動することにより、より自分にふさわしい地位を得るというプロセスも確立している。逆に上を目指していない医師教員は、常に解雇のリスクを背負い、昇進の機会にも恵まれず、低い給料に甘んずることとなる。

　一方、日本の医学部の教員は、通常一つの医局に属し、その大学から動くこともなく、主任教授の意向で自分の人生が大きく作用される日々を送っている。FDがそれぞれの医師の、教師、医療従事者、研究者としての質を高めていくためにあるという目的は共通ではあるが、このような生活環境の違いの中では、FDに対する考え方も、またそれに参加する教員の考え方、意欲も、日米で自ずと異なってくるのは明らかであると思われる。

　日本の多くの医学部で、「先輩の背中を見て育て」「先輩の技を見て学べ」という風習がまだ残っているのは、アメリカ式のFDが発達しない理由の一つかもしれない。また、中央教育審議会の答申のなかで提唱されたOrganizational development、Personal / Professional developmentの項目を重視している大学がまだ少ないのも日本のFDの現状だと思われる。

　今後、日本でも、Career developmentも含めて医学部の教員を系統だって育てるシステム、そしてそれを専門に取り扱う広義のFD programが増えてくることを願っている。

4章 日本の臨床医学教育はいかにして発展してきたのか

加我君孝

> **ポイント（およびキーワード）**
> * ドイツ人教官の足跡（特にミューラーが遺したカリキュラム）
> * 戦後のインターン制度の導入と医学教育改革
> * ベルツの言葉
> * 評価なくして教育改革なし
> * EBM 的思考の増加、基礎医学者不足

「故きを温めて新しきを知れば、以て師と為るべし」は二千五百年前の孔子の言葉である。同じ時代にギリシアの医師のルーツのヒポクラテス、仏教のインドの釈迦がいる。

この意味はこれまでの「歴史的な発展を学ぶことで現在の問題の理解ができる先生となり得る」という意味である。現在の医学生や研修医の教育は米国の医学教育の影響を強く受けてきた。米国から届く Tutorial、PBL（Problem-based learning）、FD（Faculty development）、Clinical clerkship など医学教育用語の洪水に消化不良を重ねながらも、その教育方法を少しずつ導入して、試みて、同化の努力をしてきた。

どのような教育方法がベストか、それは試行錯誤を繰り返し評価することで新しくしていくものであるが、教育の成果の評価には時間がかかること、それぞれの医科大学の開学の理念や伝統、地域、国の制度などと混然一体となっているため、簡単なことではない。医師になるための温故知新としてわが国の近代臨床医学教育の歴史を振り返り、最後に現在の課題について検討する。

1 黎明期：江戸時代のオランダ式西洋医学教育

1）小石川養生所

　日本の医学教育のルーツと見なし得るものは文京区にある現在の東京大学理学部附属小石川植物園の中にあった小石川養生所である。18 世紀、将軍徳川吉宗が目安箱で町民の声を投書で聞いた中に、江戸に貧しい人々を治療する療養所の必要性を訴える医師の小川笙船のものがあった。これをきっかけに養生所が誕生した。最初の建物は約 250㎡であった。治療はオランダ医学と漢方を合わせたものであった。わが国最初の公立の貧民層のための病院であった。欧州には主として教会の施療院があった。

　この小石川養生所が知られるようになったのは山本周五郎 55 歳のときの小説『赤ひげ診療譚』（1958〈昭和 33〉年）である。これをもとに黒澤明映画監督が、主演の赤ひげ役に三船敏郎、副主演の保本登役に加山雄三で、1965（昭和 40）年に封切りの映画「赤ひげ（Red Beard）」を製作したことで、広く国内外に知られるようになった。映画「赤ひげ」を現在米国で活躍するスピルバーグ監督は「クロサワの作品の中でヒューマンなベストの作品」と言っている。現在の臨床医学教育でも「医は仁術」、すなわち患者と医師のヒューマンな絆の原点の例として取り上げられることが多い。

2）お玉ヶ池種痘所

　ジェンナー（Edward Jenner）によって始まった種痘（1796〈寛政 8〉年）は、わが国には長崎の出島に辿り着いたオランダ人医師から伝わり日本中に広まった。全国各地に種痘を広めようと努力した蘭方医がいた。長崎で学んだ大阪の緒方洪庵もその一人であった。しかし江戸では伊東玄朴を中心とする江戸の蘭方医が幕府に何度も種痘実施許可の申請をしたが、すぐに却下された。江戸城の御典医の漢方医が反対したためである。

　しかし将軍も全国の評判を知り、1857（安政 4）年に許可し、お玉ヶ池種痘所が誕生した。82 人の自己資金によるクリニックである。その中心には、長崎でオランダ医学を学んだ者や緒方洪庵の塾で学んだ者が多数含まれていた。

これを東京大学医学部創立の年とみなして1958（昭和33）年に創立100周年を祝った。2008（平成20）年には150周年を祝った。2018年には160周年を迎える。

このお玉ヶ池種痘所は翌1858年に焼失し、医学所として名を変え、現在の三井記念病院の地に移った。医学所は医師の養成と診療所を兼ねた所長を頭取と呼んだ。その中に大阪から呼び寄せられた緒方洪庵も含まれる。緒方洪庵は6カ月で客死し、長崎でオランダ海軍軍医で医学教育に熱心なポンペイに学んだ松本良順が頭取になった。名称は西洋医学所と変わり幕府の直轄となった。その後明治維新になって東京医学校となり、東大医学部へと発展する。

2 明治時代のドイツ式医学教育の導入

1）明治維新と東京医学校

明治新政府は西洋医学所を廃止した。建物がなくなったのではない。新しい名前に変えたのである。新たな学区制度の導入により、西洋医学所は大学東校となった。明治政府は新しい医学教育は江戸時代のオランダ医学ではなく、戊辰戦争で西郷隆盛の要請で治療にあたった英国のスコットランド出身の外科医ウィリス（William Willis）に敬意を表し、英国医学教育の導入を決めた。

歴史的に19世紀前半、世界の医学はスコットランドの経験医学の考え方で発展した。しかし内務省の医学教育担当、相良知安らの巻き返しで当時細菌学と外科細胞病理学で新たに発展しつつあったドイツ医学の採用になった。この相良知安を讃える記念碑が東大病院入院棟玄関の近くにある。

1869（明治2）年には初めて篤志解剖（ミキ）が実施された。初めて日本に招かれ1873（明治6）年に到着したドイツ人医師は軍医で外科のミューラー（Leopord Müller）と内科のホフマン（Theodor E. Hoffmann）であった。2人は300人ほどいた医学生に大腿骨を見せて右か左か聞いたところまったくわからないので呆れ、新たに8年制のカリキュラムを作り政府に認めさせた。予科2年生本科6年の8年制の制度である。学生数は予科60人、本科約40人に減らした。

予科の2年の間にラテン語、ドイツ語、数学、物理化学を教え、本科では前

半の 3 年が語学と基礎医学、後半が病理と臨床医学からなった。北里柴三郎が卒業までに 8 年かかったのは留年したからでなく、このような長い医学教育制度であったためである。

　2 人のドイツ人教師は明治時代初期のレベルの低い日本に来たことを後悔しつつ 2 年で帰国したが、5 年後には日本人の教授が生まれることを願い、ドイツに留学をすすめた。大学東校は 1874（明治 7）年に東京医学校と名を変えた。ドイツ人で外国人お雇い教師のわずか 27 歳であったベルツ（Erwin von Bälz）は 1876（明治 9）年に来日した。生理学や内科学を教え大きな影響を与えた。1902（明治 35）年に帰国するまで 26 年もの長い間大きな貢献をした。ベルツは日本の人材が育つようになってからは軽視され、失望して帰国し、日本女性のハナと結婚していたが再び来日することはなかった。外科教育はスクリバ（Julius Karl Scriba）が担当した。

2）東京大学医学部の創立（1877〈明治 10〉年）

　現在の三井記念病院の位置にあった東京医学校は 1877（明治 10）年東京大学が創立されるとともに現在の位置に医学部として他学部よりも早く移動してきた。最初の国立大学医学部でその占める面積は広く、現在の病院地区と三四郎池よりも南側のすべてを占めていた。現在小石川植物園に保存されている時計塔のある東京医学校本館が象徴的な存在であった。

　教育はミューラーの作成したカリキュラムで行なわれた。これがその後 7 年制に変わった。国の名称が日本帝国になるとともに大学の名称は東京帝国大学に変わり、1886（明治 19）年帝国大学医科大学となる。京都帝国大学ができるまで唯一の帝国大学であった。帝国大学医科大学の卒業試験は"試問"と呼ばれ、科目は少ないが筆記と実技があった。この"試問"という言葉は、現在もなお東大医学部では学生の各科の臨床実習最後の面接試験をこう呼んでいる。

　1897（明治 30）年東京帝国大学医科大学と名称が変わった。これは京都帝国大学が創立され、次々に新しい大学が誕生し、いわゆる 7 帝大制になったためで、教育は基本的には変わらなかった。これとともに約 20 年続いた予科は廃止され、旧制高校で理系の一般教養を 3 年間学んだあとに帝国大学の医学部で 4 年間専門教育を学ぶ制度に変わった。これは戦後の新制大学となるまで続いた。

　教育内容は基礎医学の科目は増えず、臨床の各科が次第に増えて広範囲の臨

床科目が教えられるようになった。臨床実習は外来での見学を中心とする各科のポリクリニック（ポリクリ）である。この教育方式はドイツの医学教育の制度であり、明治になってミューラーが改革して以来本質的には変わらない。ただ見学だけの Sit & See の教育は現在も続いている。ベルツとスクリバというドイツ人教師から直接医学教育を学んだ時代は、彼らが1901（明治34）年と1902（明治35）年に帰国するとともに終了した。

1902（明治35）年、基礎医学と臨床医学の試験科目は増え、筆記と実技試験が日本人の教授だけで行なわれるようになった。20世紀になって初めて日本人の教官のみでドイツ式医学教育が行なわれるようになったのである。現在もポリクリと言っている外来での見学実習は、1857（安政4）年は内科と外科のみ、1895（明治28）年に産婦人科と眼科が加わり、1919（昭和8）年整形外科と精神科が加わり、ほぼ現在のような形に近づいた。

3　昭和の時代（1）——第二次大戦と軍医養成を目的とした教育

1939（昭和14）年支那事変（日中戦争）が始まった年に軍医養成を目的とする臨時医学専門学校が設立され終戦後まで続いた。1941（昭和16）年から始まる太平洋戦争でははじめ学生は兵役免除とされた。戦況が悪化し、1943（昭和18）年に大学生の学徒出陣が始まり、教育は半年から1年分を短縮して卒業させた。医学部では卒業と同時に医師としての臨床経験がないまま軍医として陸軍か海軍に配属され戦地に赴任させられた。150年の医学教育の歴史の中で戦争のための異例な短縮教育であった。

昭和18〜19年東大医学部卒業生の約30％が戦死した。戦死の場所は千島、硫黄島、フィリピン、ビルマ、ニューギニア、中国、沖縄、原爆後の広島などであった。歴史の巡り合わせの悲劇であった。戦没医学徒全員の名前を刻んだ記念碑が東大の弥生門を出て右に曲がった民家の通りの土塀のところに建立されている。わが国の医学教育でこの悲劇がほとんど語られていないのは歴史的認識の欠如と言わざるをえない。

軍医として、どのような治療をしたかも語られることは長い間なかった。最近、NHK の戦争の証言シリーズで、軍医であった人々が初めて口を開きつらい思い出を語った。それは負傷して動けなくなった兵士にカリウムの静注をするように求められ、求められるがままに静注し死に至らしめたことであった。

後世のために従軍医師は何を見、してきたか語り始めつつある。筆者が東京大学の教授の頃は医学生を東大弥生門の外にあるこの記念碑のところへ案内し、教育を行なってきた。語り継ぐことは教育上重要である。

4　昭和の時代（2）——戦後70年間にわたる米国医学教育の影響

1）1年間のインターン制度の導入

　1945（昭和20）年8月15日に終戦を迎え、わが国は米国によって占領された。マッカーサー（Douglas MacArthur）元帥を最高司令官とするGHQ（General Headquarters：連合国総司令部）による統治が始まった。その指導は新憲法による民主主義・天皇の象徴制をはじめとする国の体制の変革から始まり、医学においてはサムス（Crawford F. Sams）米国陸軍軍医准将が公衆衛生福祉局長として指導した。

　サムスは日本の医療は遅れていると見なし、より良い医療を目指し保健所の活動を活発にし、伝染病の予防、医薬分業、特に公衆衛生学的な視点で改革に取り組んだ。筆者が小学校に入ったのは1950（昭和25）年であるが、学校ではDDTを服の袖や背中を通して散布し、その他に予防注射、寄生虫検査などがあった。忘れられないアメリカの存在の思い出である。

　厚生行政に深く関与したサムスであるが、文部行政には関与しなかったため、卒後の臨床研究の改革に着手したものの、学部（卒前）教育は戦前のままとなった。その一つがインターン制度の導入である。有力な医学部教授の参加による委員会を立ち上げ、米国で当時実施されていたインターン制度を1946（昭和21）年に開始し、1968（昭和43）年までの約20年間続いた。第一回医師国家試験も1946（昭和21）年に始まった。早くも終戦の翌年にはこのように大改革がなされていた。そのテンポの速さに驚かされる。

　インターン制は卒後1年間の保健所を含む多科ローテーションで、無給であった。実は米国では無給ではなかったが、生活ができないほどの薄給であった。この無給制度に対して、その後全国的なインターン制度反対を目的とする青医連運動（青医連：青年医師連合）につながり、昭和40年代前半の全国的な学生運動の源流となった。筆者が医学部に進学したのは1966（昭和41）年であり、

この運動の渦中のうちに医学生時代を過ごすことになった。

医学部の学生教育は文部省（現・文部科学省）の医学教育課が担当であるのは昔も今も変わりない。各科目の授業時間数で単位が決まる。インターン制度の導入後も、医学部の卒前教育については戦前のポリクリ（外来見学実習）と病棟見学だけで、講義が中心であった。学部（卒前）教育を担当する文部省と、卒後研修を担当する厚生省（現・厚生労働省）とは、官庁の縦割行政によって、まったくつながりがなかった。

臨床講義では、患者が講義室に受持医とともに呼ばれ、担当の学生グループよりプラクティカンと呼ばれる代表生徒が選ばれ、病歴を説明し、教授あるいは助教授が学生の目の前で診察し、検査データを示し、議論する形式であった。患者のプライバシー無視の、この教育方式は戦前と同じドイツ式の医学教育のやり方であった。

しかし、昭和30年代になって岡山大学で病棟における Bed side teaching（BST）が始まった。これは耳鼻咽喉科の高原滋夫教授（無タラーゼ血症の発見で学士院賞、文化勲章受章）が米国の大学病院での教育を視察し、BSTとインターン制度がつながっていることを見聞きし導入した。岡山大のBSTは全国の注目を浴び、東大病院でもポリクリの一部に病棟見学や手術室見学を加えるところも一部の科に現れた。

ここで初めて、米国の医学教育の種がわが国にまかれたと言える。昭和30年代に米国へ研究留学した医師が大学病院の臨床実習や卒後教育のレベルの高さを紹介するようになって、わが国の卒前教育の後れが知らされたのである。

2）無給インターン制度に対する全国的反対運動

無給インターン制度に対する全国の医学生の反対運動は昭和30年代後半になって年中行事のようになった。年々激しくなった。このような医学生の動きに対して、1967（昭和42）年、東大医学部では教授会に医学部のあり方委員会を作り、将来構想を検討した。医学教育については「教育のあり方委員会」を作り、第二次中間報告を作成した。以下に概要を示す。

「卒業後の教育体制を含めて考慮されるべきである。学部における教育の目的は、学生自らの勉強により、膨大化しつつある知識を理解するための、またさらに、学生各自が将来の医学における開拓者たりえるための基本的事項を教えることにあって、いたずらに膨大化した知識の習得を強いることは避けなけ

ればならない。卒業後における医師としての研修に、最も重要と思われる基本的な知識と技術をその基盤とすべきであろう。特に現行のインターン制度廃止ということが想定されている今日、基本的な知識と技術とはいかなる内容をもつべきか十分に考慮されなければならない。」

新しいカリキュラム編成の基本方針が示された。その骨子とは、
　①総合講義の形式を一部採り入れたい
　②選択性をカリキュラムの一部に付与したい
　③基礎・臨床の実習教育体制を強化したい
　④試験制度を再検討したい
であったが、まったく新味を欠いた。ここでは知識の整理のみに重点が置かれ、臨床をいかに教えるか、医の倫理や責任や歴史をどう教えるか、国際化にどう対応するか、教官を医学教育の専門家としてもどのように養成するなどの視点を欠いていた。どのような資質の学生を選抜すべきかといった問題に対する考えも欠き、内容として底の浅いものであった。同じ頃、次に述べる大学紛争を体験した筆者を中心とする学生カリキュラム委員会活動の根底となる考えや新カリキュラム案のほうがはるかに進歩的であった。

3）医学生ストライキからはじまった東大の学部教育の改革運動

1968（昭和43）年に始まった東大医学科の1年半に及ぶ学生ストライキは、教授会の学生の処分問題から始まったが、その底流には無給のインターン制度に対する反対運動があり、学生の改革運動への意識は極めて高かった。この学生ストライキは、その後全国の大学に波及する歴史的なものとなった。

学生ストライキの最中に医学部学生自治会の活動組織の一つとして「学生カリキュラム委員会」が作られ、学年ごとに3人の委員が選ばれ、委員長である筆者の指示でM1からM4の講義と実習の全部を大部の一覧表にした。これは詳細なもので、教官も学生も初めて全体を知ることになった。

それをもとに問題点を分析した。海外の教育を調べ、学生の立場から理想とするカリキュラムプランニングを行なった。1967（昭和42）年2月に配布されたカリキュラム委員会による「医学教育に新しい風を」と題する多岐にわたる提言を作成し、ビラと立て看板で赤門前と医学部本館前で公開した。この提言は、筆者の同学年の（そののち神経病理者になった）井原康夫教授によると「今思い出しても新鮮な、メッセージ性の高い印象深いものであった」という。

今から40年前に筆者が中心になって書いた提言は次のような言葉から始まっている。

　「今日西洋および東洋の日本以外の国では医学教育の制度を近代化したのに、日本はいまだにそれに至っていない。日本における医学部学生の教育は、今日でも主として講義と供覧とによっているが、この二つには1870年代のドイツから採用した課程の主要な特質であった。今日、先進国の中で、講義を重要視し続けている国は日本のみである。現在、他の国々では基礎医学では教育用実習室で実験を行ない、また臨床医学ではベッドサイド教育に重点を置いている。数多くの領域で、日本は世界の指導者であり、工業生産高ではアメリカやロシアより抜きんでているものもあるのに、日本の医学教育は工業的経済的に比肩しうる他の国々よりも、少なくとも半世紀は後れている」この一文を久しぶり読み返したとき、明治の東大医学部の外国人教師ベルツが日記に残した言葉を思い出した。「日本は西洋医学の成果を受け入れたがそれを生んだ精神を学ぼうとしなかった」というものだが、私たちは現在に至るまで何か大きな忘れ物をしてきたのではないかと今更ながらはっとさせられた。半世紀以上前、当時学生だった筆者たちが言わんとしたことの本質をベルツは言い当てていたような気がする。

　医学部から始まった1年半にわたる東大紛争については、「私たちは何のために何を学ぶのか、そして何処に行きつつあるのか、その存在の根底を揺るがすほどに問題を投げつけた」と学生の報告書に書かれており、いかにも学生らしい直截的な文章の中に、高い意識と情熱を感じさせるものである。

　教育改革に関して、委員として、基礎医学では生化学の山川民夫教授、臨床では整形外科学の津山直一教授のお二人がわれわれ学生委員と頻繁に会われ、一緒にカリキュラム改革を検討し、具体化を進めた。その中でもM3の学生を6月から8月いっぱいの3カ月間、主に基礎医学の研究室あるいは海外の病院などで実習することを可能にした Free Quarter 制度の導入は画期的であった。この新制度が多くの基礎医学者を生むことになり、後に高く評価された。東大医学部の卒前教育の Free Quarter は全国の医学部へ波及することになった。

　1969（昭和44）年の「明日の医学教育のために─改革の到達点と今後の展望─医学科学生カリキュラム委員会、1969.9.4」は、40年前以上に筆者が学生の意見をまとめたものであるが、今もなお新鮮で、指摘は鋭く建設的である（東京大学大学院医学系研究科・医学部医学教育国際協力研究センター報告書）。

その後、筆者が東大医学教育国際協力研究センター長を務めていた2007年に客員教授であったカナダ・マギル大学のスネル（Snell）教授は、2000年の招聘教授で来日したハーバード大、イヌイ（Inui）教授（現在インディアナポリス大学教授）に、「あなたの考えたInuiプロジェクトにある東大医学部の改革案は、Kaga（加我）先生が40年前に提案していましたよ。当時Kaga（加我）先生は学生でしたが」と冗談を言ったほどである。

　全国の医学部の学生運動がきっかけになり学部教育で変わったものには、①臨床実習のポリクリからBSTへの移行、②教授会にカリキュラム委員会ができたこと、③Free Quarterのような自由な実習制度が導入されるようになったこと、④それまで無給であった卒後の研修に手当てが出るようになったこと、などが挙げられる。しかし、多くの課題が残った。

4）Inui教授が取り組んだ東大医学部の教育改革

　それから約30年が過ぎ、筆者が1996（平成4）年に東大耳鼻咽喉科の教授として赴任すると、学生時代に筆者が学生カリキュラム委員長として活躍していたことを記憶にとどめていた教授会のメンバーが少なくなく、歴代の学部長や病院長から教育改革に取り組むよう依頼を受けた。委員会も「医学部教育改革委員会」と目的をはっきりさせるために名称を改め、全体の構想とプランを練り、今後の改革の方向性を決めるために「東大医学部卒前医学教育の目標と理念」を作成し、教授会で発表した。これは英訳もされ現在に引き継がれている。

　幸いなことに、2000年4月には東京大学大学院医学系研究科・医学部医学教育国際協力研究センターが学内20番目の全学のセンターとして誕生。筆者はセンター長として退官までの約8年間活躍する場を与えられた。最初の海外からの招聘教授として、ハーバード大のイヌイ教授が7～9月の3カ月間滞在し、医学教育のマスタープランを作るべく、教授会メンバーと毎週取り組んだ。その成果がInuiプロジェクトとして提言され、これをもとに新しい臨床カリキュラムが実施されるようになった。ちょうど21世紀になってからのことである。

　FD、PBL、Clinical clerkship、臨床実習をBSTよりBSL（Bed side learning）へ名称変更、選択性の導入、基礎臨床統合講義、学生の海外での臨床実習などが新カリキュラムである。このように画期的な改革が実行された。基礎医学に

ついては臨床のような大きな改革はまだ行なわれなかった。それでも基礎臨床社会統合講義、介護実習の導入、2週間の研究室への配属などの新しいカリキュラムが実施された。新たに基礎医学にMDPhDコースが導入され、基礎医学者を育成する教育改革が行なわれたのは、筆者が大学を去ってからのことである。

　教育の成果が上がっているかどうかは、評価が必要である。「評価なくして教育改革なし」とはトーマス・ジェファーソン大学の教育研究所長、ゴネラ（Gonnella）教授の口癖で、氏は筆者の医学教育の恩師でもある。1997（平成9）年から2007（平成19）年の10年間、トーマス・ジェファーソン大学の協力を得て、学生による臨床実習の評価を5回、基礎医学の講義実習の評価を2回実施し、冊子としてまとめ、教授会メンバーと各教室に配布した。学生の率直なコメントと教官や教室のランキングも掲載した画期的なものである。東大医学部のように歴史が長く体質の古い学部の教育改革にはこのような刺激も必要と考えたからである。
　学生は教える側がハードルを高く置いても良い教育をすれば食いついてくるし、人間的な教育をすると反応してくるので、筆者自身にとって教育は大きな喜びであった。なおこの10年間の評価で、学生の筆者に対する評価は1～2位、耳鼻咽喉科の教室は2～5位であったことは努力した甲斐があったと思っている。海外から医学教育の専門家を半年から1年間招く制度は、米国財団法人野口医学研究所の支援で現在も続いている。

　筆者は教授として東大医学部で約16年にわたって学部教育改革に取り組んできた。今後の医学部の教育で必要とされることは、①FDすなわち教員を研究・臨床だけでなく、"Education"のプロにも育てること、②基礎の研究者と臨床研究者を共に育成するような新しい教育方法を生み出すこと、③人間性豊かな臨床医に育成するための教員と学生とのコミュニケーション、④医師としての行動の思想性を歴史や科学、倫理そして社会の面などから教育すること、などが当面の課題となろう。
　現在、世界各国の至るところで医学教育の改革に取り組んでいる。スタンフォード大学では時代の変化に対応すべく、"How to make a doctor"という特集を *Stanford* 誌に掲載した。これは医学の今後のあり方を模索したものである。わが国の医学部にはこのような視点がまったく欠けている。

医師にふさわしい最高の人材を得るには、どのような入学試験が必要であるか。東大医学部の場合、古い歴史のある後期入試も新しい前期入試も面接を労力ばかりで効果少しと中止し、明治時代以来の筆記試験の点数で入学者を決めている。米国の有力大学のハーバードやジョンズホプキンスなどは面接を最も重視し長時間かけている。この時代の逆行は残念なことである。

5 平成の時代──新医師臨床研修制度の学部教育への影響

　2003（平成15）年までは研修医は大学病院の各科に直接入局し専門医教育を受けた。研修手当は国から支給されたがわずかのものであった。ある私立大学病院では月給2～3万円と低く、アルバイトに行き、収入をカバーした。ストレートという研修制度で、その成果は特に問われることはなかった。大学病院を経て各科の関連病院に派遣され、専門教育の修練をその病院の医長のもとで受けた。各専門領域の専門医制度の指定病院で定める年限の教育を受けたのち、各学会の専門医試験に合格して専門医の資格を得た。同時に各教室で基礎研究にも取り組み、希望者は大学院へ進学し医学博士をとる。大学院に進学しない場合は論文博士を申請して医学博士となった。

　2003（平成16）年に新たに導入され現在に至るまで機能している新医師臨床研修制度は、初めの2年間を一般研修する制度である。希望病院を全国規模のマッチングで決め、月の手当も約20万円と国や各病院の予算により支給される。各病院は、きちんとしたカリキュラムで各科を研修させるべくプログラムを作り、評価を行なう。この新制度の導入によって大学病院を選択する者は50％以下となり、各教室のマンパワーの著しい減少と研修修了後の大学での専門研修をする者が激減、それまでの関連病院への人材の派遣に困難を来すことも多くなった。そのため、特に地方の病院では医師の派遣撤退など医療環境は激変した。

　同時に、基礎医学の大学院へ進学する者も激減し、基礎医学者不足が現実となり、わが国の基礎医学教育に暗い影を落としている。皮肉なことに、米国ではすでに2年間のインターン制度は廃止されている。ストレートの専門研修が中心となっている。わが国は一歩おくれて米国のあとを追いかけ、すでに廃止された制度で教育を行なっている面がある。

　大学病院での専門教育を受けることのない医学部卒業生の大幅な増加は、臨

床の教室での力の低下につながっている。科学的思考よりもEBM的思考の医師の増加となり、情報は本で調べるのではなくインターネットで簡単に得るなどアカデミズムの維持と発展において困難な状況に直面している教室が少なくない。わが国は教官の定員も少なく、米国のように学生教育のための人材を充実させることがそもそも難しい。

　基礎医学志望者を増すには、何よりも基礎的に生命現象の本質を考える思考力と好奇心が必要であるが、これは学部教育の中で刺激する教育の仕組みをプログラムすべきであろう。環境と待遇も鍵となる。EBM的な知識と思考を現在の学生や研修医は身に付けている。安全志向の表れであるが、表層的思考と言わざるをえない。深層から考える人材の養成が重要である。

6　人づくり、環境づくり

　新しい世代の傾向として、気になることがある。演劇人養成の富良野塾の創始者、倉本聰は20年続けた塾を終了させる理由に、「入塾してくる最近の若者を見ていると、想像力の欠如と劣化、それと無反応は今の若者の特徴という気がしますね。だからビシビシ指導せざるをえないのですが、反応がないのは困りますね。これはうちの塾生だけでなく、私の自然塾にやって来る中学・高校の先生方も6〜7割が無反応です。意見を求めても言わないし、手ごたえがないので」と語っている。実は筆者も、東大病院や東京医療センターでの臨床教育で接する学生に対して同様の印象をもつ。

　これまでになかった要素に、インターネットによる学習方法とコミュニケーション方法の変化がある。IT技術の進歩により、努力せずに情報を得られることで人間関係は希薄化し、かつ思考力を浅いものにしかねない。科学的哲学的思考力の乏しさと幅広い教養の低下、社会人である自覚の低下、そして夢よりも現実に関心のある医学生が多い傾向に、現在の日本の社会状況がよく表れている。医学教育においても科学と人間性、社会と世界という視点で思索し、刺激的なより良い新しい医学教育にたゆまず取り組む必要がある。

　理想的な教育者・指導者の養成をどのようにすればよいか今後の大きな課題である。指導者が良ければ良い医師が育つことにつながるが、ベストの指導者を生み出す教育も課題である。米国の真似の医学から、日本の医学への脱皮を願う。そのためには、良い指導者の養成とそのもとで学ぶことができる環境づ

くりが重要である。教える者と教わる者とのコミュニケーションが頻繁で、互いに人間的に感化し合えるレベルになれば、日本らしい医学の発展につながるであろう。

謝辞：
本稿の完成に当たって Medical Doctor's Clerk の関口香代子氏に尽力をいただきました。感謝申し上げます。

執筆者紹介　＊執筆順

1部

津田　武 MD, FAAP, FACC（つだ・たけし）

1984年信州大学医学部卒業。母校の小児科医局で5年間研修の後、臨床留学のため渡米。フィラデルフィア小児病院で小児科レジデント修了（1993年）、小児循環器科フェロー修了（1996年）。その後心臓の基礎研究に従事。現在デラウエア州にあるデュポン小児病院でスタッフ循環器医として日常診療、基礎研究、教育に従事。トーマス・ジェファーソン大学医学部小児科准教授。米国財団法人野口医学研究所筆頭評議員。
米国小児科および小児循環器科専門医。
E-mail: tsudata@hotmail.com

岸田明博 MD（きしだ・あきひろ）

1978年北海道大学医学部卒業。聖路加国際病院にて外科研修。1983年より米国ミシガン州セント・ジョゼフ・マーシー病院にて外科研修。一時日本に帰国し、1990年より米国ピッツバーク大学にて移植外科フェローならびにアシスタント・プロフェッサー。1994年滋賀医科大学第一外科に勤務。1997年より北海道大学第一外科、その後米国マイアミ大学外科、千葉西総合病院を経て、2003年手稲渓仁会病院。2014年4月より東京ベイ・浦安市川医療センター 外科統括部長、外科プログラムディレクターをつとめる。
消化器外科、主に肝胆膵外科ならびに Acute care surgery を専門。
医学博士。日本外科学会認定指導医、米国外科専門医ならびに集中治療専門医。
E-mail: akihirokishida@gmail.com

香坂　俊 MD, PhD, FACC（こうさか・しゅん）

1997年慶応義塾大学医学部卒業。横須賀米海軍病院と国立国際医療センターで初期研修の後、99年からセント・ルークス・ルーズベルト病院内科レジデント/チーフレジデント、ベイラー医科大学テキサス心臓研究所循環器内科フェロー、2008年までコロンビア大学循環器内科アテンディング。2008年より慶応義塾大学内科心血管炎症学寄附講座、卒後臨床研修センターおよび専修医研修センター勤務。米国コロンビア大学訪問研究員。
米国総合内科専門医、米国循環器内科専門医、米国心臓移植専門医、米国心臓核医学専門医、米国心臓超音波専門医。
E-mail: cadet32@gmail.com

永井利幸 MD, PhD（ながい・としゆき）

2003 年防衛医科大学医学部卒業。2012 年慶應義塾大学大学院医学研究科博士課程修了。防衛医科大学病院で初期研修、米海軍潜水医学課程、内科後期研修の後、慶應義塾大学医学部循環器内科助手、国立病院機構埼玉病院循環器内科スタッフを経て、2012 年より国立循環器病研究センター心臓血管内科部門スタッフ。
日本内科学会総合内科専門医・指導医、日本循環器学会循環器専門医、日本心血管カテーテル治療学会認定医。
E-mail: nagai@ncvc.go.jp

北薗英隆 MD（きたぞの・ひでたか）

2000 年九州大学医学部卒業。沖縄県立中部病院内科初期研修、在沖縄米国海軍病院インターンの後、2005 年よりハワイ大学内科レジデント、イリノイ大学シカゴ校感染症科フェロー。2010 年帰国後、亀田メディカルセンター総合診療感染症科指導医、2012 年 4 月より東京ベイ・浦安市川医療センター総合内科勤務。
米国内科専門医、米国感染症専門医。
E-mail: hkitazono@gmail.com

北野夕佳 MD（きたの・ゆか）

1996 年京都大学医学部卒業。京大病院 1 年、大阪赤十字病院 3 年（内科チーフレジデント）。大阪赤十字病院の 1 ～ 3 次救急当直を通して、総合内科医の必要性を痛感。2000 ～ 04 年母校の大学院で基礎研究の後、米国でのレジデントを目指す。2006 ～ 09 年バージニアメイソン医療センター（シアトル）内科レジデント修了。2009 年帰国、東北大学高度救命救急センターを経て、2011 年より聖マリアンナ横浜市西部病院救急集中治療部勤務。雑誌ホスピタリスト（MEDSi）にベッドサイド 5 分間ティーチング連載中。
E-mail: yuka2011sendai@gmail.com

藤谷茂樹 MD（ふじたに・しげき）

1990 年自治医科大学卒業。2000 ～ 03 年ハワイ大学内科研修。2003 ～ 05 年ピッツバーグ大学集中治療フェロー。2005 ～ 07 年 UCLA-VA 感染症フェロー。2007 年より聖マリアンナ医科大学救命救急医学教室。聖マリアンナ医科大学救急医学准教授、救命救急センター副センター長を経て、2012 年より東京ベイ・浦安市川医療センターのセンター長に就任。専門は集中治療。
米国内科専門医、米国集中治療専門医、米国感染症専門医、日本外科学会認定医、日本消化器外科学会認定医、総合内科専門医、日本救急医学会救急科専門医、日本集中治療医学会専門医、日本感染症学会感染症専門医。
E-mail: shigekif@jadecom.jp

井上信明 MD, MPH, FAAP（いのうえ・のぶあき）

1996年奈良県立医科大学卒業。天理よろづ相談所病院および茅ヶ崎徳洲会病院（現・藤沢湘南徳洲会病院）にて初期研修、小児科および小児科研修を行なう。2002年渡米後、ハワイ大学小児科、ロマリンダ大学（カリフォルニア州）救急科にて小児科、小児救急の研修を行なう。2009年には豪州マーター小児病院（クイーンズランド州）にて小児救急の臨床および外傷予防に関する疫学調査に従事し、2010年3月より東京都立小児総合医療センター救命救急科勤務。
米国小児救急専門医、米国小児科専門医、公衆衛生学修士（国際保健）。
E-mail: nobuaki_inoue@tmhp.jp

吉岡哲也 MD, PhD（よしおか・てつや）

1997年広島大学医学部卒業。福岡徳洲会病院にて初期研修、総合内科研修ののち喜界徳洲会病院にて離島医療に従事。名古屋大学総合診療部を経てミシガン大学家庭医学科アカデミックフェローに。2004年よりミシガン州立大学関連ジェネシス地域医療センター家庭医療学レジデント、2007年よりミシガン大学老年医学科フェロー。2008年に帰国し、恵寿総合病院に赴任。2009年4月より、けいじゅファミリークリニック院長。2014年4月、恵寿総合病院に家族みんなの医療センターが開設され、産婦人科、緩和医療科と一体となって周産期から終末期まで外来、在宅から入院も含め継続した診療を提供している。
Advance Life Support in Obstetrics（ALSO）Japanのインストラクター、コースディレクターとしても活動。
E-mail: fpyoshioka@live.jp

平岡栄治 MD（ひらおか・えいじ）

1992年神戸大学医学部卒業。1992～93年神戸大学医学部内科研修。1993～94年三菱神戸病院内科研修。1994～95年兵庫県立淡路病院内科研修。1995～99年神戸大学循環器内科大学院。1999年～2001年公立豊岡病院循環器内科。2001年～04年ハワイ大学内科レジデント研修。神戸大学総合内科助教（2004年）を経て、2012年5月より東京ベイ・浦安市川医療センター総合内科勤務。神戸大学総合内科非常勤講師。
米国内科専門医、日本内科学会専門医、日本循環器学会循環器専門医。
E-mail: hiraokae@med.kobe-u.ac.jp

2部

町　淳二 MD, PhD, FACS（まち・じゅんじ）
1977年順天堂大学卒業。沖縄県立中部病院、イリノイ大学、ペンシルバニア医科大学、ピッツバーグマーシー病院で外科研修・研究後、1995年からハワイ大学。現在、外科教授。専門は一般外科・消化器外科、外科での超音波、日米の医学教育、卒後研修。2012年から東京ベイ・浦安市川医療センターにてACGME式のNKP研修開始。
米国外科専門医、米国外科学会・腹部超音波ディレクター。
E-mail: junji@hawaii.edu

佐野　潔 MD, FAAFP, MACEP（さの・きよし）
1978年川崎医科大学卒業後、横須賀米海軍病院、八尾徳洲会病院を経て渡米。1985年ミネソタ大学地域家庭医療科にてレジデント修了。米国ミネソタ州の農村にて14年間家庭医療グループ開業を経験。1999年よりミシガン大学家庭医学科臨床助教授として日米の学生・研修医の指導やミシガン大学日本家庭健康プログラム診療部長として在米邦人の医療に従事。2006〜10年までフランスパリアメリカ病院にて日本人診療部部長として在仏・在欧邦人医療にも従事。2010年帰国後は、静岡・森町家庭医療クリニック所長として、静岡家庭医養成プログラムの研修医を指導。2013年より徳洲会家庭医療部長を務め、徳洲会地域家庭医療総合センター長も兼任している。現在もミシガン大学臨床助教授としてミシガン大学学生日本家庭医療実習を担当し、その他にも滋賀医科大学臨床教授、兵庫医科大学客員教授、トーマス・ジェファーソン大学客員教授、欧州日本人医師会理事及び日本支部長、米国財団法人野口医学研究所理事長、特定非営利活動法人野口医学研究所常務理事なども務めており、ラオス国立健康科学大学家庭医療交換支援プログラムやPP2014環太平洋医療支援共同訓練などアジアでの活動も行なっている。日本プライマリケア連合学会認定医/認定指導医、米国家庭医学会認定上級フェロー、国家プロジェクト研究会医療看護福祉部副会長を務めている。
E-mail: kskimfmp@hotmail.co.jp

佐藤隆美 MD, PhD（さとう・たかみ）
1980年自治医科大学卒業。大分県で10年間地域医療に従事した後、1991年に野口フェローとして渡米。ペンシルベニア州にあるトーマス・ジェファーソン大学医学部にて、腫瘍免疫の研究を続けながら悪性黒色腫の患者の診療に携わる。現在、トーマス・ジェファーソン大学医学部腫瘍内科教授。米国財団法人野口医学研究所評議員会会長。
E-mail: takami.sato@jefferson.edu

加我君孝 MD, PhD（かが・きみたか）

1971 年東京大学医学部医学科卒業、東京大学医学部耳鼻咽喉科学教室入局、帝京大学医学部耳鼻咽喉科学教室助手、講師、助教授を経て、1992 年東京大学医学部耳鼻咽喉科主任教授。2001 年東京大学医学教育国際協力研究センター長。米国フィラデルフィア、トーマス・ジェファーソン大学、医学教育医療研究センター留学、米国 UCLA 医学部脳研究所留学、ビジティング・プロフェッサー（客員教授）を歴任。2007 年国立病院機構東京医療センター・臨床研究（感覚器）センター長、2011 年国際医療福祉大学三田病院教授、2014 年国際医療福祉大学言語聴覚センター長。東京大学名誉教授、東京医療センター名誉臨床研究センター長。専門は耳科学、聴覚医学、神経耳科学、小児耳鼻咽喉科学。米国財団法人野口医学研究所常務理事、特定非営利活動法人野口医学研究所理事。
E-mail: kaga@kankakuki.go.jp

米国財団法人　野口医学研究所
Noguchi Medical Research Institute

米国財団法人野口医学研究所は、日本が生んだ世界的医学者・野口英世博士の業績を記念し国際医学交流の促進を趣旨として1983年6月アメリカ政府の認可を受け登記され、さらに1985年5月には免税措置［免税コード501(c)］を講じられ、フィラデルフィアより活動を開始した米国免税財団法人です。爾来、世界の最先端をいく米国医学教育研修の実践と医学交流の促進を図り、トーマス・ジェファーソン大学、ペンシルバニア大学、ハワイ大学などの医学部へ毎年数多くの日本人医師、医学生、そのほかコ・メディカルスタッフの留学を支援しています。こうした活動を経て、米国の先進臨床医学・医術・医療を学んだ医師らが集い、「野口」Alumni を結成し、方々の医療施設で核となり医療チームを形成しています。近年、日本で急速に育ちつつある"患者を中心とする質の高い医療"の実践を目的として前進しています。

〒105-0001 東京都港区虎ノ門1-22-13 虎ノ門秋山ビル5階
Tel.03-3501-0130/Fax.03-3580-2490
URL ● http://www.noguchi-net.com

臨床指導はこうやる

2014年12月15日初版第1刷発行

監修　米国財団法人　野口医学研究所
編著　津田　武

発行所　株式会社はる書房
〒101-0051　東京都千代田区神田神保町1-44 駿河台ビル
Tel.03-3293-8549/Fax.03-3293-8558
振替 00110-6-33327
http://www.harushobo.jp/

落丁・乱丁本はお取り替えいたします。　印刷　中央精版印刷／組版　閏月社
©Noguchi Medical Research Institute, Printed in Japan, 2014
ISBN 978-4-89984-147-0 C3047